Dr. med. Sanjay Gupta

IM KOPF JUNG BLEIBEN
– egal in welchem Alter

Dr. med. Sanjay Gupta

IM KOPF JUNG BLEIBEN
– egal in welchem Alter

Das Mentaltraining für Ihr Gehirn

Mit einem 12-WOCHEN-PROGRAMM für ein leistungsfähiges Gehirn

mvgverlag

Bibliografische Information der Deutschen Nationalbibliothek
Die Deutsche Nationalbibliothek verzeichnet diese Publikation in der Deutschen Nationalbibliografie. Detaillierte bibliografische Daten sind im Internet über http://dnb.d-nb.de abrufbar.

Für Fragen und Anregungen
info@mvg-verlag.de

Wichtiger Hinweis
Dieses Buch ist für Lernzwecke gedacht. Es stellt keinen Ersatz für eine individuelle medizinische Beratung dar und sollte auch nicht als solcher benutzt werden. Wenn Sie medizinischen Rat einholen wollen, konsultieren Sie bitte einen qualifizierten Arzt. Der Verlag und der Autor haften für keine nachteiligen Auswirkungen, die in einem direkten oder indirekten Zusammenhang mit den Informationen stehen, die in diesem Buch enthalten sind.

1. Auflage 2021

Türkenstraße 89
80799 München
Tel.: 089 651285-0
Fax: 089 652096

Die amerikanische Originalausgabe erschien 2020 bei Simon & Schuster, Inc. unter dem Titel *Keep Sharp. Build a Better Brain at Any Age.*

Übersetzung: Martin Rometsch
Redaktion: Susanne Meinrenken
Umschlaggestaltung: Karina Braun unter Verwendung des Originalcovers
Umschlagabbildung: Jim Wright
Satz: Satzwerk Huber, Germering
Druck: CPI books GmbH, Leck
Printed in Germany

ISBN Print 978-3-7474-0365-5
ISBN E-Book (PDF) 978-3-96121-751-9
ISBN E-Book (EPUB, Mobi) 978-3-96121-752-6

Für meine drei Mädchen: Sage, Sky und Soleil – in alphabetischer Reihenfolge, um künftigem Streit vorzubeugen. Ich liebe euch sehr und habe euch schneller wachsen sehen als dieses Buch. Nehmt euch immer die Zeit, ganz im Jetzt zu leben, denn das ist wohl die beste und fröhlichste Methode, um bei scharfem Verstand und glücklich zu bleiben. Ihr seid noch so jung und habt mir dennoch Erinnerungen für ein ganzes Leben gegeben, die ich hoffentlich nie vergessen werde.

Für meine Rebecca, deren Begeisterung nie nachlässt. Wenn unser Leben letztlich nur noch eine Sammlung von Erinnerungen ist, wird mein Leben von Bildern erfüllt sein: von deinem schönen Lächeln und deiner unermüdlichen Unterstützung.

Für alle, die von einem besseren Gehirn träumen: Eines, dass nicht nur frei von Krankheiten ist und keine Traumata erlitten hat, sondern auch so leistungsfähig ist, dass sie zu Höchstleistungen fähig sind und sich an ihre Lebensgeschichte erinnern; von einem Gehirn, das ihnen hilft, die Herausforderungen des Lebens zu bewältigen. Für alle, die immer glaubten, dass ihr Gehirn keine undurchdringliche und unberührbare Blackbox ist, sondern dass sie es hegen und pflegen können, bis es großartiger wird, als sie sich vorstellen konnten.

Die Erinnerung an vergangene Dinge ist nicht unbedingt die Erinnerung an Dinge, wie sie wirklich waren.

Marcel Proust

Inhalt

Einführung

Es ist gar nicht so kompliziert

Im Gegensatz zu den meisten meiner Kollegen wurde ich nicht mit dem innigen Wunsch geboren, Arzt zu werden, schon gar nicht Gehirnchirurg. Als Grundschüler wollte ich Schriftsteller sein, wahrscheinlich beflügelt von einer Schwärmerei für eine Englischlehrerin. Als ich mich für die Medizin entschied, war ich dreizehn, und mein Großvater hatte kurz zuvor einen Schlaganfall erlitten. Wir standen uns sehr nahe, und es war erschütternd mitanzusehen, wie schnell seine Gehirnfunktion sich veränderte. Auf einmal war er unfähig, zu sprechen oder zu schreiben, aber er schien zu verstehen, was andere sagten, und er konnte mit einiger Mühe lesen. Einfach ausgedrückt: Man konnte mühelos mit Worten oder schriftlich mit ihm kommunizieren, aber er konnte nicht auf die gleiche Weise antworten. Damals war ich zum ersten Mal fasziniert von der komplexen und rätselhaften Arbeitsweise des Gehirns. Ich verbrachte viel Zeit im Krankenhaus und ging den Ärzten mit vielen Fragen auf die Nerven. Ich fühlte mich sehr erwachsen, als sie mir geduldig erklärten, was passiert war. Ich beobachtete, wie diese Ärzte meinen Großvater gesund machten, indem sie mit einer kleinen Operation den Blutfluss in seiner verstopften Halsschlagader wiederherstellten, um die Durchblutung des Gehirns zu verbessern und weiteren Schlaganfällen vorzubeugen. Da ich nie zuvor viel Zeit mit Chirurgen verbracht hatte, war ich gefesselt. Ich begann, alles zu lesen, was ich über Medizin und den menschlichen Körper finden konnte.

Bald war ich auf das Gehirn fixiert, vor allem auf das Gedächtnis. Es erstaunt mich heute noch, dass unsere Erinnerungen – der Stoff, aus dem unser Selbst besteht – auf unsichtbare neurochemische Signale zwischen winzigen Gehirnarealen reduziert werden kann. Für mich waren diese frühen Expeditionen in die Welt der Gehirnbiologie entmystifizierend und magisch zugleich.

Jahre später, als ich Anfang der 1990er-Jahre Medizin studierte, glaubten die Mediziner, Neuronen (Gehirnzellen) ließen sich nicht regenerieren. Es hieß, wir würden mit einer bestimmten Zahl von Neuronen geboren und leerten diesen Speicher im Laufe unseres Lebens allmählich – und würden diesen Prozess durch schlechte Gewohnheiten wie übermäßigen Alkoholkonsum und Marihuana-Rauchen beschleunigen (ob das stimmt, besprechen wir später). Vielleicht setzte sich der ewige Optimist in mir durch, jedenfalls glaubte ich nie, dass unsere Gehirnzellen einfach aufhören, zu wachsen und sich zu regenerieren. Schließlich haben wir immer wieder neue Ideen, tiefe Erfahrungen und lebhafte Erinnerungen und hören nie auf, zu lernen. Mir schien, dass das Gehirn nicht einfach dahinwelkt, außer wenn wir es nicht mehr benutzen. Als ich dann im Jahr 2000 meine Ausbildung als Neurochirurg abschloss, gab es eine Menge Beweise dafür, dass wir die Entstehung neuer Gehirnzellen (die Neurogenese) fördern und sogar das Gehirnvolumen vergrößern können. Es war ein atemberaubend optimistischer Wandel. Wir sahen das oberste Steuerungssystem unseres Körpers mit neuen Augen. Ja, Sie können Ihr Gehirn an jedem Tag Ihres Lebens besser, schneller, fitter und klüger machen. Davon bin ich überzeugt. (Zu den schlechten Gewohnheiten komme ich später; sie töten nicht unbedingt Gehirnzellen ab, doch wenn wir übertreiben, können sie das Gehirn verändern, vor allem das Gedächtnis.)

Lassen Sie mich gleich zu Beginn sagen: Ich bin sehr für eine gute Ausbildung; aber darum geht es in diesem Buch nicht. Es geht nicht so sehr um einen höheren Intelligenzquotienten (IQ), sondern eher um die Entstehung neuer Gehirnzellen und um größere Effizienz der bereits vorhandenen. Es geht auch weniger darum, eine Liste von Begriffen auswendig zu lernen, bei Prüfungen gut abzuschneiden oder Aufgaben geschickt zu lösen (obwohl alle diese Ziele mit einem besseren Gehirn eher erreichbar sind). Dieses Buch will Ihnen vielmehr zeigen, wie Sie ein Gehirn aufbauen, das Muster verknüpft, die andere übersehen, und das Ihnen hilft, Ihr Leben zu bewältigen. Sie können ein Gehirn entwickeln, das zwischen kurz- und langfristigen Sichtweisen auf die Welt hin- und herwechseln kann und das, vielleicht noch wichtiger, sehr widerstandsfähig (resilient) ist, trotz der Lebenserfahrungen, die andere Menschen möglicherweise stark beeinträchtigen würden. In diesem Buch werde ich *Resilienz* präzise definieren und Ihnen zeigen, wie Sie Ihre Resilienz stärken. Resilienz war auch ein wesentlicher Bestandteil meiner eigenen Entwicklung.

Der Kontext ist wichtig, wenn es um die Funktion oder Dysfunktion des Gehirns geht. Unsere Ansichten über kognitiven Abbau haben sich im Laufe der Zeit drastisch geändert. Die Geschichte der dokumentierten Berichte über Demenz reicht mindestens bis 1550 v. Chr. zurück, als ägyptische Ärzte im Papyrus Ebers – einer altägyptischen Rezeptsammlung – als Erste diese Krankheit beschrieben. Doch erst 1797 erhielt die Erkrankung den Namen *Demenz*, was im Lateinischen »von Sinnen« bedeutet. Diesen Begriff prägte der französische Psychiater Philippe Pinel, der als Vater der modernen Psychiatrie verehrt wird, weil er sich für einen menschlicheren Umgang mit psychisch kranken Patienten einsetzte. Als der Begriff Demenz zum ersten Mal benutzt wurde, bezog er sich jedoch auf Menschen mit intellektuellen Defiziten (»Aufhebung des Denkvermögens«) in jedem Alter. Erst Ende des 19. Jahrhunderts schränkte man die Bedeutung auf den Verlust kognitiver Fähigkeiten ein. In demselben Jahrhundert führte der britische Arzt James Cowles Prichard in seinem Buch *Abhandlung über Wahnsinn* den Begriff *senile Demenz* ein. Das Wort *senil*, das »alt« bedeutet, bezog sich auf alle geistigen beziehungsweise psychischen Störungen, die bei alten Menschen vorkommen. Da Gedächtnisstörungen das auffallendste Symptom der Demenz sind, wurde das Wort Demenz meist mit dem Alter in Verbindung gebracht.

Lange Zeit galten ältere Menschen mit Demenz als verflucht oder als Patienten mit Syphilis, einer Infektionskrankheit (weil die Symptome der Demenz der Syphilis ähneln können). Darum wurde das Wort Demenz abwertend benutzt und als Beleidigung aufgefasst. Als ich meinen Kindern zum ersten Mal erklärte, dass ich an diesem Buch schrieb, fragten sie mich, ob es darin um *Dementoren* gehe, die dunklen Seelenfresser in den Harry-Potter-Büchern. Es lohnt sich, hier kurz über die Auffassung zu sprechen, die Demenz – die keine spezifische Krankheit ist, sondern eine Gruppe bestimmter Symptome beschreibt, zu der Gedächtnisstörungen und schlechtes Urteilsvermögen gehören – sei etwas Negatives.

Auf der einen Seite verwenden Wissenschaftler und Ärzte den Begriff Demenz, um eine Diagnose zu benennen, und auf der anderen Seite wissen Patienten und ihre Angehörigen nicht immer genau, was sie sich darunter vorstellen sollen, vor allem wenn sie die Diagnose zum ersten Mal hören. Erstens ist der Begriff zu ungenau. Demenz kann ein Spektrum sein, das von leicht ausgeprägt bis schwer reicht, und manche Ursachen der Demenz sind so gut zu behandeln, dass der Patient wieder gesund wird. Die Alzheimer-Krankheit, die mehr als die Hälfte aller Demenzfälle ausmacht, erhält fast die gesamte Aufmerksamkeit und daher werden die Begriffe *Demenz* und *Alzheimer* oft gleichbedeutend verwendet. Das aber ist nicht richtig. Allerdings ist das Wort *Demenz* heute Teil der Umgangssprache, ebenso wie der enge Bezug zur Alzheimer-

Krankheit. In diesem Buch verwende ich daher beide Begriffe, in der Hoffnung, dass die Sprache und die Worte, die wir benutzen, um die vielen Arten des kognitiven Abbaus zu beschreiben, sich in Zukunft ändern werden.

Allerdings finde ich es nicht angebracht, alle diese vielen Krankheiten als »Alzheimer« zu bezeichnen. Das hat nämlich dazu geführt, dass viele Menschen ganz allgemein davor Angst haben, dass ein Verlust ihres Gedächtnisses mit dem Alter unvermeidlich sei. Völlig gesunde junge Leute in ihren 30er- und 40er-Jahren machen sich wegen simpler Gedächtnisstörungen Sorgen, zum Beispiel wenn sie ihre Schlüssel verlegen oder jemandes Namen vergessen. Das ist eine unnötige Furcht. Wie Sie noch erfahren werden, ist Gedächtnisschwund kein vorherbestimmter Teil des Alterns.

Als ich durch die Welt reiste, um mit Menschen über dieses Buch zu reden, fiel mir etwas Ungewöhnliches auf. Eine Umfrage der AARP (American Association of Retired Persons) ergab, dass 93 Prozent der Menschen im Alter von 34 bis 75 Jahren wissen, wie wichtig ein gesundes Gehirn ist, dass jedoch die gleichen Leute meist nicht wissen, wie sie ihr Gehirn gesünder machen können. Sie wissen nicht einmal, dass das möglich ist. Die meisten glauben, dieses rätselhafte Organ im Schädel sei eine Art Blackbox, unberührbar und unfähig, gesünder zu werden. Das stimmt nicht. Sie können die Leistung Ihres Gehirns ein Leben lang steigern, einerlei, wie alt Sie sind und welche Mittel Ihnen zur Verfügung stehen. Ich habe diese Blackbox geöffnet und das menschliche Gehirn berührt und ich werde Ihnen in diesem Buch alles über diese außergewöhnlichen Erfahrungen berichten. Dank meiner Ausbildung und jahrzehntelangen zusätzlichen Lernens bin ich mehr denn je davon überzeugt, dass wir das Gehirn zu seinem Vorteil verändern können: Wir können es verbessern und seine Leistung »tunen« (sozusagen wie einen Motor). Wahrscheinlich erwarten Sie das Gleiche von Ihren Muskeln, sogar vom Herzen, das ebenfalls ein Muskel ist. Wenn Sie dieses Buch lesen, kümmern Sie sich wahrscheinlich aktiv um Ihre Gesundheit. Es ist Zeit, zu begreifen, dass Sie auch für Ihr Gehirn etwas tun können. Sie können Ihre Denkleistung und Ihr Gedächtnis viel stärker beeinflussen, als Sie es für möglich halten. Aber die weitaus meisten Menschen haben noch nicht einmal angefangen, es zu versuchen. Dieses Buch hilft Ihnen, Ihr eigenes »Gehirnprogramm« zu erstellen, das sich mühelos in Ihr tägliches Leben einfügt. Ich habe das bereits getan und freue mich darauf, es auch Ihnen beizubringen.

Für einen akademischen Neurochirurgen und Journalisten sind Ausbilden und Erklären wichtige Teile seines Berufes. Ich habe gelernt, dass meine Ratschläge nur dann befolgt werden, wenn ich auch darlege, *warum* etwas wichtig ist, nicht nur, *was* wichtig ist. Darum erkläre ich in diesem Buch, *warum* Ihr Gehirn so und nicht anders arbeitet und *warum* es manchmal nicht tut, was Sie sich erhofft haben. Wenn Sie diese inneren Vorgänge verstanden haben, ergeben meine Empfehlungen einen Sinn und lassen sich leicht in den Alltag integrieren.

Selbst wenn es um unsere allgemeine körperliche Gesundheit geht, wird im öffentlichen Diskurs kaum erklärt, wie unser Körper arbeitet und wie er noch besser arbeiten kann. Schlimmer noch, die Mediziner sind sich nicht einig darüber, was wir essen sollen, wie wir uns bewegen sollen und wie viel Schlaf wir brauchen. Deshalb gibt es so viele widersprüchliche Empfehlungen. Kaffee ist heute ein Supermittel, morgen ein Karzinogen (eine Substanz, die das Krebsrisiko erhöht). Die heftigen Diskussionen um Gluten hören auch nicht auf. Curcumin, in der Gelbwurz enthalten, wird als Wundermittel für das Gehirn angepriesen; aber was bedeutet das? Statine haben anscheinend sozusagen eine gespaltene Persönlichkeit, zumindest in Fachkreisen: Einige Studien lassen darauf schließen, dass Statine das Demenzrisiko senken und die Kognition verbessern; andere Studien deuten das genaue Gegenteil an. Die Einnahme von Vitamin-D-Tabletten wird ständig kritisch beleuchtet. Einige Leute schwören darauf, aber eine Studie nach der anderen zeigt keinen Nutzen.

Wie soll ein normaler Mensch mit diesen widersprüchlichen Aussagen umgehen? Fast alle sind sich darin einig, dass Toxine (Giftstoffe) und Pathogene (krankheitserregende Substanzen) vom Quecksilber bis zu Schimmelpilzen der Gesundheit schaden. Aber wie steht es mit bestimmten künstlichen Inhaltsstoffen oder auch mit dem Leitungswasser? Eine neue kanadische Studie belegt, dass Fluoride im Trinkwasser schwangerer Frauen dazu führen können, dass ihre Kinder später einen etwas niedrigeren IQ haben[1]. Aber fluoridiertes Wasser hat eindeutig Vorteile für die Zähne und wird von den meisten Ärzteorganisationen (zum Beispiel in den USA) immer noch empfohlen. (Anmerkung des Lektorats: In Deutschland ist das Trinkwasser nicht fluoridiert.) Obendrein endet so ziemlich jeder Arztbesuch mit dem allgemeinen Ratschlag, sich gut auszuruhen, gesund zu essen und sich ausreichend zu bewegen. Klingt das vertraut? Ja, es ist ein guter Rat, aber es gibt fast keine Übereinstimmung darüber, was es im täglichen Leben bedeutet. Welche Ernährungsweise ist ideal? Ist sie für jeden Menschen gleich? Und wie sollen wir uns bewegen? Sehr intensiv oder lange und geruhsam? Braucht jeder Mensch acht Stunden Schlaf oder kommen einige mit viel weniger Schlaf aus? Warum? Welche Medikamente und Supplemente (Nahrungsergänzungsmittel) sollen wir mit Rücksicht auf individuelle Risikofaktoren einnehmen? Was die Gesundheit des Gehirns anbelangt, fehlt es sowohl Laien als auch Ärzten an Grundwissen. Hat Ihnen jemals ein Arzt geraten, gut für Ihr Gehirn zu sorgen, abgesehen von dem Rat, beim Radfahren einen Helm zu tragen? Wahrscheinlich nicht.

Ich werde Ihnen sagen, was Sie wissen müssen und was Sie tun sollen. Wenn Sie das bereits kompliziert finden, machen Sie sich keine Sorgen. Ich führe Sie Schritt für Schritt durch das Programm. Sie werden bald mehr über Ihr Gehirn wissen als je zuvor, und Sie werden die Mittel und Wege, es gesund zu erhalten, genau verstehen. Stellen Sie sich dieses Buch als Lehrgang vor, der Ihnen beibringt, wie Sie Ihr Gehirn verbessern und damit die Tür für alles öffnen können, was Ihnen im Leben wichtig ist. Sie können ein besserer Vater oder Sohn oder eine bessere Mutter oder Tochter sein. Sie können produktiver und fröhlicher sein und mit allen Menschen besser auskommen. Und Sie werden Ihre überaus wichtige Resilienz steigern, damit die Optimierung Ihres Gehirns nicht an den Belastungen des Alltags scheitert. Alle diese Ziele hängen viel enger zusammen, als Sie ahnen.

Es mag kühn sein, zu glauben, dass es immer ein besseres Morgen gibt, aber diese Einstellung hat mein Leben mitgeprägt. Seit ich ein Teenager war, habe ich stets hart an meiner körperlichen Gesundheit gearbeitet, um stärker, schneller und widerstandsfähiger gegen Krankheiten und Verletzungen zu werden. Jeder hat andere Gründe, für seine Gesundheit zu sorgen. Viele wollen sich besser fühlen und mehr leisten und andere wollen für ihre Kinder da sein oder ihr äußeres Erscheinungsbild verbessern. Wenn wir älter werden, ist die Einsicht, dass wir sterblich sind und dass das Leben fragil ist, oft das wichtigste Motiv. So war es auch bei mir. Im Alter von erst 47 Jahren bekam mein Vater bei einem Spaziergang heftige Schmerzen in der Brust. Ich erinnere mich noch an den Telefonanruf meiner erschrockenen Mutter und an die Stimme einer Notrufmitarbeiterin, mit der ich kurz danach sprach. Ein paar Stunden später bekam er vier Bypässe eingesetzt. Es war eine furchterregende Tortur für unsere Familie, und wir hatten Angst, dass er die Operation nicht überleben würde. Ich war damals ein junger Medizinstudent und ziemlich sicher, dass ich ihn nicht gut beraten hatte. Hätte ich nicht die Warnsignale sehen, ihm Gesundheitsratschläge geben und ihm helfen müssen, sein Herz gesund zu erhalten? Zum Glück überlebte er, und das Vorbeischrammen am Tod änderte sein Leben vollständig. Er nahm 13 Kilogramm Gewicht ab, achtete genau auf seine Ernährung und trieb regelmäßig Sport.

Jetzt bin ich älter, als er damals war, und habe selbst Kinder. Deshalb will ich nicht nur lernen, wie ich Krankheiten vorbeugen kann, sondern ich bewerte auch ständig meinen Gesundheitszustand, weil ich mein Bestes im Leben geben will. In den letzten paar Jahrzehnten habe ich zudem die enge Verbindung zwischen dem Herzen und dem Gehirn erforscht. Was für das Herz gut ist, das ist auch für das Gehirn gut, aber ich glaube heute, dass alles mit dem Gehirn beginnt. Sobald Ihr Gehirn sauber und störungsfrei arbeitet, kommt alles andere von selbst. Sie treffen bessere Entscheidungen, Sie sind widerstandsfähiger und optimistischer und der ganze Körper wird gesünder. Studien belegen, dass auch die Schmerztoleranz zunimmt, dass Sie weniger Medikamente brauchen und dass Sie schneller genesen. Fast jeder Arzt, mit dem ich über dieses Buch gesprochen habe, sagte sinngemäß: Um den Körper optimal zu versorgen, müssen wir zuerst für den Geist sorgen. Das stimmt, und es ist gar nicht schwer zu erreichen. Sie müssen nur ab und zu kleine Veränderungen und Anpassungen vornehmen, ohne Ihr ganzes Leben zu ändern.

Bevor ich erkläre, um welche Änderungen es geht und warum sie wirken, möchte ich ein wenig philosophieren. Im Laufe der Jahre habe ich in vielen verschiedenen Bereichen der Gesellschaft gearbeitet: als Neurochirurg in Universitätskliniken, als Arzt im Weißen Haus, als Journalist, als Ehemann und als Vater von drei starken, klugen und hübschen Mädchen. Und immer habe ich mich an einen Grundsatz gehalten, den ich schon in jungen Jahren gelernt habe: Versuche nicht, Menschen Angst zu machen, um sie zu inspirieren. Das nützt wenig, und wenn du jemandem Angst einjagst, aktivierst du seine Amygdala, das emotionale Zentrum im Gehirn. Die Reaktion ist schnell und heftig, so wie bei einer drohenden Gefahr. Das Problem liegt darin, dass eine Aktion, die in der Amygdala beginnt, die Hirnregionen umgeht, die für das vernünftige Handeln zuständig sind. Infolgedessen kann die Reaktion ungestüm und jäh erfolgen, aber oft auch unkoordiniert und flüchtig. Wenn wir den Menschen vorhalten, dass sie entweder abnehmen oder mit einem Herzinfarkt rechnen müssen, halten sie vielleicht eine Woche lang eine Diät ein und treiben Sport, um dann abrupt in die schlechten alten Gewohnheiten zurückzufallen. Angst führt nie zu einer langfristigen, effektiven Strategie, weil das nicht unserer Natur entspricht. Dieser Grundsatz ist nirgendwo so wichtig wie im Zusammenhang mit der Nachricht, man würde möglicherweise im Alter an Alzheimer erkranken.

Viele Umfragen belegen, dass die Menschen den Verlust ihres Verstandes mehr fürchten als alles andere, sogar mehr als den Tod. Für viele ist dies der Fluch des Alters. Einmal bekam auch ich große Angst vor kognitivem Abbau und Demenz, als einer meiner Großväter die Stadien der Alzheimer-Krankheit durchmachte. Anfangs schien er bei Gesprächen verwirrt zu sein. Da er gerne Späße machte und gerne lachte, dachten wir, er mache vielleicht Scherze, die wir nicht recht verstanden. Was ihn schließlich verriet, war das leere Starren, das sich in Erstaunen und dann in Panik verwandelte, als er merkte, dass er sich nicht mehr an die einfachsten Verrichtungen erinnern und nicht mehr planvoll handeln konnte. Ich werde diesen Blick nie vergessen – zumindest hoffe ich, ihn nie zu vergessen.

Aber nicht die Angst vor Demenz sollte der Grund dafür sein, dass Sie dieses Buch lesen, sondern die Überzeugung, dass Sie in jedem Alter ein besseres Gehirn aufbauen können. Ich werde Ihnen zeigen, wie das geht, und erklären, warum diese Methoden effektiv sind. Ich möchte nicht, dass Sie vor irgendetwas weglaufen. Ich möchte, dass Sie auf etwas *zulaufen* – auf ein Gehirn, das in Höchstform ist, solange Sie auf diesem Planeten leben.

Als ich vor mehr als 25 Jahren Neurochirurg wurde, kam mir die Idee, mein Gehirn zu »verbessern«, ziemlich abwegig vor. Schließlich war ich ausgebildet worden, um Tumoren zu entfernen, Aneurysmen (gefährlich erweiterte Blutgefäße) abzuklemmen, den infolge von Blut- und Flüssigkeitsansammlungen erhöhten Hirndruck zu senken und so weiter. Selbst heute kann kein Neurochirurg ins Gehirn eindringen und dort die rund hundert Milliarden Neuronen so justieren, dass das Organ intelligenter wird und weniger zum Abbau neigt. Herzchirurgen können Plaque (Beläge) in Herzgefäßen entfernen, aber ich kann die sogenannten neurofibrillären Bündel oder Knäuel (NFT), die oft mit der Alzheimer-Krankheit einhergehen, nicht wegfräsen. Keine Operation und kein Medikament kann Alzheimer heilen oder einen Menschen klüger und kreativer machen oder ihm zu einem besseren Gedächtnis verhelfen oder ihn befähigen, die große Erfindung zu machen, die die Welt braucht.

Das Gehirn unterscheidet sich von allen anderen Organen. Man kann ein Gehirn nicht wie ein Herz (oder eine Leber, eine Niere oder ein Gesicht) transplantieren, und unser Wissen über das Gehirn steckt noch in den Kinderschuhen und wächst ständig. Vor Kurzem gelangte ich zu einer erstaunlichen Erkenntnis, als ich eine Diskussion für die American Academy of Neurological Surgery leitete. Die Teilnehmer gehörten zu den besten Experten für Gehirnerschütterungen. Sie waren Mediziner, Mitarbeiter des Verteidigungsministeriums und kamen aus dem Bereich der Technik. Obwohl sie alle die großen Fortschritte lobten, die wir gemacht haben, gab es keine klare Übereinstimmung darüber, was die Behandlung einer Gehirnerschütterung anbelangte, obwohl diese in den USA Millionen Male im Jahr diagnostiziert wird. Es gab kaum veröffentlichte Daten über erfolgreiche Therapien. Viele Empfehlungen basieren heute nur auf anekdotischen (vereinzelten) Berichten[2]. Selbst Themen wie Ruhe – wie lange soll sich ein Gehirn nach einer Gehirnerschütterung ausruhen? – waren umstritten. Sollen wir während der Genesung Tätigkeiten einschränken, die Konzentration und Aufmerksamkeit erfordern, oder sollen wir sie ausweiten? Kann leichter Sport, zum Beispiel schnelles Gehen auf einem Laufband, die Genesung fördern? Ich hörte Meinungen aller Art, aber kaum eine stützte sich auf Beweise. Wie gesagt, die Teilnehmer gehörten zu den besten Experten der Welt für Gehirnverletzungen.

Sicherlich haben wir große Fortschritte gemacht, seit Aristoteles behauptete, das Herz sei der Sitz des Verstandes und das Gehirn sei eine Art Kühlsystem, das das feurige Herz und das heiße Blut abkühle. Trotzdem gibt es heute noch mehr Fragen als Antworten zum Gehirn. Wir wissen, wie Gedanken und Handlungen entstehen, und wir kennen den Hippocampus, die beiden winzigen, Seepferdchen ähnelnden Strukturen im Gehirn, die für das Gedächtnis wichtig sind. Aber wir können immer noch nicht viel gegen kognitiven Abbau und Demenz tun. Es gibt zwar weniger Fälle von Herz-Kreislauf-Krankheiten und bestimmten Krebsarten als vor einer Generation, doch was Gehirnstörungen anbelangt, gehen die Zahlen in die andere Richtung. Laut einer Studie der University of California in Los Angeles gibt es bei 47 Millionen Amerikanern Anzeichen für eine sogenannte präklinische Alzheimer-Krankheit. Das bedeutet, dass das Gehirn der Betroffenen sich nachteilig verändert hat, obwohl noch keine Symptome aufgetreten sind. Oft dauert es nach solchen ersten Anzeichen noch Jahre, bis das Gedächtnis, das Denkvermögen und das Verhalten offenkundig gestört sind[3]. Das Problem ist, dass wir nicht unbedingt wissen, wer diese 47 Millionen Menschen sind und bei welchem sich eine ausgewachsene Alzheimer-Krankheit entwickeln wird. Wir wissen immerhin, dass die Zahl der Amerikaner mit Alzheimer-Demenz oder kognitiven Störungen bis 2060 von sechs auf 15 Millionen zunehmen wird[4]. Alle vier Sekunden wird ein neuer Fall von Demenz diagnostiziert, und bald wird die Demenz die häufigste neurodegenerative Störung unserer Zeit sein. Weltweit wird die Zahl der Alzheimer-Kranken im Jahr 2050 auf 152 Millionen steigen – eine Zunahme von 200 Prozent seit 2018. Obwohl die Wissenschaft ständig versucht dagegenzuhalten, hat es seit 2002 keine einzige neue Therapie gegeben, trotz der mehr als 400 Studien zu Alzheimer[5]. Deshalb wird die Kluft zwischen den Neurowissenschaften und guten Medikamenten oft als »Tal des Todes« bezeichnet[6]. Das sind schlechte Nachrichten.

Aber es gibt auch gute Nachrichten: Selbst ohne große medizinische Durchbrüche können wir unser Gehirn auf verschiedene Weise optimieren, damit es besser arbeitet. Wir können die neuronalen Netze stärken, das Wachstum neuer Neuronen fördern und altersbedingte Gehirnkrankheiten eindämmen. Denken Sie bei der Lektüre dieses Buchs immer daran, dass der kognitive Abbau nicht unvermeidlich ist. Stellen Sie sich als Analogie ein historisches Gebäude vor, das mehr als 100 Jahre alt ist. Wäre es nicht jahrzehntelang gepflegt worden, hätten das Wetter und ständige Abnutzung mit Sicherheit einen Verfall bewirkt. Aber dank ständiger Reparaturen und gelegentlicher Renovierungen hat es dem Zahn der Zeit widerstanden und wird sogar für seine Schönheit, seine Bedeutung und seine Berühmtheit gerühmt. Das Gleiche gilt für das Gehirn, das ebenfalls ein Gebilde aus verschiedenen Bestandteilen ist und gepflegt werden muss. Einige der Methoden, die ich Ihnen vorstellen werde, tragen dazu bei, ein Gerüst für das Gehirn aufzubauen, eine unterstützende Struktur, die stärker und stabiler sein wird als diejenige, die Sie jetzt haben. Diese Methoden helfen Ihnen, einige erste »Renovierungen« vorzunehmen, unter anderem durch eine Verstärkung des »Fundaments« Ihres

Gehirns. Weitere Strategien sorgen für das Rohmaterial und für die ständige Pflege und bauen eine »kognitive Reserve« auf, die Wissenschaftler als »Gehirnresilienz« bezeichnen. Eine größere kognitive Reserve senkt das Demenzrisiko. Außerdem gibt es Methoden, die mit dem täglichen Putzen und Aufräumen im Haushalt vergleichbar sind, weil sie die Gehirnfunktion verbessern. Früher glaubte man, das Gehirn sei nach der Kindheit ein ziemlich starres und festverdrahtetes Gebilde. Heute können wir mit neuen bildgebenden Verfahren einen Blick ins Gehirn werfen und seine sich ständig verändernden Funktionen untersuchen. Wir kennen also die Wahrheit.

Wenn Sie an Ihr Herz denken, haben Sie wahrscheinlich eine ganz gute Vorstellung davon, was ihm schadet: bestimmte Nahrungsmittel, Bewegungsmangel, ein hoher Cholesterinspiegel. Aber was ist mit Ihrem Gehirn? Vieles, was dem Herzen schadet, ist auch dem Gehirn abträglich, aber es ist auch eine hochempfindliche Antenne, die jeden Tag Millionen von Signalen empfängt. Die Art und Weise, wie Sie diese Inputs verarbeiten, kann die Gehirnfunktion erheblich verbessern. Ich kenne viele Menschen, die niedergeschmettert sind, wenn sie die Nachrichten in der Zeitung lesen, während andere ungerührt bleiben. Ihre Erlebnisse und Erfahrungen können Ihr Gehirn stärken, zum Beispiel ein tolles körperliches Workout, oder sie können es schwächen und krank machen. Was unterscheidet beide Gruppen von Menschen? Die Antwort lautet: Resilienz. Ein robustes Gehirn kann Traumata verkraften, kreativ denken, Krankheiten – auch der Depression – widerstehen, ein gutes Gedächtnis bewahren und Höchstleistungen vollbringen.

Mehr noch, ein widerstandsfähiges Gehirn unterscheidet strategische, visionäre Denker von eher durchschnittlichen. Es muss also nicht der IQ oder das Bildungsniveau sein. Entscheidend ist die Fähigkeit, die Gehirnfunktion durch Herausforderungen zu verbessern, anstatt das Gehirn schrumpfen zu lassen. Das alleine sollte Sie motivieren, ein besseres Gehirn aufzubauen. Wenn Sie Ihr ganzes Potenzial verwirklichen wollen, ist dieses Buch das richtige für Sie. Wenn Sie lernen möchten, dem kognitiven Abbau oder der Demenz vorzubeugen, von denen Angehörige betroffen waren, wurde dieses Buch für Sie geschrieben. (Wir wissen heute, dass Krankheiten wie Alzheimer 20 bis 30 Jahre vor dem Auftreten von Symptomen entstehen; deshalb müssen auch junge Menschen vorbeugen.) Wenn Sie nur Methoden suchen, die Ihr Gehirn gesund erhalten, damit Sie Ihr Leben voll genießen und fast unvernünftig stark produktiv sein können, ist dieses Buch ebenfalls für Sie bestimmt, egal wie jung Sie sind. Ganz egal, ob Sie an einer chronischen Krankheit leiden oder Spitzensportlerin sind, schon morgen kann es Ihnen besser gehen. Die meisten Menschen, auch ich, tun nicht annähernd genug, um uns zu verbessern. Während ich dieses Buch schrieb, probierte ich alles aus, was ich Ihnen empfehle, und jetzt ist mein Gehirn leistungsfähiger als je zuvor. Das Gleiche wünsche ich Ihnen, und ich werde Sie davon überzeugen, dass schon kleine, schrittweise Veränderungen sich enorm auszahlen können.

Im Jahr 2017 begann ich mit der AARP zusammenzuarbeiten (die früher »American Association of Retired Persons«, also Amerikanische Vereinigung der Ruheständler, hieß, sich nun aber an ein breiteres Publikum wendet, zumal viele Menschen nie in den »Ruhestand« gehen). Wie ich hält die AARP dieses Buch für dringend notwendig, denn sie weiß, dass Menschen sich vor einem alternden Gehirn fürchten und weder ihre kognitive Leistungsfähigkeit noch ihre Selbstständigkeit verlieren wollen. Die AARP hat den Global Council on Brain Health (Globaler Rat für Gehirngesundheit) gegründet, um Wissenschaftler, Mediziner und Politiker aus der ganzen Welt zusammenzubringen. Sie verfolgen das Ziel, Menschen optimal zu beraten, die ihr Gehirn gesund erhalten und leistungsfähiger machen wollen. Die Leiterin der GCBH ist Marilyn Albert, Professorin für Neurologie an der Johns Hopkins University und Direktorin des Fachbereichs kognitive Neurowissenschaften.

Seit 2016 hat der GCBH 94 Experten aus 23 Ländern und von 80 Universitäten und Organisationen zusammengeführt, um über den Stand der Wissenschaft zu beraten. Zusammen mit 50 Kontaktpersonen in der Regierung und in gemeinnützigen Organisationen hat der GCBH eine Bibliothek aus Berichten zusammengestellt, deren wissenschaftlich begründete Empfehlungen aufzeigen, wie unsere Lebensführung und vermeidbare Risikofaktoren die Gesundheit des Gehirns beeinflussen. Da ich diesen Gremien angehöre, habe ich beschlossen, dieses gesammelte Wissen – und eine Menge mehr – in ein Buch zu packen. Ich habe auch mit Menschen gesprochen, die selbst an Demenz litten, und mit anderen, die ihr Leben lang versuchten, die Demenz zu verstehen und zu behandeln. Und schließlich habe ich meine lebenslange Faszination und mein Wissen vom Gehirn genutzt, um die enorme Menge von Informationen, die verfügbar ist, zu einem einzigen Buch zu destillieren, damit Sie einen scharfen Verstand behalten können. Manches wird Sie überraschen. Ich werde viele Mythen entlarven, an die Sie wahrscheinlich glauben, und Ihnen genau sagen, was Sie in diesem Augenblick tun können, um morgen schärfer denken zu können. (Vorab: Meiden Sie Multitasking, lesen Sie nicht den ganzen Vormittag E-Mails, pflegen Sie Ihre sozialen Kontakte, beginnen Sie eine der regelmäßigen Aktivitäten, von denen man aus wissenschaftlichen Studien sicher weiß, dass sie die Gesundheit des Gehirns unmittelbar verbessert – siehe Kapitel 4). Wenn ich etwas empfehle, was umstritten ist (denn es gibt zahlreiche widersprüchliche Empfehlungen, wenn es um die Gesundheit des Gehirns geht), dann werde ich darauf hinweisen. Das Problem ist: Wenn die Wissenschaft keine anerkannten Beweise auf der Basis von Langzeitstudien hat, ist alles, was sich – zum Guten oder zum Schlechten –durchsetzt, eine Theorie, eine Meinung oder Zukunftsmusik.

Ein Wort werden Sie in diesem Buch oft lesen: *Lebensweise* oder *Lebensstil.* In wissenschaftlichen Kreisen wird immer klarer, dass die genetischen Karten, die uns mit der Geburt zugeteilt werden, nicht unser Verhängnis sind. Wenn eine bestimmte Krankheit bei Ihnen in der Familie liegt, können Sie die Segel zu Ihren Gunsten anders setzen und diesem Schicksal entrinnen. Unsere alltäglichen Erfahrungen – was wir essen, wie viel Sport wir treiben, wie gesellig wir sind, wie gut wir schlafen, was wir tun, um Stress abzubauen und zu lernen – sind viel wichtiger für die Gesundheit des Körpers und des Gehirns, als wir es uns vorstellen. Hier ist ein anschauliches und faszinierendes Beispiel. Eine neue Studie, die 2018 in der Fachzeitschrift *Genetics* veröffentlicht wurde, stellte fest, dass ein Ehepartner oder eine Ehepartnerin die Lebensdauer stärker beeinflusst als die Gene[7]. Und zwar erheblich! Warum? Weil unsere täglichen Verhaltensweisen beziehungsweise unser Lebensstil auf unsere Entscheidungen in Bezug auf die Ehe viel mehr Einfluss haben als auf die meisten anderen Entscheidungen. Die Forscher analysierten auch Geburts- und Todesdaten von Personen aus fast 55 Millionen Stammbäumen, die 406 Millionen Menschen umfassten, deren Geburt ins 19. Jahrhundert oder in die erste Hälfte des 20. Jahrhunderts fiel. Wie sich herausstellte, waren die Gene für deutlich weniger als sieben Prozent der Lebensdauer eines bestimmten Menschen verantwortlich, nicht für 20 bis 30 Prozent, wie man bis dahin geschätzt hatte. Das bedeutet, dass mehr als 90 Prozent unserer Gesundheit und eines langen Lebens in unseren eigenen Händen liegen.

Als ich 2019 auf der internationalen Konferenz der Alzheimer Association die vielen Erkenntnisse meiner Forschungskollegen zusammentrug, stach eine Tatsache heraus: Eine gesundes Lebensführung kann unser Risiko für eine schwere kognitive Störung, einschließlich Alzheimer, erheblich senken, selbst wenn genetische Risikofaktoren vorliegen. Gute Ernährung, regelmäßiger Sport, Verzicht aufs Rauchen, geringer Alkoholkonsum und einige weitere überraschende Aspekte des Lebensstils können Ihr Schicksal ändern, und zwar unabhängig davon, was Ihre Gene sagen. Vor ein paar Jahren erlebte ich aus erster Hand, dass ein gesunder Lebensstil jemandem half, seinem genetisch bedingten erhöhten Risiko für eine Herzkrankheit zu entrinnen. Heute wissen wir, dass für Demenz das Gleiche gilt. Machen Sie sich also weniger Sorgen über Ihre Gene und benutzten Sie sie nicht mehr als Ausrede. Konzentrieren Sie sich stattdessen auf die großen und kleinen Entscheidungen, die Sie tagein, tagaus treffen.

Ich glaube, dass wir unserem Körper und unserem Gehirn lange Zeit zu passiv gegenüberstanden. Fast während der gesamten Medizingeschichte taten die Ärzte nichts, als auf Krankheiten oder Funktionsstörungen zu warten und dann die Symptome zu behandeln. Um die eigentlichen Ursachen der Probleme kümmerten sie sich nicht. Als wir uns weiterentwickelten und mehr Wissen erwarben, entdeckten wir, dass wir Krankheiten aufspüren und diagnostizieren können, bevor sie in ihr fortgeschrittenes Stadium eintreten. Dennoch wurde kaum etwas getan, um Krankheiten bereits zu behandeln, bevor sie offenkundig wurden. Im Laufe der vergangenen paar Jahrzehnte haben wir begonnen, uns mehr auf frühe Interventionen und seit Kurzem auch auf die Vorbeugung zu konzentrieren. Aber wenn es um die Gehirngesundheit geht, unternehmen wir immer noch wenig oder gar nichts. Das müssen wir ändern. Ich bin fest davon überzeugt – und stehe damit nicht allein –, dass die Behandlung des kognitiven Abbaus sich auf die beiden Säulen Vorbeugung und frühzeitige Intervention beziehungsweise Therapie stützen muss. Noch eine dritte ist meiner

Ansicht nach wichtig: die Optimierung, also kontinuierlich daran zu arbeiten, ein besseres und widerstandsfähigeres Gehirn aufzubauen.

Zahlreiche Bücher wurden über die Verbesserung der Gehirnfunktionen und die langfristige Gesundheit des Gehirns geschrieben, aber viele von ihnen sind voreingenommen, stützen sich nicht auf Fakten und sind von begrenztem Wert. Besonders kritisch sehe ich persönlich Bücher über das Gehirn, die für ein Produkt werben. Ich verkaufe (außer diesem Buch) nur Wissen über das Gehirn und über Methoden, es zu verbessern. Ich möchte einen umfassenden Überblick über die Forschungsergebnisse geben und praktische Ratschläge anbieten, die jeder sofort anwenden kann. Ich sage nicht »Tun Sie das, aber nicht jenes«; allerdings weise ich auf einige allgemeingültige Regeln hin. Wie Sie trachte ich nach dem Besten, was die Wissenschaft zu bieten hat; aber die Empfehlungen müssen auch praktischen Wert haben.

Wenn Sie dieses Buch lesen, dürfen Sie jedoch nie vergessen, dass eine Methode, die Ihnen persönlich hilft, den kognitiven Abbau zu verhindern, nicht unbedingt auch anderen Menschen hilft. Ich habe das Gehirn viele Jahre lang untersucht, ich habe Gehirne operiert und mit den besten Wissenschaftlern zusammengearbeitet. Dabei habe ich gelernt, dass jeder Mensch einzigartig ist. Deshalb muss jedes Gesundheitsprogramm für das Gehirn umfassend sein und sich auf unbestreitbare Tatsachen stützen. Genau das biete ich mit diesem Buch an. Es gibt keine geheime Arznei und kein Mittel, das jedem gleich gut hilft (glauben Sie niemandem, der das Gegenteil behauptet); aber es gibt einfache Maßnahmen, die wir alle sofort treffen können und die die kognitiven Funktionen und die langfristige Gesundheit des Gehirns nachhaltig beeinflussen.

Ich freue mich darauf, die neuesten Forschungsergebnisse mit Ihnen zu teilen und Ihnen einen personalisierten Aktionsplan vorzustellen, der Ihnen zu einem leistungsfähigeren Gehirn verhilft – ein Leben lang. Das ist ein anspruchsvolles Ziel!

Über dieses Buch

Die meisten Menschen nutzen immer nur 50 Prozent ihrer Gehirnkapazität. Das ist meine persönliche Schätzung. Ich weiß nicht genau, wie hoch der Prozentsatz ist (niemand weiß das), aber es ist klar, dass wir mit bestimmten Verhaltensänderungen – zum Beispiel mit Meditation oder mit regelmäßigem gutem Schlaf – den Hyperantrieb unseres Gehirns einschalten können. (Übrigens: Es stimmt nicht, dass wir nur zehn Prozent unseres Gehirns nutzen; siehe Kapitel 3). Wir wissen, dass unser Gehirn viel mehr leisten kann, als es normalerweise der Fall ist. Gleicht das Gehirn also eher einer Mutter, die mit übermenschlicher Kraft ein Auto hochhebt, unter dem ihr Kind eingeklemmt ist? Oder ist das Gehirn ein hochleistungsfähiger Ferrari, der auf holprigen Straßen dahinzuckelt und nie Vollgas gibt? Ich glaube, Letzteres ist richtig. Wir fahren mit unserem vorzüglich konzipierten Gehirn zu selten auf guten Straßen, und nach einer Weile vergessen wir, was unser Gehirn wirklich leisten kann.

Sie werden in diesem Buch einige Male von Autos lesen, weil sie meine Erziehung widerspiegeln. Meine Eltern arbeiteten in der Autoindustrie. Meine Mutter war die erste Frau, die Ford jemals als Ingenieurin einstellte. Deshalb bastelte oft meine ganze Familie an den Wochenenden an unserem Auto herum, als ich heranwuchs. Unsere Garage war mit Werkzeugkästen vollgestopft und erinnert mich daran, dass der menschliche Körper sich eigentlich nicht sehr von dem Ford unterscheidet, den wir reparierten. Beide haben Motoren und Pumpen und sind auf Treibstoff angewiesen. Ich glaube, unsere Gespräche beflügelten mein Interesse am Gehirn, weil dieser eine Körperteil mechanisch wirklich nicht mit einem Auto verglichen werden kann. Schließlich hat ein Auto kein Bewusstsein, einerlei, wie gründlich wir es polieren. Trotzdem ist es mir fast unmöglich, das Gehirn zu betrachten, ohne an Pflege und Tuning zu denken. Ist ein Ölwechsel fällig? Verwende ich das richtige Benzin? Drehe ich den Motor zu hoch oder fahre ich ohne Pause? Haben die Windschutzscheibe oder das Fahrgestell Risse? Haben alle Reifen genügend Luft? Ist die Klimaanlage in Ordnung? Beschleunigt es gut, wenn es notwendig wird? Wie lang ist der Bremsweg?

Teil 1 des Buchs beginnt mit einigen grundlegenden Fakten. Was genau ist ein Gehirn? Wie ist es, ein Gehirn zu operieren? Wie sieht es aus und wie fühlt es sich an? Warum ist es so rätselhaft und so schwer zu verstehen? Wie funktioniert das Gedächtnis? Wie unterscheiden sich eine normale Gehirnalterung und gelegentliche Gedächtnislücken von einer unnormal schnellen Gehirnalterung und einem ernsten kognitiven Abbau? Danach werden wir tief in die Mythen über das Altern und den kognitiven Abbau eintauchen und genauer klären, woher wir wissen, dass das Gehirn wachsen, sich neu vernetzen und neu organisieren kann.

Teil 2 ist eine Tour durch die fünf wichtigsten praktischen Methoden, mit denen wir die Gehirnfunktion schützen und verbessern können: 1. Bewegung und Sport, 2. Glaube an den Sinn des Lebens, Lernen, Entdecken; 3. Schlaf und Entspannung; 4. Ernährung; 5. Soziale Kontakte. In diesem Teil werfen wir auch einen Blick auf aktuelle Studien, in denen das Gehirn erforscht und nach neuen Methoden gesucht wird, es gesund zu erhalten und zu heilen. Sie werden Wissenschaftlern begegnen, die ihr Leben damit verbringen, die Rätsel des Gehirns zu lösen. Jedes Kapitel bietet wissenschaftlich gesicherte Thesen und Empfehlungen an, die Sie Ihren Präferenzen und Ihrem Lebensstil anpassen können. Teil 2 endet mit einem brandneuen und leicht zu befolgenden 12-Wochen-Programm, das die Schritte enthält, die ich vorschlage.

In Teil 3 erfahren Sie, wie schwierig es ist, Gehirnkrankheiten zu diagnostizieren und zu behandeln. Was ist zu tun, wenn Sie frühe Symptome bemerken? Gibt es Symptome einer anderen Krankheit, die denen der Demenz gleichen? Warum ist es der Medizinforschung so kläglich misslungen, Heilmittel und Medikamente für neurodegenerative Krankheiten zu finden? Welche Therapien sind in allen Stadien der Krankheiten verfügbar? Wie kann ein Ehepartner gesund bleiben, wenn er einen dementen Partner pflegt (bei Pflegenden ist das Demenzrisiko viel größer)? Demenz ist ein bewegliches Ziel und die Pflege eines dementen Menschen ist eine der schwersten Aufgaben, die es gibt. Niemand lernt in der Schule, wie man mit einem Angehörigen umgeht, dessen Gehirn irreparabel geschädigt ist. Bei manchen Menschen verändert sich das Gehirn langsam und unauffällig. Es kann Jahre oder gar Jahrzehnte dauern, bis die Symptome ausgeprägt sind. Bei anderen erfolgt der Abbau plötzlich und schnell. In beiden Fällen kann die Entwicklung unvorhersehbar sein. Ich stelle Methoden vor, die auf wissenschaftlichen Erkenntnissen basieren und die Lebensqualität auch der Pflegenden verbessern, und weise auf Erkrankungen hin, die sich sehr gut behandeln lassen und auf die Pflegende achten sollten, da sie oft mit Alzheimer verwechselt werden.

Zum Schluss wage ich einen optimistischen Blick in die Zukunft. Es gibt reichlich Grund zur Hoffnung bei neurologischen Krankheiten, mit denen wir heute noch Probleme haben (Alzheimer, Parkinson, Depression, Angst, Panikstörung). Ich zweifle nicht daran, dass wir Gehirnkrankheiten in den nächsten zehn bis 20 Jahren viel besser behandeln können. Vielleicht haben wir dann sogar eine Therapie oder einen vorbeugenden Impfstoff für die Alzheimer-Krankheit. Viele Fortschritte dürften der Gen- und Stammzellentherapie zu verdanken sein, ebenso der sogenannten tiefen Gehirnstimulation, die heute schon bei Depression und Zwangsstörung angewandt wird. Auch die Technik wird Fortschritte machen und uns minimalinvasive Eingriffe ins Gehirn ermöglichen. Ich werde erklären, was das für Sie bedeutet und wie Sie sich auf diese Zukunft vorbereiten können. Viele Informationen in diesem Buch sind auch nützlich für junge Menschen, die ihr Gehirn gesund erhalten wollen; denn Krankheiten des Gehirns beginnen häufig Jahrzehnte vor dem Auftreten von Symptomen. Hätte ich in meinen jüngeren Jahren gewusst, was ich heute weiß, hätte ich vieles anderes gemacht, um mein Gehirn zu schützen. Machen Sie nicht die Fehler, die ich gemacht habe.

Mir gefällt eine Redensart, die ich einmal auf Okinawa gehört habe: »Ich möchte wie eine Glühlampe leben. Die Lampe soll mein ganzes Leben lang brennen und dann eines Tages plötzlich erlöschen.« Das Gleiche wünschen wir uns für unser Gehirn. Wir wollen nicht, dass die Glühlampe flackert und ihren baldigen Tod ankündigt. Wenn wir an das Alter denken, stellen wir uns Krankenhausbetten und verlorene Erinnerungen vor. Das muss nicht sein, denn das Gehirn ist das einzige Organ, das stärker werden kann, wenn Sie älter werden. Es ist nicht kompliziert – jeder kann in jedem Alter sein Gehirn leistungsfähiger machen.

Das Schreiben dieses Buchs war in gewissem Sinne ein egoistisches Unterfangen: Ich hatte das Privileg, in der ganzen Welt Spezialisten aufzusuchen und deren Erkenntnisse und Ratschläge mit ihnen zu erörtern, um mein Gehirn leistungsfähig zu erhalten. Deshalb weiß ich, wie ich den kognitiven Abbau verhindern kann. Obendrein habe ich Methoden kennengelernt, die mithelfen, produktiver zu sein, weniger unter Stress zu leiden und Freude am Leben zu haben. Dieses Wissen teile ich mit allen, die mir nahestehen – auch mit Ihnen. Willkommen in unserer Gemeinschaft!

Beginnen wir mit einem Selbsttest.

Selbsttest

Ist Ihr Gehirn in Gefahr?

Im Laufe der vergangenen paar Jahre habe ich ziemlich viel Zeit damit verbracht, aus den besten wissenschaftlichen Studien über das Gehirn das Beste für Sie herauszupicken. Ich stütze mich dabei auf formelle und informelle Gespräche mit Kollegen und anderen Experten in der Welt der Neurowissenschaften und der menschlichen Leistungsfähigkeit. Damit Sie optimal davon profitieren, habe ich eine Liste mit Fragen zusammengestellt, die viel über die Gesundheit und das Potenzial des Gehirns aussagen. Einerlei, in welchem Lebensbereich Sie sich verbessern wollen, eine ehrliche Selbsteinschätzung ist immer wichtig. Die Antworten auf die folgenden Fragen helfen Ihnen dabei.

Mithilfe dieser 24 Fragen können Sie Ihr Risiko für den kognitiven Abbau einschätzen. Fast alle Risikofaktoren können Sie beeinflussen; geraten Sie also nicht in Panik, wenn Sie eine Frage mit *Ja* beantworten. Damit will ich Ihnen keine Angst einjagen. (Denken Sie daran: Ich glaube nicht, dass Panikmache etwas nützt.) Einige Fragen stehen in Zusammenhang mit Symptomen des kognitiven Abbaus, die sich leicht beseitigen lassen. Chronischer Schlafmangel kann beispielsweise das Gedächtnis erheblich schwächen und sogar wie eine beginnende Demenz anmuten. Guter Schlaf ist eine der einfachsten und wirksamsten Methoden, um sämtliche Gehirnfunktionen zu verbessern, um leichter zu lernen und neues Wissen zu speichern. Er verbessert jedes System im Körper. Ich habe den

Wert des Schlafs zu lange unterschätzt und war stolz darauf, dass ich Schlafmangel gut verkraften konnte. Glauben Sie mir: Das war ein Fehler. Zum Glück kann man ihn nach einer korrekten Diagnose beheben, indem man einfach früher zu Bett geht und elektronische Geräte und die To-do-Liste beiseitelegt. Einige Fragen kommen Ihnen vielleicht unnötig vor, zum Beispiel die nach Ihrer Ausbildung. Aber aus Gründen, die ich später erklären werde, zeigen mehrere Studien, dass höhere Bildung vor einem kognitiven Abbau schützen kann, wenngleich sie ihn nicht immer aufhält, nachdem der Gedächtnisverlust eingesetzt hat. Mit anderen Worten: Menschen mit besserer Bildung (z.B. langjährige Ausbildung oder Studium) erkranken seltener an Demenz als jene mit einem kürzeren Bildungsweg – aber das spielt keine Rolle mehr, wenn die Demenz bereits begonnen hat.

Vor allem aber möchte ich Ihnen erklären, welche Verhaltensweisen die Gesundheit des Gehirns jetzt und in Zukunft beeinflussen. Das ist wichtig. Als Neurochirurg weiß ich, wie zufriedenstellend es ist, eine Krankheit sehr rasch zu heilen; aber Sie werden sehen, dass einige der vorgeschlagenen Verhaltensänderungen nicht nur wirksam sind, sondern – ähnliche wie eine Operation – eine gründliche und rasche Besserung versprechen. Wenn Sie Ihre täglichen Gewohnheiten kennenlernen und verstehen, können Sie anhand dieser Informationen erkennen, in welchen Bereichen Sie sich mehr anstrengen müssen, um Ihr Gehirn leistungsfähiger zu machen. Die Fragen spiegeln neuere wissenschaftliche Befunde wider.

Wenn Sie eine der folgenden Fragen mit *Ja* beantworten, bedeutet das nicht, dass Sie verloren sind. Viele Faktoren, die nicht einmal alle erwähnt werden, weil ich die Dinge nicht zu kompliziert machen will, haben Einfluss auf die Kognition. So wie manche lebenslange Raucher nie Lungenkrebs bekommen, liegen bei manchen

Menschen viele Risikofaktoren für einen kognitiven Abbau vor, ohne dass sie jemals erkranken. Einige dieser Risikofaktoren sind umstritten, und auch darauf werde ich hinweisen, ebenso auf umstrittene Empfehlungen. Dennoch ist es hilfreich, alle potenziellen Risikofaktoren zu kennen, für die es gute wissenschaftliche Begründungen gibt, und ebenso die Risikofaktoren, die derzeit untersucht werden und von denen die Forscher glauben, dass sie sich als wichtig erweisen werden. Ich möchte Sie mit dem notwendigen Wissen und mit den Gedankengängen, auf denen es basiert, bekannt machen.

1. Leiden Sie an einer Gehirnkrankheit oder wurde bei Ihnen eine leichte kognitive Störung diagnostiziert?
2. Meiden Sie anstrengenden Sport?
3. Sitzen Sie fast den ganzen Tag lang?
4. Sind Sie übergewichtig oder sogar fettleibig?
5. Sind Sie eine Frau?
6. Wurde bei Ihnen eine Herzkrankheit diagnostiziert?
7. Liegt bei Ihnen eine Stoffwechselstörung vor, zum Beispiel Bluthochdruck, Insulinresistenz, Diabetes mellitus oder ein erhöhter Cholesterinspiegel?
8. Wurde bei Ihnen jemals eine Infektion diagnostiziert, die zu chronischer Entzündung und neurologischen Störungen führen kann (zum Beispiel Borreliose, Herpes oder Syphilis)?
9. Nehmen Sie Medikamente ein, die auf das Gehirn einwirken, zum Beispiel Antidepressiva, angstlösende Mittel, Blutdrucksenker, Statine, Protonenpumpenhemmer oder Antihistaminika?
10. Hatten Sie jemals eine Gehirnverletzung oder ein Schädelhirntrauma wegen eines Unfalls (auch beim Sport)? Wurde bei Ihnen jemals eine Gehirnerschütterung diagnostiziert?
11. Rauchen Sie oder haben Sie früher geraucht?

12. Sind oder waren Sie depressiv?
13. Haben Sie wenig soziale Kontakte?
14. Haben Sie Ihre schulische Ausbildung nach der Realschule oder früher beendet?
15. Essen Sie viele industriell verarbeitete, zuckerreiche und fettreiche Nahrungsmittel und wenig Vollkornprodukte, Fisch, Nüsse, Olivenöl, frisches Obst und frisches Gemüse?
16. Stehen Sie ständig unter Stress? (Jeder Mensch steht unter Stress. Hier geht es um Dauerstress oder um häufigen Stress, den Sie schwer bewältigen können.)
17. War oder ist Alkoholmissbrauch bei Ihnen ein Problem?
18. Leiden Sie an einer Schlafstörung (zum Beispiel Schlaflosigkeit oder Schlafapnoe) oder schlafen Sie immer wieder schlecht?
19. Leiden Sie an Schwerhörigkeit?
20. Fehlen Ihnen im täglichen Leben kognitive Herausforderungen? Lernen Sie zum Beispiel selten etwas Neues oder meiden Sie Spiele, bei denen Sie viel denken müssen?
21. Mangelt es Ihnen im Beruf an komplexen Aufgaben (zum Beispiel Überzeugungsarbeit oder Arbeit als Mentor, Ausbilder oder Supervisor)?
22. Sind Sie älter als 65 Jahre?
23. Liegt Alzheimer in Ihrer Familie oder wurde bei Ihnen das »Alzheimer-Gen« festgestellt (ApoE3 oder ApoE4 oder beide)?
24. Pflegen Sie einen Menschen, der an Demenz (zum Beispiel an Alzheimer) leidet?

Wenn Sie fünf oder mehr Fragen mit *Ja* beantwortet haben, leiden Sie möglicherweise an kognitivem Abbau oder dieser steht nahe bevor. Dann können Sie von diesem Buch erheblich profitieren. Selbst wenn Sie nur eine oder zwei Fragen mit *Ja* beantwortet haben, können Sie etwas für die Gesundheit und Leistungsfähigkeit Ihres Gehirns tun. Sind Sie neugierig, was diese Fragen und Ihre Antworten mit dem rätselhaftesten Organ Ihres Körpers zu tun haben? Dann lesen Sie weiter, um alles zu erfahren, was Sie wissen wollen und müssen, damit Sie schlauer werden und besser denken können. Zum Schluss noch eine Erinnerung: In diesem Buch geht es nicht nur darum, wie Sie Krankheiten vorbeugen. Es geht auch darum, wie Sie Ihr Gehirn so leistungsfähig machen, wie es in Ihrem Alter möglich ist.

Ich hoffe, Sie eifern den Menschen nach, die mich vor mehreren Jahren inspirierten und mir zeigten, was wir im »hohen Alter« erreichen können. Wir alle werden älter und wir alle müssen eines Tages mit einem alten Gehirn leben; aber das bedeutet nicht, dass die Gehirnleistung nachlässt. Das Aussehen kann täuschen.

Der 93 Jahre alte Ehemann war in die Notaufnahme gebracht worden, wo ich Bereitschaftsdienst hatte. Als einer meiner Assistenzärzte mir über diesen Patienten und seine schweren neurologischen Symptome berichtete, machte mir sein hohes Alter Sorgen. Ich glaubte, er sei zu alt für eine Operation, falls eine notwendig werden sollte. Kurze Zeit später zeigte sich in der Computertomografie (CT) eine starke Gehirnblutung, die seine Symptome erklärte.

Ich ging zu den Angehörigen im Wartezimmer und rechnete mit Widerstand gegen eine aggressive, riskante Operation. Eine agile Frau, offenbar in den Sechzigern, ging nervös im Raum hin und her, während mehrere andere Familienmitglieder ernst auf ihren Stühlen saßen. Ich war verdutzt, als ich hörte, dass sie die Frau des Patienten war und dass die beiden eben ihren 70. Hochzeitstag gefeiert hatten. »Ich bin sogar älter als er«, sagte sie. »Ich mochte junges Gemüse.« Sie war 94 Jahre alt und völlig gesund, nahm keine Medikamente und hatte am Morgen ihre Urenkel zur Schule gefahren. Wie sie berichtete, war mein Patient immer noch ein eifriger Läufer und arbeitete halbtags als Steuerberater. Sein 63-jähriger Sohn sagte, man habe ihn in der Firma behalten, weil er mit Zahlen zaubern könne. Die Gehirnblutung war aufgetreten, nachdem er vom Dach gefallen war, das er vom Laub befreit hatte. Diese beiden in ihren 90ern waren gesünder als die meisten meiner Patienten, egal in welchem Alter.

Seit Beginn meines Medizinstudiums galt die Regel: Das physiologische/biologische Alter ist für uns wichtiger als das chronologische. Auf Bitten der Familie brachte ich den Patienten in den Operationssaal, um den Schädel zu öffnen und die Blutung zu beseitigen. Bevor ich die Dura – die harte Haut des Gehirns – wieder verschloss, nahm ich mir ein paar Augenblicke Zeit, um sein Gehirn genau zu inspizieren. Was ich sah, überraschte mich. Da er aktiv und geistig fit war, erwartete ich, ein großes Gehirn zu sehen, das robust pulsierte und gesund aussah. Aber dieses Gehirn sah wie ein 93-jähriges Gehirn aus: ziemlich verschrumpelt und mit altersgemäßen Falten. Das ist jedoch kein Grund, entmutigt zu sein. Im Gegenteil.

Eine andere medizinische Regel lautet: Behandle immer den Patienten, nicht seine Testergebnisse. Natürlich war sein Gehirn gealtert. Er war schließlich 93. Doch das Gehirn kann – vielleicht mehr als jedes andere Körperorgan – ein Leben lang leistungsfähiger und robuster werden, als es zuvor war. Dieses Erlebnis werde ich nie vergessen: Zwischen dem Gehirn, das ich anstarrte, und dem Mann, dessen Schädel es beherbergte, schien keinerlei Verbindung zu bestehen.

Er wurde schnell wieder gesund. Als ich ihn später auf der Intensivstation besuchte, wo er sich erholte, fragte ich ihn, wie er all die Ereignisse verkraftet habe. Er lächelte und sagte: »Die wichtigste Lektion, die ich gelernt habe, ist: Puste nie mehr mit einem Laubbläser Laub vom Dach.«

Und noch einmal mein Hinweis an dieser Stelle: In diesem Buch geht es nicht nur darum, Krankheiten vorzubeugen. Es geht auch darum, das Gehirn so leistungsfähig zu machen, wie es in jedem Alter sein kann.

Teil 1

Das Gehirn

Lernen Sie Ihre innere Blackbox kennen

In den Sekunden, die Sie brauchen, um diesen Satz zu lesen, feuert Ihr Gehirn eine unglaubliche Zahl von elektrischen Signalen ab, die Sie am Leben erhalten. Deshalb können Sie atmen, sich bewegen, fühlen, blinzeln und denken. Ein Teil der Informationen, die durch Ihre Milliarden Neuronen rasen, ist schneller als ein Rennwagen. Das menschliche Gehirn ist ein erstaunliches Organ, ein Wunder der Evolution. Es enthält angeblich mehr Verbindungen, als es Sterne in der bekannten Milchstraße gibt[1]. Wissenschaftler halten das Gehirn für das komplexeste Objekt, das je entdeckt wurde. Einer der Entdecker der DNA nannte es sogar »das letzte und größte biologische Neuland. Das Gehirn übersteigt jedes Vorstellungsvermögen.«[2]

Unser Gehirn bestimmt, wer wir sind und in welcher Welt wir leben. Es erschafft unsere täglichen Erfahrungen – Momente, die uns Freude machen, staunen lassen und mit Mitmenschen verbinden, aber auch Momente, in denen wir uns auf das Gehirn verlassen müssen, um gute Entscheidungen zu treffen, zu planen und uns auf die Zukunft vorzubereiten. Sogar wenn wir schlafen, erzählt es uns Geschichten in Form von Träumen. Es weiß, wie wir uns an die

Umgebung anpassen; es kennt die Tageszeit und speichert Erinnerungen. Sehr wahrscheinlich ist es der Sitz unseres Bewusstseins; aber ganz sicher wissen wir das nicht (mehr dazu später). Neurowissenschaftler haben ihre liebe Mühe mit dem Gehirn, weil es immer noch so rätselhaft ist, als wäre es ein Lichtjahre entfernter Planet. Manche von ihnen halten es für die geheimnisvollsten anderthalb Pfund Leben, die es gibt. Vor Kurzem haben Forscher sogar eine neue Art von Zellen entdeckt – die sogenannten Heckenrosen-Neuronen – und wissen immer noch nicht, welche Funktion diese haben. Sie kommen anscheinend nur im menschlichen Gehirn vor, nicht im Gehirn von Nagetieren. Das könnte erklären, warum so viele Studien mit Mäusen keine Bedeutung für Menschen haben. Unser Gehirn kann auch äußerst egoistisch und anspruchsvoll sein. Es beansprucht 20 Prozent des gesamten Blut- und Sauerstoffvorrats im Körper, obwohl es nur etwa 2,5 Prozent unseres Gewichts ausmacht. Ohne Gehirn können wir nicht leben.

Es ist Zeit, dass Sie Ihre innere Blackbox kennenlernen.

Kapitel 1

Was macht Sie genau zu dem, der Sie sind?

Im Jahr 1992 sah ich zum ersten Mal ein lebendes menschliches Gehirn. Das war eine überwältigende Erfahrung, die mein Leben veränderte. Ich kann heute noch kaum glauben, dass das, was wir sind und werden, und unsere Interpretation der Welt in diesem komplexen Gewebebündel residieren. Wenn ich einen neurochirurgischen Eingriff beschreibe, versuchen die meisten Menschen, sich ein Gehirn vorzustellen, und meist liegen sie ein wenig falsch. Zunächst einmal ähnelt es außen nicht einer dumpfen grauen Masse, obwohl es »graue Substanz« genannt wird. Es ist eher rosa mit weißlichgelben Flecken und großen Blutgefäßen, die es durchziehen. Es hat tiefe Furchen (Sulci genannt) und hügelartige Erhebungen (Gyri genannt). Tiefe Spalten trennen die einzelnen Lappen auf überraschend einheitliche Weise voneinander. Während einer Operation pulsiert das Gehirn sanft im Schädel und sieht sehr lebendig aus. Was die Konsistenz anbelangt, ist es eher schwammig als gummiartig, ähnlich wie Gelatine. Ich habe immer darüber gestaunt, wie fragil das Gehirn ist, trotz seiner unglaublichen Leistungen und seiner Vielseitigkeit. Wenn Sie ein Gehirn sehen, wollen Sie es beschützen und umsorgen.

Mir war das Gehirn immer ein wenig rätselhaft. Es wiegt etwa 1400 Gramm und enthält alle Schaltkreise, die wir brauchen, um fast alles zu tun. Denken Sie einen Moment darüber nach: Es wiegt weniger als die meisten Notebooks und leistet doch mehr als jeder Computer. Die oft gehörte Behauptung, das Gehirn sei eine Art Computer, ist in vielerlei Hinsicht falsch. Ja, wir können über die Verarbeitungsgeschwindigkeit des Gehirns sprechen, über seine Speicherkapazität, seine Schaltkreise, seine Datenverschlüsselungen. Aber das Gehirn hat keinen Gedächtnisspeicher, der darauf wartet, gefüllt zu werden, und es rechnet anders als ein Computer.

Selbst die Art und Weise, wie wir die Welt sehen und wahrnehmen, ist eine aktive Interpretation und das Ergebnis dessen, was worauf wir achten und was wir erwarten – kein passiver Empfang von Daten. Es stimmt, dass unsere Augen zunächst ein Bild von der Welt produzieren, das auf dem Kopf steht. Erst das Gehirn konvertiert diese Daten in ein kohärentes Bild. Die Retina (Netzhaut) hinten im Auge versorgt das Gehirn mit zweidimensionalen Bildern, die jedes Auge liefert und die das Gehirn in schöne, strukturierte dreidimensionale Bilder umwandelt. Wir alle haben in jedem Auge einen blinden Fleck, den das Gehirn ständig mit Daten auffüllt, von denen wir wahrscheinlich gar nicht wissen, dass wir sie gesammelt haben. Einerlei, wie ausgeklügelt die künstliche Intelligenz eines Tages sein wird – das Gehirn wird den Computern immer in mancherlei Hinsicht überlegen sein.

Verglichen mit anderen Säugetieren ist unser Gehirn im Verhältnis zum restlichen Körper überraschend groß. Das Gehirn eines Elefanten macht beispielsweise nur ein Fünfhundertfünfzigstel seines Gesamtgewichts aus. Das Gehirn eines Menschen stellt hingegen etwa ein Vierzigstel seines Gesamtgewichts. Was uns von allen anderen Arten am meisten unterscheidet, ist jedoch unsere erstaunliche Fähigkeit, nicht nur ans bloße Überleben zu denken. Wir nehmen beispielsweise an, dass Fische, Amphibien, Reptilien und Vögel nicht viel »denken« können, zumindest nicht so, wie wir es uns vorstellen. Doch alle Tiere sind mit alltäglichen Verrichtungen wie fressen, schlafen, sich fortpflanzen und überleben beschäftigt, also mit automatischen, instinktiven Vorgängen, die vom »Reptilienhirn« gesteuert werden. Auch wir haben ein primitives Reptilienhirn, das die gleichen Funktionen hat und zu einem großen Teil unser Verhalten bestimmt (vielleicht stärker, als wir gern zugeben würden). Dass wir schwierigere Aufgaben lösen können als beispielsweise Katzen und Hunde, verdanken wir unserer komplexen Großhirnrinde, dem Kortex. Diese äußere Schicht des Gehirns mit ihren vielen Falten, Graten und Tälern versetzt uns in die Lage, zu sprechen, komplizierte Fertigkeiten zu erwerben, Werkzeuge zu erfinden und in sozialen Gruppen zu leben. Weil das Gehirn so viele Falten hat, ist seine Oberfläche viel größer, als Sie denken: durchschnittlich etwas mehr als 1800 Quadratzentimeter. Die Berechnungen sind allerdings unterschiedlich. Man könnte das Gehirn zum Beispiel über eine oder zwei Zeitungsseiten ausbreiten[1]. Und wahrscheinlich ist irgendwo in diesen tiefen Spalten unser Bewusstsein verborgen. Eine aufregende Vorstellung.

Das menschliche Gehirn enthält schätzungsweise 100 Milliarden Zellen, Neuronen genannt, und Milliarden von Nervenfasern. Allerdings kennt niemand die Zahlen genau, weil es derzeit noch nicht möglich ist, sie zu berechnen[2]. Diese Neuronen sind durch Billionen sogenannte Synapsen miteinander verbunden. Deshalb können wir abstrakt denken, wütend oder hungrig sein, uns erinnern, argumentieren, Entscheidungen treffen, kreativ sein, sprechen, in der Vergangenheit schwelgen, die Zukunft planen, moralische Standpunkte vertreten und unsere Absichten mitteilen, uns verwickelte Geschichten ausdenken, Urteile fällen, auf nuancierte soziale Reize reagieren, koordiniert tanzen, wissen, was unten und oben ist, komplexe Probleme lösen, lügen, scherzen, auf Zehenspitzen gehen, einen Duft bemerken, atmen, Angst haben, eine Gefahr wittern, passiv-aggressiv sein, Raumschiffe bauen, nachts gut schlafen und träumen, Liebe und andere tiefe Gefühle ausdrücken, Informationen und Stimuli gründlich analysieren und so weiter. Vieles davon können wir gleichzeitig ausführen. Vielleicht lesen Sie gerade dieses Buch, trinken etwas, verdauen Ihr Mittagessen, denken (»im Hinterkopf«) an die vermüllte Garage oder an Ihre Wochenendpläne, atmen und vieles mehr.

Jeder Teil des Gehirns dient einem spezifischen Zweck, und die einzelnen Teile sind so miteinander verbunden, dass sie koordiniert zusammenarbeiten. Als ich in der Mittelschule war, galt das Gehirn als segmentiert: Eine Region war demnach für das abstrakte Denken zuständig, eine andere für das Malen, wieder eine andere für das Sprechen. Vielleicht haben Sie schon von Phineas Gage gehört, einem der berühmtesten Überlebenden einer schweren Gehirnverletzung. Aber Sie wissen wahrscheinlich nicht, welche tiefen Einblicke in das Gehirn sein schlimmer Unfall der Wissenschaft ermöglichte, noch bevor wir die technischen Geräte hatten, mit denen wir Gehirnfunktionen messen, testen und untersuchen können. Im Jahr 1848 arbeitete der 25 Jahre alte Gage am Bau einer Eisenbahn in Cavendish, Vermont. Eines Tages stopfte er Sprengpulver in ein Loch. Dafür benutzte er eine große Eisenstange, die 110 Zentimeter lang, drei Zentimeter dick und sechs Kilogramm schwer war. Die Stange schoss nach oben in sein Gesicht und bohrte sich zuerst durch die linke Wange, dann durch den Schädel. Ein Stück von ihr ragte oben aus dem Kopf heraus. Er erblindete auf dem linken Auge, aber er starb nicht und vielleicht verlor er nicht einmal das Bewusstsein und hatte keine starken Schmerzen. Zu dem Arzt, der ihn zuerst betreute, sagte er: »Jetzt haben Sie eine Menge Arbeit.« Auf der folgenden Seite sehen Sie ein Foto (ein in der frühen Fotografie als Daguerreotypie bekanntes Verfahren) von Gage, das aufgenommen wurde, nachdem Gage sich von seinem Unfall erholt hatte. In den

Händen hält er die Eisenstange, die ihn durchbohrt hatte. Das Foto wurde erst vor Kurzem entdeckt und 2009 identifiziert. Die Zeichnung rechts hat Dr. John Harlow angefertigt, der ihn behandelte und diese Skizze in seinen Bericht an die Medical Society in Massachusetts aufnahm[3].

Gages Persönlichkeit überlebte den Unfall nicht. Einigen Berichten zufolge entwickelte sich der vorbildliche Gentleman zu einem gemeinen, gewalttätigen, unzuverlässigen Kerl. Der seltsame Fall des Phineas Gage war der erste Beweis für einen Zusammenhang zwischen der Verletzung bestimmter Gehirnregionen und einem Persönlichkeitswandel. Vorher war diese Verbindung noch unklar. Im 19. Jahrhundert glaubten sogenannte Phrenologen immer noch, dass sie die Persönlichkeit eines Menschen anhand seiner Schädelform einschätzen konnten. Zwölf Jahre nach dem Unfall starb Gage im Alter von 36 Jahren nach mehreren Krampfanfällen. Seit damals haben Mediziner in ihrer Fachliteratur viel über ihn geschrieben und er wurde zu einem der berühmtesten Patienten in der Geschichte der Neurowissenschaften. Noch etwas lehrt uns Phineas Gage, etwas sehr Wichtiges für dieses Buch: Einige Berichte über sein Leben dokumentieren, dass er gegen Ende seines Lebens wieder liebenswürdiger wurde. Das legt nahe, dass das Gehirn imstande ist, sich selbst zu heilen und wiederherzustellen, sogar nach einer erheblichen Verletzung. Den Wiederaufbau von neuronalen Netzen und Verbindungen in geschädigten Gehirnrealen nennt man Neuroplastizität. Auf diese wichtige Fähigkeit gehe ich später genauer ein. Das Gehirn ist viel weniger statisch, als wir früher dachten. Diese Dynamik gibt allen Menschen Hoffnung, die einen scharfen Verstand behalten wollen.

Gages Unfall ermöglichte uns einen Einblick in die Komplexität des Gehirns und deren Zusammenhang mit dem Verhalten. Dennoch dauerte es noch mehr als ein Jahrhundert, bis wir verstanden, dass die erstaunlichen Fähigkeiten des Gehirns nicht allein auf seine einzelnen Anteile zurückzuführen sind. Wir verdanken unsere komplizierten Reaktionen und Verhaltensweisen den Schaltkreisen und der Kommunikation zwischen diesen Gehirngebieten. Viele Gehirnregionen entwickeln sich unterschiedlich schnell und in verschiedenen Lebensstadien. Darum löst ein Erwachsener Probleme anders und schneller als ein Kind. Ein älterer Mensch hat vielleicht Probleme mit seiner Motorik, zum Beispiel beim Gehen, und mit der Koordination bei Dunkelheit, und ein Teenager kann ein guter Leichtathlet mit perfektem Sehvermögen sein.

Wenn wir über das Gehirn nachdenken, fragen wir uns auch, welches Element unsere Persönlichkeit ausmacht. Wir grübeln über den Geist, den Teil, der unser Bewusstsein einschließt und sich in der inneren Stimme ausdrückt, deren Monolog wir den ganzen Tag hören. Es ist Ihr *Ich*, das Sie den ganzen Tag lang herumkommandiert, wichtige und dumme Fragen stellt, Sie gelegentlich emotional züchtigt und aus dem Leben eine lange Reihe von Entscheidungen macht.

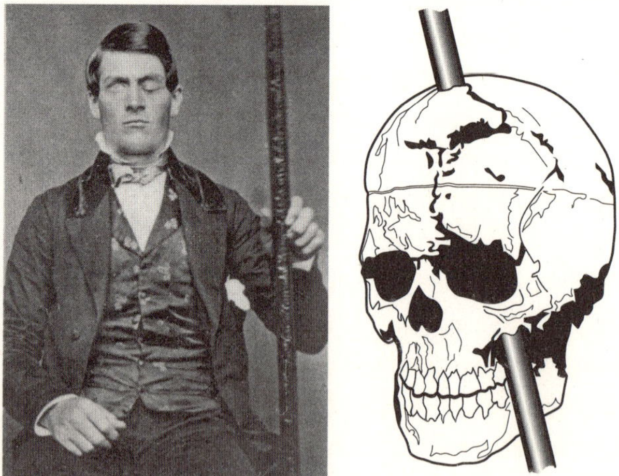

Foto von Phineas Gage und Zeichnung von Dr. John M. Harlow, der bei seiner Behandlung mitwirkte.

Ich bin auch verblüfft darüber, dass jeder Augenblick der Eifersucht, der Unsicherheit und der Furcht, den wir jemals erlebt haben, in den Kavernen des Gehirns verborgen liegt. Und irgendwie kann das Gehirn Daten empfangen und Hoffnung, Freude und Lust erzeugen.

Der Geist ist das, was mich bewogen hat, das Gehirn zu studieren. Seltsamerweise wissen wir immer noch nicht genau, wo das Bewusstsein im Gehirn lokalisiert ist oder ob es sich überhaupt im Gehirn befindet. Das ist ein äußerst wichtiger Punkt. Es bleibt unklar, wie das Bewusstsein unseres Selbst entsteht und warum wir uns unserer Umwelt bewusst sind. Aber alles andere hängt davon ab. Ja, ich kann Ihnen sagen, welche neuronalen Netze in Ihrem Gehirn visuelle Eindrücke verarbeiten, eine mathematische Gleichung lösen, eine Sprache erlernen, gehen, Schnürsenkel binden und einen Urlaub planen. Aber ich kann Ihnen nicht genau sagen, woher die Bewusstheit Ihres Selbst kommt. Wahrscheinlich ist sie die Folge eines Zusammenwirkens von Faktoren im ganzen Gehirn, die Folge einer Metakognition aus Aktivitäten, an denen zahlreiche miteinander verbundene Gehirnregionen beteiligt sind.

Ein Eingriff ins Gehirn ist eine äußerst fein abgestimmte und sorgfältig geplante Reise. Zuerst wird die Haut durchschnitten. Sie enthält Schmerzrezeptoren, die man vor der Operation betäuben muss. Der Schädel und das Gehirn, das den ganzen Körper mit Nervensträngen versorgt, spüren keinen Schmerz. Deshalb können wir einen Patienten ohne Narkose operieren (und deshalb spürte Phineas Gage keine Schmerzen). Die Dura mater – die harte äußere Haut des Gehirns – hat ein paar Sinnesrezeptoren, das Gehirn selbst hat keine.

Sobald ich in ein Gehirn eingedrungen bin (im wörtlichen Sinne), denke ich meist einen Augenblick daran, dass das Gehirn jetzt viel zu leicht manipuliert werden kann. Sobald Sie ins Schloss (den Schädel) gelangt sind, haben Sie freie Hand. Das Gehirn schwimmt in einer klaren Flüssigkeit und hat keinen typischen Geruch. Beim

Zerteilen, Anstupsen, Sondieren und Schneiden leistet es fast keinen Widerstand. Ein Patient kann die Funktion eines Beins oder Arms verlieren, wenn wir zu stark auf eine bestimmte Stelle drücken, und der Druck auf eine andere Stelle kann ihn schwindlig machen. Ein einziger Schnitt kann den Geruchssinn lahmlegen und ein größerer Schnitt kann zum Erblinden führen – oder Schlimmeres. Ich frage mich oft, warum das Gehirn sich nicht heftiger wehrt.

Da ich weiß, wie verwundbar das Gehirn während einer Operation ist, komme ich mir vor wie ein SEK-Mitglied, wenn ich operiere. Oder bin ich ein sehr geschickter Dieb? Mein Ziel ist es, einzudringen, herauszuholen, was ich haben will – etwa einen Tumor, einen Abszess oder ein Aneurysma – und dann zu verschwinden, ohne geschnappt zu werden. Ich will das Gehirn so wenig wie möglich stören.

Das Gehirn wird oft als Black Box betrachtet, vielleicht deshalb, weil es von soliden Knochen geschützt wird. Wir schauen uns nur seine Inputs und Outputs an, ohne sein Innenleben vollständig zu verstehen. Es ist undurchdringlich und unverständlich. Daran könnte es liegen, dass die Schulmedizin sich einen bequemen Spruch zurechtgelegt hat: »Was für das Herz gut ist, das ist auch für das Gehirn gut.« In Wahrheit wurde diese Redensart vor allem deshalb populär, weil sowohl das Herz als auch das Gehirn Blutgefäße haben. Natürlich ist das Gehirn in Wahrheit viel komplexer als das Herz. Mehr noch, das Herz ist eine glorifizierte Pumpe, sicherlich ein technisches Wunder, aber doch nur eine Pumpe, die Ingenieure heute im Labor nachbauen können. Für das Gehirn gibt es keine treffende Metapher. Wenn Sie wegen einer schweren Kopfverletzung hirntot sind, gibt es keinen Ersatz. Das Gehirn ist die Kommandozentrale nicht nur für unseren Körper, sondern für unsere gesamte Existenz. Einerlei, wie gründlich wir es untersucht, Proben entnommen oder chemische Substanzen infundiert haben, wir wissen immer noch nicht genau, wie es tickt und was sein Ticken verlangsamt. Das hat zweifellos zu unserer Frustration beigetragen, wenn wir versucht haben, den neurodegenerativen Abbau und komplexe Krankheitsprozesse zu verstehen und zu behandeln, vom Autismus bis zur Alzheimer-Krankheit.

Aber es gibt einen Lichtblick: Wir werden vielleicht nie alle Rätsel des Gehirns lösen und werden es nie ganz im Griff haben, so wie meine Eltern ihr Auto im Griff haben. Aber das ist kein Beinbruch. Vielleicht sollen wir gar nicht wissen, wo das Bewusstsein residiert oder wie unsere Wahrnehmung in den Neuronen entsteht. Nein, wir können unser Gehirn nicht so anfassen wie die Haut oder die Nase; aber wir wissen, dass es da ist, so wie die Luft, die wir atmen, und der Wind, den wir im Gesicht spüren. Wir wissen auch, dass es ein weiteres Wunder beherbergt, das wir nicht sehen, berühren oder fühlen können, das wir aber sofort mit dem Gehirn assoziieren: das Gedächtnis. Die Fähigkeit, uns zu erinnern, macht uns Menschen einzigartig, und sie ist der erste Pfeiler, wenn wir ein leistungsfähiges, schnell denkendes, robustes Gehirn haben wollen.

Hirn-Fakten

- Das menschliche Gehirn macht etwa zwei bis zweieinhalb Prozent des Körpergewichts aus, verbraucht aber 20 Prozent der gesamten aufgenommenen Energiemenge und des eingeatmeten Sauerstoffs.
- Das Gehirn besteht zu etwa 73 Prozent aus Wasser (wie das Herz), und deshalb leiden die Aufmerksamkeit, das Gedächtnis und andere geistige Fähigkeiten bereits unter einem Wassermangel von zwei Prozent. Das lässt sich aber beheben, wenn Sie ein paar Gläser Wasser trinken.
- Das Gehirn wiegt etwa 1400 Gramm. 60 Prozent seines Trockengewichts bestehen aus Fett. Somit ist das Gehirn das fettreichste Organ des Körpers.
- Es gibt verschiedene Arten von Gehirnzellen (Neuronen) und jede hat ihre eigenen wichtigen Aufgaben.
- Das Gehirn ist als letztes Organ vollständig entwickelt. Alle Eltern können bezeugen, dass das Gehirn eines Kindes oder eines Teenagers noch nicht ausgereift ist. Deshalb neigen Kinder und Jugendliche zu riskantem Verhalten und haben ihre Gefühle nicht im Griff. Erst im Alter von etwa 25 Jahren erreicht das menschliche Gehirn seine volle Reife.
- Elektrische Impulse werden schneller als mancher Rennwagen entlang der Nervenfasern weitergeleitet. Sie erreichen eine Geschwindigkeit von über 400 Kilometern in der Stunde.
- Das Gehirn erzeugt genügend Strom, um eine schwache LED-Lampe zum Leuchten bringen zu können.
- Man nimmt an, dass das durchschnittliche Gehirn täglich Zehntausende von Gedanken hervorbringt.

- Jede Minute fließen 750 bis 1000 Milliliter Blut durch das Gehirn. Das genügt, um eine Weinflasche zu füllen.
- Das Gehirn kann visuelle Eindrücke schneller verarbeiten, als das Auge blinzelt.
- Der Hippocampus, das Gedächtniszentrum des Gehirns, ist bei Menschen, deren Arbeit geistig anspruchsvoll ist, erheblich größer als beim Durchschnittsmenschen. Für die Londoner Taxifahrer ist es beispielsweise ein Gehirntraining, sich in den 25000 Straßen der Stadt zurechtzufinden. Vielleicht werden ihre Gehirne wegen der Navigationssysteme mit der Zeit kleiner.
- Das Gehirn arbeitet schon im Alter von 24 Jahren langsamer, kurz bevor es seine volle Reife erreicht, aber einige kognitive Fähigkeiten erreichen ihr Maximum erst später. Einerlei, wie alt Sie sind: Sie können wahrscheinlich in mancher Hinsicht noch besser werden. Ein Extrembeispiel ist der verfügbare Wortschatz, der sein Maximum möglicherweise erst erreicht, wenn man Anfang 70 ist[4].

Denken, Gedächtnis und höhere geistige Funktionen

Aischylos, ein Dramatiker der griechischen Antike, nannte das Gedächtnis die Mutter aller Weisheit. Aber es ist auch die Mutter von allem, was wir sind. Der Duft der Speisen, die Ihre Großmutter kochte, der Klang einer Kinderstimme, das Gesicht Ihres verstorbenen Vaters, der aufregende Urlaub vor 20 Jahren: Das alles sind Erinnerungen, die sich im Laufe eines Lebens bilden und unsere Selbstwahrnehmung und unser Identitätsbewusstsein formen. Dank unserer Erinnerungen fühlen wir uns lebendig, fähig und wertvoll. Sie helfen uns, mit bestimmten Menschen und Umgebungen zurechtzukommen, das Vergangene mit der Gegenwart zu verbinden und Zukunftspläne zu entwerfen. Sogar schlechte Erinnerungen können nützlich sein, weil sie dazu beitragen, dass wir bestimmte Situationen meiden und bessere Entscheidungen treffen.

Das Gedächtnis ist die bekannteste kognitive Fähigkeit, eine höhere Gehirnfunktion. Neben dem Gedächtnis zählen auch Aufmerksamkeit, Schreiben, Lesen, abstraktes Denken, Entscheiden, das Lösen von Problemen und das Erfüllen unserer täglichen Pflichten – Autofahren, das Berechnen eines Trinkgeldes im Restaurant, das Abwägen der positiven oder negativen Wirkungen eines Essens oder die Freude an künstlerischen Werken – zu den kognitiven Fähigkeiten. Das Gedächtnis ist der Eckpfeiler des Lernens, denn es speichert Wissen und verarbeitet es. Unser Gedächtnis entscheidet, welche Informationen nützlich sind und daher bewahrt werden sollten und wie sie mit früher erworbenem Wissen zusammenhängen. Was unser Gedächtnis speichert, hilft uns, neue Situationen zu bewältigen.

Allerdings verwechseln viele Menschen das Gedächtnis mit auswendig gelerntem Wissen. Wir halten das Gedächtnis für ein Lagerhaus, in dem wir Daten abspeichern, solange wir sie nicht nutzen. Aber diese Metapher ist falsch, weil das Gedächtnis nicht statisch wie ein Gebäude ist. Unser Gedächtnis verändert sich ständig, weil wir neue Informationen aufnehmen und deuten. Das ist evolutionsbiologisch sinnvoll: Es ist nicht unbedingt ein Vorteil, sich an alle Einzelheiten eines bestimmten Ereignisses zu erinnern. Das Gedächtnis soll uns eher helfen, eine zusammenhängende Lebensgeschichte zu erstellen und zu bewahren, die dem entspricht, was wir heute sind, und sich dennoch mit jeder neuen Erfahrung ändert. Diese Dynamik ist zum Teil der Grund dafür, dass Erinnerungen keine exakte, objektive Aufzeichnung der Vergangenheit sind. Sie lassen sich ziemlich leicht verzerren oder ändern, sogar bei Menschen, die keine Gedächtnisprobleme haben. Vor Jahren schrieb ich eine Geschichte über Bugs Bunny und Disney World. Sie stützte sich auf Forschungen der Psychologieprofessorin Elizabeth Loftus. Sie hatte Besuchern des Parks Anzeigen vorgelegt, die Bugs Bunny zeigten, und viele Leute, die diese Werbung sahen, waren davon überzeugt, dass sie Bugs Bunny in Disney World gesehen und ihm sogar die Hand geschüttelt hatten. Manche »erinnerten« sich sogar an eine Möhre in seinem Mund, an seine Ohren und an Worte, die er gesprochen hatte, zum Beispiel »Is' was, Doc?«. Aber Bugs Bunny ist eine Figur von Warner Bros. und würde nie in einem Disney-Park auftauchen. Loftus zeigte, wie einfach es ist, Erinnerungen sozusagen ins Gehirn einzupflanzen oder zu manipulieren.

Was geschieht, wenn Sie in einer Zeitung, einer Zeitschrift oder im Internet einen Artikel lesen? Während Sie die neuen Informationen verarbeiten, nutzen Sie die Informationen, die bereits in Ihrem Gedächtnis gespeichert sind. Außerdem rufen die neuen Informationen, Überzeugungen, Wertvorstellungen und Ideen wach, die allein Ihnen gehören und Ihnen helfen, die Informationen zu interpretieren, einen Sinn in ihnen zu finden, sie in Ihre Weltsicht zu integrieren und dann zu entscheiden, ob Sie das neue Wissen speichern (und dadurch älteres Wissen verändern) oder vergessen wollen. Während Sie also den Artikel lesen, verändert sich Ihr Gedächtnis, weil es neue Informationen aufnimmt und ihnen einen neuen Platz zuweist. Gleichzeitig verknüpfen Sie die neuen Informationen mit älteren, jetzt leicht veränderten Informationen. Es ist kompliziert und entspricht wahrscheinlich überhaupt nicht der Vorstellung, die Sie bisher vom Gedächtnis hatten. Aber es ist wichtig, zu wissen, dass das Gedächtnis im Grunde ein Lernprozess ist, das Ergebnis ständigen Interpretierens und Analysierens der eingehenden Daten. Und jedes Mal, wenn Sie Ihr Gedächtnis benutzen, ändern Sie es. Das ist wichtig. Wenn wir unser Gedächtnis verbessern oder bewahren wollen, müssen wir zunächst wissen, was es ist und was es für den jeweiligen Menschen bedeutet.

Wir machen uns oft Sorgen über unsere Fähigkeit, Namen zu behalten oder uns zu erinnern, wohin wir unseren Schlüssel gelegt haben; aber wir sollten uns auch Gedanken über das Gedächtnis machen, das wir brauchen, um als Berufstätige, Eltern, Geschwister, Freunde, Innovatoren, Mentoren und so weiter Großes zu leisten. Einerlei, ob wir von dem Gedächtnis sprechen, das wir benötigen, um ein Leben lang geistig leistungsfähig zu bleiben und einer Demenz vorzubeugen, oder ob wir über das Gedächtnis reden, das wir brauchen, um im Alltag und im Beruf Höchstleistungen zu vollbringen: Es geht immer um dasselbe Phänomen, um ein und dasselbe Gedächtnis. Ich bespreche es hier so detailliert, weil Ihr Interesse daran, Ihr Gedächtnis zu verbessern, umso größer werden wird, je besser Sie es verstehen.

Es ist noch nicht lange her, dass Neurowissenschaftler das Gedächtnis mit einem Aktenschrank verglichen, der einzelne Erinnerungsordner verwahrt. Heute wissen wir, dass das ein Missverständnis ist. Das Gedächtnis ist viel komplexer und dynamischer. Wir wissen jetzt auch, dass das Gedächtnis im Gehirn nicht an einem bestimmten Ort lokalisiert ist oder an einer bestimmten Stelle entsteht. Es ist eine das ganze Hirn einbeziehende aktive Zusammenarbeit, an der fast jede Region des Gehirns beteiligt ist, wenn die Gedächtnisbildung ganz intensiv läuft. Daher sind die neuen Forschungsergebnisse keine Überraschung, sie weisen nach, dass wir unsere Erinnerungen sozusagen tunen können. Da das Gedächtnis sich auf ein umfangreiches Nervennetz stützt und diese Interaktionen mithilfe von niederfrequenten surrenden Rhythmen, Theta-Wellen genannt, koordiniert, können Neurowissenschaftler inzwischen mit bestimmten Methoden wichtige Gehirnregionen mit nicht invasiven elektrischen Reizen stimulieren und damit auf physikalischem Weg neuronale Netze synchronisieren – ähnlich wie ein Dirigent die Streicher und die Blechbläser aufeinander abstimmt. Diese Forschungen und die Therapiemöglichkeiten, die sie möglicherweise hervorbringen, stecken noch in den Kinderschuhen; aber die Forscher sind der Meinung, dass wir eines Tages in der Lage sein könnten, das Gedächtnis eines 70-Jährigen um Jahrzehnte zu verjüngen.

Wenn ich Sie fragen würde, was Sie gestern Abend gegessen haben, dann würden Sie vielleicht ein Bild vor Ihrem geistigen Auge sehen, etwa einen Teller Hühnchen mit Marsala-Sauce oder eine Schale Chili con Carne. Diese Erinnerungen haben aber nicht in einer Art neuronalen Gasse darauf gewartet, hervorgeholt zu werden. Das mentale Bild Ihrer Mahlzeit war vielmehr das Ergebnis eines unglaublich komplizierten Zusammenspiels von Prozessen, die sich überall im Gehirn in zahlreichen neuronalen Netzen abspielten. Die Bildung eines Gedächtnisinhalts besteht also darin, verschiedene »Schnappschüsse« oder Eindrücke zusammenzufügen, die aus vielen wie ein Gitter im gesamten Gehirn angeordneten Zellen stammen. Mit anderen Worten: Ihr Gedächtnis ist kein separates System; es besteht aus einem Netz von Systemen, die beim Erstellen, Speichern und Abrufen von Erinnerungen jeweils eine einzigartige Rolle spielen. Wenn das Gehirn Informationen normal verarbeitet, wirken alle Systeme synchron zusammen und ermöglichen kohärentes Denken. Einzelne Erinnerungen sind daher das Resultat einer komplexen Konstruktion. Denken Sie an Ihr Haustier. Nehmen wir an, es ist ein Hund namens Bello. Wenn Ihr Gehirn ein Bild von dem Hund erzeugt, benutzt es nicht einfach eine Erinnerung, die an irgendeinem bestimmten Ort gespeichert ist. Es ruft den Namen des Tieres, sein Aussehen, sein Verhalten und den Klang seines Gebells wach. Auch Ihre Gefühle für Bello sind daran beteiligt. Jeder Teil der Erinnerung an ihn stammt aus einer anderen Gehirnregion; deshalb wird das umfassende Bild des Hundes aus Inhalten rekonstruiert, die aus vielen Regionen des Gehirns stammen. Wissenschaftler, die das Gehirn erforschen, fangen erst an, zu verstehen, wie die einzelnen Regionen zu einem kohärenten Ganzen zusammengefügt werden. Sie können es sich so vorstellen: Wenn Sie eine Erinnerung wachrufen, setzen Sie ein riesiges Puzzle zusammen, beginnend mit ein paar wenigen Teilen. Wenn die Teile zusammenkommen, sich miteinander verbinden und eine Vorstellung von etwas vermitteln, erzählen sie nach und nach eine Geschichte, machen ein Bild sichtbar oder transportieren Wissen. Das Puzzle wird größer und schöner und seine Bedeutung wird immer klarer. Wenn Sie das letzte Teilchen einfügen, haben Sie genügend Informationen für eine vollständige »Erinnerung«. Diese Analogie zeigt, dass Sie die richtigen Teile des Puzzles haben und korrekt zusammenfügen müssen, damit eine Erinnerung entstehen kann. Nur so lassen sich Informationen aus verschiedenen Gehirnregionen so integrieren, dass etwas Sinnvolles entsteht. Wenn einige Teile fehlen oder nicht richtig zusammengefügt werden, ist auch die Erinnerung fehlerhaft. Dann bleiben Lücken, Löcher und ein unklares Bild zurück.

Musik ist ein anschauliches Beispiel. Wenn Sie ein Lied singen wollen, müssen Sie sich zuerst an den Text erinnern und in der Lage sein, die Wörter auszusprechen. Diese Aufgabe übernimmt meist die linke Gehirnhälfte, vor allem der Schläfenlappen. Aber singen ist mehr als sprechen: Sie müssen auch auf den rechten Scheitellappen und auf den rechten Schläfenlappen zurückgreifen, die für das nicht verbale Gedächtnis zuständig sind, zum Beispiel für die Tonhöhe. Alle diese Informationen müssen zwischen der rechten und der linken Gehirnhälfte hin und her wandern, um Daten zu synchronisieren und zu integrieren. Wenn Sie der Musik einen

Rhythmus oder Takt hinzufügen wollen, benötigen Sie dafür in der Regel eine Region ganz hinten im Gehirn, das Kleinhirn oder Cerebellum. Wenn Sie das Gehirn eines Menschen, der gerade ein Lied singt, mithilfe einer sogenannten funktionalen Magnetresonanztomografie (fMRT, ein spezieller Hirn-Scan) betrachten, erleben Sie eine Art Lichtshow an einem klaren Nachthimmel. Trotzdem kennen wir Menschen mit fortgeschrittener Demenz, die immer noch ohne Probleme die Lieder ihrer Kindheit singen können. Einzelne Regionen ihres Gehirns sind noch imstande zusammenzuarbeiten, obwohl bestimmte Anteile des Gedächtnissystem allmählich ihre Funktion verlieren.

Die gleichen komplexen Vorgänge spielen sich ab, wenn Sie einer scheinbar einzelnen Tätigkeit nachgehen, zum Beispiel wenn Sie Auto fahren. Die Erinnerung daran, wie man mit dem Auto umgeht, entstammt einer bestimmten Gruppe von Gehirnzellen. Die Erinnerung daran, wie man durch Straßen navigiert, um ans Ziel zu gelangen, stammt aus einer anderen Gruppe von Nervenzellen. Die Erinnerung an die Verkehrsregeln und Verkehrszeichen ist ebenfalls in ihrer eigenen Zellfamilie zu Hause. Und auch die Gedanken und Gefühle beim Fahren sowie Erinnerungen an Beinaheunfalle kommen aus wiederum anderen Gehirnregionen dazu. Alle diese einzelnen mentalen Vorgänge und das kognitive Feuern der Neuronen sind Ihnen nicht bewusst; dennoch arbeiten diese in wunderschöner Harmonie zusammen und produzieren das Gesamterlebnis. Wir wissen tatsächlich nicht einmal, worin genau sich der Vorgang des Denkens von dem des Erinnerns unterscheidet. Immerhin wissen wir, dass das Gedächtnis und das Denken eng miteinander verbunden sind. Deshalb genügen Gedächtnisstützen und Eselsbrücken nicht, um das Gedächtnis wirklich zu verbessern, obwohl beide hilfreich sein können, weil sie bestimmte Komponenten des Gedächtnisses stärken. Um das Gedächtnis auf der kognitiven Ebene zu verbessern und zu bewahren, müssen Sie vielmehr an allen Gehirnfunktionen arbeiten.

Wissenschaftler haben noch nicht herausgefunden, welche physiologischen Prozesse ganz genau ablaufen, wenn das Gehirn denkt, Erinnerungen ordnet und Informationen abruft; aber sie wissen genug, um ein paar verlässliche Angaben zu machen. Es ist hilfreich, die Gedächtnisbildung in drei Phasen einzuteilen: Kodieren, Speichern und Abrufen von Erinnerungen.

Gedächtnisbildung (Kodierung)

Die Gedächtnisbildung beginnt mit der Kodierung, die ihrerseits mit dem Wahrnehmen von Ereignissen mithilfe der Sinnesorgane anfängt. Denken Sie einmal an Ihre erste Begegnung mit einem Menschen, in den sie sich verliebt oder den Sie geheiratet haben. Ihre Augen, Ihre Ohren und Ihre Nase nahmen das Aussehen, den Klang der Stimme und den Duft dieses Menschen auf. Vielleicht haben Sie ihn sogar berührt. Alle diese einzelnen Sinneswahrnehmungen gelangten in den Hippocampus, in die Gehirnregion, die solche Wahrnehmungen oder Eindrücke so integriert, als würde es sich um ein einziges Erlebnis handeln – in diesem Fall um das Wahrnehmen eines Individuums.

Das Gedächtnis ist zwar überall im Gehirn lokalisiert, aber der Hippocampus ist das Gedächtniszentrum. (Wie Studien belegen, geht ein Schrumpfen des Hippocampus mit einer Abnahme der Gedächtnisleistung einher, und ein hohes Taille-Hüfte-Verhältnis – also Übergewicht – mit einem kleinen Hippocampus. Mehr dazu später.) Unterstützt vom frontalen Kortex, analysiert der Hippocampus als oberste Instanz diese verschiedenen Sinneseindrücke und entscheidet, ob es sich lohnt, sie zu speichern. Es ist an dieser Stelle wichtig, dass Sie verstehen, wie das Gedächtnis und das Lernen auf der biochemischen Ebene funktionieren, damit Ihnen klar wird, warum die Methoden, die ich vorschlage, Ihnen helfen können. Dieses Analysieren und Filtern der Sinneswahrnehmungen spielt sich in der »Sprache« des Gehirns ab, also mithilfe elektrischer und chemischer Signale. Wie Sie bereits wissen, verbinden sich Nervenzellen mit anderen Zellen an bestimmten Stellen, die Synapsen genannt werden. Dort »springen« elektrische Impulse, die die Nachrichten überbringen, über eine winzige Lücke zwischen den Zellen und setzen dadurch chemische Botenstoffe frei, die passenderweise Neurotransmitter heißen. Bekannte Beispiele für Neurotransmitter sind Dopamin, Noradrenalin und Adrenalin. Wenn diese in die Lücke zwischen den Zellen freigesetzt werden, heften sie sich an benachbarte Zellen. Das Gehirn besitzt Billionen von Synapsen. Die Bereiche der Gehirnzellen, die diese elektrischen Impulse empfangen, werden Dendriten genannt, was wörtlich »baumähnlich« bedeutet, weil sie wie kleine Verästelungen aus einer Nervenzelle hervorkommen und sich benachbarten Zellen entgegenrecken.

Die Verbindungsstellen zwischen Gehirnzellen sind unglaublich dynamisch. Mit anderen Worten: sie sind nicht fixiert wie ein einmal verlegtes Kabel. Sie verändern sich und wachsen (oder schrumpfen) ständig. Neuronen arbeiten in einem Netzwerk zusammen und ordnen sich in spezifischen Gruppen an, um an Informationsverarbeitungen unterschiedlicher Art mitzuwirken. Wenn ein Neuron einem anderen Signale sendet, wird die Synapse zwischen beiden stärker. Je öfter ein bestimmtes Signal zwischen zwei Zellen gesendet wird, desto stärker wird diese Verbindung. Auch hier gilt also: Übung macht den Meister. Jedes Mal, wenn Sie etwas Neues erleben, ordnen sich einige Gehirnzellen neu an, um diese neue Erfahrung zu verarbeiten. Neue Erfahrungen und Lernen bewirken, dass sich neue Dendriten bilden, während wiederholtes Verhalten und Lernen die bereits vorhandenen Dendriten stärken. Natürlich ist beides wichtig. Die Bildung neuer Dendriten, selbst schwacher Dendriten, wird *Plastizität* genannt. Diese Plastizität hilft dem Gehirn, sich neu zu vernetzen, wenn es geschädigt wurde, und sie ist der Hauptbestandteil der Resilienz und daher unerlässlich, wenn Sie sich ein besseres Gehirn wünschen (siehe Kapitel 3). Wenn Sie also durch die Welt wandern und Neues lernen, verändern sich die Synapsen und Dendriten: Neue Verbindungen werden geknüpft, und einige andere werden vielleicht schwächer. Das Gehirn organisiert und reorganisiert sich ständig selbst und reagiert damit auf Erfahrungen, Ihren Wissensstand, die Herausforderungen, die Ihnen begegnen, und Erinnerungen, die Sie sammeln.

Diese neuronalen Veränderungen verfestigen sich durch häufigen Gebrauch. Wenn Sie neues Wissen erwerben und neue Fertigkeiten üben, baut das Gehirn komplexe neuronale Schaltkreise auf: Wissen und Erinnerungen. Wenn Sie beispielsweise Beethovens Mondscheinsonate immer und immer wieder auf dem Klavier spielen, feuern bestimmte Neuronen in einer bestimmten Reihenfolge, und es wird nach und nach leichter, diese elektrischen Nervensignale zu wiederholen. Die Folge ist, dass Sie die Sonate bald mühelos spielen können, sogar ohne an die einzelnen Noten und Takte zu denken. Wenn Sie wiederholt und lange genug üben, sind Sie eines Tages imstande, das Stück fehlerfrei »aus dem Gedächtnis« zu spielen. Wenn Sie jedoch mehrere Wochen lang nicht mehr üben, können Sie die Sonate vielleicht nicht mehr perfekt spielen, weil Ihr Gehirn teilweise »vergessen« hat, was Sie einst so gut konnten. Die dafür nötigen Dendriten, die so gut geformt waren, beginnen ziemlich rasch, zu verschwinden. Zum Glück ist es aber sogar Jahre später nicht schwierig, sich die Noten wieder anzusehen und die neuronalen Verbindungen erneut aufzubauen.

Eine Warnung ist jedoch angebracht: Sie müssen darauf achten, eine Erinnerung richtig zu kodieren. Müssen Sie das noch einmal lesen? Einfach ausgedrückt müssen Sie das, was Sie erleben, bewusst erleben. Da Sie nicht auf alles achten können, was Sie erleben, werden viele potenzielle Reize automatisch ausgefiltert und nur einige ausgewählte Stimuli erreichen das Bewusstsein. Würde Ihr Gehirn alles speichern, was es wahrnimmt, wären die Gedächtnisspeicher bald derart überfüllt, dass das Gehirn selbst auf einer einfachen allgemeinen Ebene kaum noch arbeiten könnte. Wissenschaftler wissen aber noch nicht genau, ob Reize ausgefiltert werden, nachdem das Gehirn ihre Bedeutung eingeschätzt hat, oder ob das schon während der Sinneswahrnehmung geschieht. Wenn Sie sich etwas einprägen wollen, ist Aufmerksamkeit wohl der entscheidende Faktor.

Ich muss aber darauf hinweisen, dass auch das Vergessen nützlich ist. Wie bereits erwähnt, würde Ihr Gehirn nicht mehr richtig arbeiten, wenn es alles speichern würde, was es aufnimmt. Dann könnten Sie nicht mehr kreativ denken und nichts mehr vor dem geistigen Auge sehen. Der Alltag wäre schwierig. Ja, Sie könnten sich noch lange Listen einprägen und elegische Liebesgedichte aufsagen; aber es würde Ihnen schwerfallen, abstrakte Konzepte zu begreifen oder auch nur Gesichter zu erkennen. Es gibt eine Gruppe von Neuronen, die dem Gehirn helfen, zu vergessen. Sie sind während des Schlafs am aktivsten, wenn das Gehirn sich neu ordnet und auf den nächsten Tag mit all seinen neuen Informationen vorbereitet. Wissenschaftler entdeckten diese »Neuronen des Vergessens« 2019. Sie helfen uns, die Bedeutung des Schlafs und des Vergessens noch besser zu verstehen. Es ist ein schönes Paradox: Um uns zu erinnern, müssen wir in gewissem Umfang vergessen.

Kurzzeit- und Langzeitgedächtnis (Speicherung)

Es ist bekannt, dass Erinnerungen auf zwei Ebenen verarbeitet werden: im Kurzzeitgedächtnis und im Langzeitgedächtnis. Doch schon bevor eine Erfahrung Teil des Kurzzeitgedächtnisses werden kann – dazu gehört auch das, worauf Sie sich in diesem Augenblick konzentrieren, was Ihre Aufmerksamkeit verlangt –, gibt es eine Phase der Wahrnehmung, die einen Sekundenbruchteil dauert. In dieser Anfangsphase zeichnet Ihr Gehirn Ihre Wahrnehmung auf, also das, was Sie sehen, fühlen und hören. Das sensorische Gedächtnis hält diese Wahrnehmungen noch fest, wenn die Sinnesreize aufgehört haben, allerdings nur einen Moment. Dann werden die Informationen an das Kurzzeitgedächtnis weitergeleitet.

Die meisten Menschen können nur etwa sieben Informationen gleichzeitig im Kurzzeitgedächtnis aufbewahren, zum Beispiel sieben Lebensmittel oder eine siebenstellige Telefonnummer. Mit Gedächtnistricks können Sie die Grenze vielleicht ein wenig hinausschieben. Eine zehnstellige Zahl wie 6224751288 kann beispielsweise zu lang sein, um sie zu behalten. Aber in ordentliche Blöcke eingeteilt wie eine Telefonnummer, etwa 622-475-1288, können Sie diese Zahl leichter im Kurzzeitgedächtnis speichern (viele Zahlen, zum Beispiel Steuernummern oder die IBAN, sind bereits in solche Blöcke eingeteilt oder lassen sich problemlos gliedern). Auch wenn Sie die Zahl mehrere Male wiederholen, lässt sie sich leichter im Kurzzeitgedächtnis unterbringen. Doch wenn Sie etwas lernen und sich einprägen wollen, müssen Sie die Informationen ins Langzeitgedächtnis verschieben. Das Kurzzeitgedächtnis hängt stark vom Hippocampus ab, während das Langzeitgedächtnis eng mit dem Kortex verbunden ist (siehe Abbildung unten).

Das Langzeitgedächtnis enthält alle Informationen, die Sie kennen und die Sie abrufen können. In mancherlei Hinsicht ist es ein Teil von Ihnen. Sobald eine Information Teil des Langzeitgedächtnisses geworden ist, können Sie lange Zeit darauf zugreifen. Im Gegensatz zum sensorischen Gedächtnis und zum Kurzzeitgedächtnis, die begrenzt sind und schnell vergessen, kann das Langzeitgedächtnis unbegrenzt viele Daten für unbegrenzte Zeit abrufbereit speichern. Allerdings können Störfaktoren den Transfer von Informationen vom Kurzzeitgedächtnis ins Langzeitgedächtnis verhindern. Ein solcher Störfaktor kann beispielsweise Alkohol sein. Wer berauscht ist, kann Daten möglicherweise nicht sehr gut oder gar nicht ins Langzeitgedächtnis verschieben. Deshalb fällt es ihm Tage später vielleicht schwer, sich an ein Ereignis zu erinnern, das zunächst – als es noch im Kurzzeitgedächtnis gespeichert war – eine lebhafte Erinnerung war. In solchen Fällen können Sie die Erinnerungen nicht aus dem Langzeitgedächtnis holen, weil sie dort eben nie angekommen sind. Schlafmangel kann den Transfer ebenfalls stören. Während des Schlafs verarbeitet Ihr Körper die Daten im

Kurzzeitgedächtnis: Hippocampus
Langzeitgedächtnis: Kortex

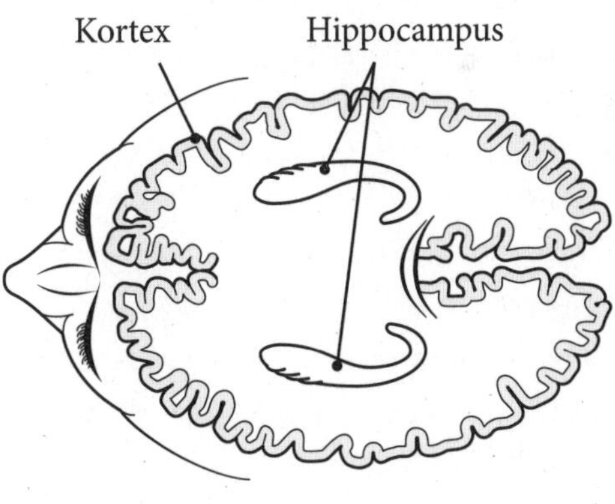

Gehirnregionen, die das Kurzzeitgedächtnis und das Langzeitgedächtnis beherbergen

Kurzzeitgedächtnis und verschiebt sie ins Langzeitgedächtnis, wo sie dann fast bis zum Lebensende gespeichert bleiben.

Das Erinnern

Das alles nützt natürlich nichts ohne Erinnerungsvermögen. Wenn Sie eine Erinnerung abrufen, wird diese zunächst auf der unbewussten Ebene gesucht und dann ins Bewusstsein befördert. Die meisten Menschen glauben, sie hätten ein »gutes Gedächtnis« oder ein »schlechtes Gedächtnis«; doch in Wahrheit sind wir alle ziemlich geschickt darin, bestimmte Erinnerungen abzurufen, während andere uns Mühe machen. Wenn es Ihnen schwerfällt, sich an etwas zu erinnern, etwa an Namen – und wenn Sie nicht an einer Krankheit oder an Demenz leiden –, versagt meist nicht das gesamte Gedächtnissystem. Es kann sein, dass Sie gerade unaufmerksam waren, als jemand Ihnen vorgestellt wurde. Oder das System, Erinnerungen abzurufen, ist gestört. Dann haben Sie oft das Gefühl, dass Ihnen der Name »auf der Zunge liegt«. Manchmal lässt sich durch Übung diese spezifische Gedächtnisschwäche beheben, also die Kodierung oder das Erinnern. Viele Gedächtniskünstler glaubten zuerst, sie hätten ein schlechtes Gedächtnis, bis sie dann Techniken erlernten, die bestimmte Komponenten des Gedächtnisses verbesserten.

Manche Menschen bekommen allerdings größere Gedächtnisprobleme, wenn sie älter werden. Die Schnelligkeit und die Genauigkeit des Erinnerungsvermögens beginnen ab dem 21. Lebensjahr nachzulassen, besonders das Arbeitsgedächtnis, das Informationen zeitweilig speichert, damit wir gut durch den Tag kommen und vernünftige Entscheidungen treffen. Doch wie ich in diesem Buch immer wieder betone, sind Gedächtnisprobleme im Alter nicht unvermeidlich. Wir können die Fähigkeit, Informationen ein Leben lang zu behalten und abzurufen, durchaus bewahren, verbessern und schärfen. Wenden wir uns nun den Fachbegriffen zu, die Sie brauchen, um das Buch zu verstehen. Wie ist der kognitive Abbau definiert? Was gilt als normal, was als pathologisch (also »krank«)? Lässt sich der kognitive Abbau rückgängig machen, ist er also reversibel?

Kapitel 2

Der kognitive Abbau – neu definiert

Als meine Freundin Sarah mir von ihrer Mutter erzählte, die über mehrere Jahrzehnte lang kognitiv langsam abbaute, was sich beschleunigte, als sie mit 62 Jahren in Rente ging, musste ich an meinen Großvater denken. Ich erinnerte mich sofort daran, wie schmerzvoll es ist, jemanden geistig und dann auch emotional dahinwelken zu sehen. Bei vielen Menschen geschieht dieser Niedergang langsam und stetig wie eine sich allmählich verschlimmernde Krankheit, während er bei anderen heftig und schnell wie ein schwerer Unfall verläuft.

Die ersten Fragen, die Angehörige sich oft stellen, wenn die geistigen Fähigkeiten eines Familienmitgliedes anscheinend schwinden, lauten: *Wann hat das angefangen? Was ist die Ursache? Wie kann ich helfen?* Das fragte sich auch Sarah, als sie merkte, dass mit dem Gehirn ihrer Mutter etwas nicht stimmte. Das Beste, was sie über das Kurzzeitgedächtnis ihrer Mutter sagen konnte, war: »Ich glaube, da liegt eine schwere Funktionsstörung vor.« Es ist interessant, dass wir die meisten körperlichen Krankheiten mit Worten wie *schmerzhaft*, *Blockade*, *Tumor* oder *Schwellung* beschreiben, aber wie Sarah häufig mechanische Erklärungen suchen, wenn es um Demenz geht. Eines der ersten Symptome ihrer Mutter war, dass sie oft den Namen ihres Enkels falsch aussprach: Sie nannte ihn Conner anstatt Colin. Nach und nach traf sie ihre Freunde und Bekannten nicht mehr und hörte auf, so alltägliche Dinge zu tun wie zu kochen, zu putzen und für die eigene Körperhygiene zu sorgen. Sie litt schon seit einiger Zeit an einer leichten Depression; doch nun wurden ihre Angst und ihre Launenhaftigkeit so schlimm wie nie zuvor und sie verlor immer mehr ihre Selbstbeherrschung. Sie machte verletzende, grobe, unangemessene Bemerkungen und benutzte bisweilen plötzlich Kraftausdrücke. Nach ihrer Pension blieb sie meist freiwillig zu Hause und entfernte sich immer mehr von ihren Freunden. Sie setzte sich öfter vor den Fernseher, anstatt zu lesen, lange Spaziergänge zu machen oder an den Strand zu gehen, was sie ihr Leben lang gerne getan hatte. Sarahs Vater, der immer noch ganztags arbeitete, musste die ganze Hausarbeit erledigen und alle Rechnungen bezahlen. Als ich diese Geschichte mit Fachärzten besprach, sagten alle, es handle sich um ein bekanntes Symptommuster. Das Fortschreiten des Abbaus ist oft sehr ähnlich. Er beginnt mit kleinen Aussetzern des Gedächtnisses und endet damit, dass Betroffene sich mehr und mehr in sich selbst zurückziehen.

Als Sarahs Mutter anfing, sich zu verirren, wenn sie Auto fuhr, und als sie ihr Auto immer häufiger auf Parkplätzen zurücklassen musste, weil sie es nach dem Einkaufen nicht mehr fand (oder weil sie dachte, sie sei zu Fuß gekommen), nahm man ihr den Schlüssel weg. Auch ihre Stimmung änderte sich. Sie war immer ein wenig depressiv gewesen, und deshalb fragte sich Sarah, wie sehr diese lebenslange, nicht behandelte Depression zum geistigen Verfall ihrer Mutter beigetragen hatte. Oder war der Chardonnay schuld, den sie jeden Tag trank? Oder der Bewegungsmangel? Oder Nährstoffmängel wegen einer Essstörung, die in ihrer Jugend begonnen hatte und trotz ärztlicher Behandlung nie geheilt worden war? Und wie sehr trugen die fehlenden sozialen Aktivitäten, Hobbys und beruflichen

Herausforderungen zur Beschleunigung ihrer Krankheit bei? Das sind die Fragen, die sich Millionen Familien stellen, und oft gibt es nur wenige zufriedenstellende Antworten.

Sarahs Geschichte illustriert die Tatsache, dass wir oft nicht wissen und nicht wissen können, was den kognitiven Abbau ausgelöst hat und was ihn in Gang hält. Wahrscheinlich sind viele Faktoren im Spiel und wir finden keinen einzelnen Schuldigen. Es gibt viele Theorien, aber noch keine eindeutige Antwort. Es wird jedoch immer klarer, dass der Verfall Jahre oder sogar Jahrzehnte vor dem Auftreten von Symptomen beginnt. Das ist sehr wichtig: Ein 30-Jähriger kann sich bereits auf dem Weg in die Alzheimer-Krankheit befinden, ohne es zu wissen. Viele Menschen machen sich erst Gedanken über Demenz, wenn sie 50 Jahre alt werden. Deshalb ist es notwendig, auch junge Menschen über die Krankheit zu informieren, damit sie sich Gewohnheiten aneignen, die helfen, dem geistigen Verfall vorzubeugen.

Wir haben zwar eine Menge Fortschritte gemacht, seitdem vor mehr als 100 Jahren ein deutscher Psychiater und Neuropathologe die Alzheimer-Krankheit zum ersten Mal beschrieb – sein Name wird immer mit dieser Krankheit verbunden bleiben –, aber die Forscher können die ganz genaue Ursache oder die Ursachen immer noch nicht identifizieren. Das bestätigt, wie enorm komplex der menschliche Organismus ist. Was bei einem Menschen einen schweren geistigen Abbau auslöst, schadet einem anderen möglicherweise gar nicht. Sarahs Mutter und mein Großvater erhielten zwar beide die Diagnose »Alzheimer-Krankheit«, aber wahrscheinlich aus ganz verschiedenen Gründen. Es ist wie beim Krebs: Was bei einem Menschen Brust- oder Darmkrebs verursacht, lässt einen anderen unbehelligt. Es gibt unzählige Wege hin zu einer bestimmten Art von Krebs und das Gleiche gilt für Demenz. Aber wenn wir uns die Daten genauer ansehen, wird uns klar, dass es trotzdem einige hervorragende Einsichten und Strategien gibt, um das Demenzrisiko zu senken.

Um diese Strategien besser zu verstehen, lohnt es sich, sich die aktuell geltenden Theorien über die Vorgänge im Gehirn von Alzheimer-Patienten genauer anzuschauen. Wahrscheinlich haben Sie gelesen, dass die Amyloid-Hypothese seit einigen Jahrzehnten als sehr wichtige These genannt wird. Beta-Amyloid ist eine Ablagerung (Plaque) aus »klebrigem« Eiweiß, das sich im Gehirn ansammelt und die unentbehrlichen Synapsen zerstört, die eine Kommunikation zwischen den Neuronen ermöglichen. Allerdings sind Therapien, die auf dieser Hypothese basieren, einschließlich der Medikamente, die Plaque auflösen sollen, in klinischen Studien im Großen und Ganzen gescheitert. Als Merck 2017 seine Studie mit einem erfolgversprechenden Medikament gegen Alzheimer beendete, erklärte Dr. David Knopman gegenüber dem US-Medienunternehmen Bloomberg: »Amyloid zu entfernen, nachdem sich eine Demenz entwickelt hat, ist, als schließe man eine Scheunentür, nachdem die Kühe die Scheune verlassen haben.«[1]

Das Fortschreiten der Demenz ist viel zu komplex, als dass es eine einzige Ursache haben könnte. Forscher haben untersucht, ob der kognitive Abbau lediglich eine beschleunigte Alterung ist oder eine neurodegenerative Krankheit bestimmter Leitungsbahnen im Gehirn. Deshalb konzentriert die Forschung sich auf mögliche Auslöser: Infektionen, Verletzungen, Nährstoffmängel, lang anhaltende Stoffwechselstörungen, schädliche chemische Substanzen. Sie alle können eine Immunantwort und eine Entzündungsreaktion verursachen, die dem Gehirn schaden. Das führt uns zur Entzündung, von der Sie noch oft lesen werden. Sie ist ein gemeinsamer Faktor in allen Theorien zum kognitiven Abbau, aber auch bei den meisten anderen Krankheiten. Wenn Sie diese Vorgänge verstanden haben, ergeben einige Methoden, die Ihr Risiko senken können, mehr Sinn.

Zunächst wollen wir uns die häufigsten und wahrscheinlichsten Ursachen des kognitiven Abbaus genauer ansehen, soweit sie über die normale oder auch beschleunigte Alterung hinausgehen. Sie werden erfahren, wie sehr die Gene, die Lebensweise und die Umwelt zu dem Problem beitragen.

Acht (potenzielle) Ursachen für den Beginn des kognitiven Abbaus

Viele der Faktoren, die ich in diesem Abschnitt erwähne, können zum Problem des kognitiven Abbaus beitragen, einige mehr und andere weniger, abhängig von den persönlichen Risiken.

Die Amyloid-Kaskaden-Hypothese

Als Dr. Alois Alzheimer als Erster die »eigentümliche Krankheit« einer 51-jährigen Frau beschrieb, die an tief greifender Gedächtnisschwäche, bizarrem Verhalten und unerklärlichen psychischen Störungen litt, ging er in die Geschichte ein: Er dokumentierte die unheimliche Krankheit, die heute seinen Namen trägt. Bei der Autopsie des Gehirns sah er eine drastische Schrumpfung und abnorme Ablagerungen in den Nervenzellen und in deren Umgebung, die er in seinem Bericht im Jahr 1907 »senile Plaques« nannte und die, wie sich später herausstellte, Beta-Amyloid enthielten. Heute, mehr als 100 Jahre später, sind diese Plaques zusammen mit sogenannten neurofibrillären Bündeln immer noch das Kennzeichen der Alzheimer-Krankheit. Die Plaques sammeln sich bei Alzheimer zwischen den Nervenzellen an und Fibrillen, die hauptsächlich aus Tau-Protein bestehen, befinden sich als verdrehte, nicht lösliche Fasern *im Inneren* der Gehirnzellen. (Beta-Amyloid wurde 1984 entdeckt, Tau zwei Jahre später. Das Tau-Protein ist in winzigen Mengen ein Bestandteil der Neuronen und notwendig, damit die Zellen stabil bleiben und überleben. Mehr dazu später.)

Und jetzt wird es etwas kompliziert: Wir brauchen Beta-Amyloid und Tau im Gehirn. Gesunde Versionen dieser Proteine sind wichtig für ein gesundes Gehirn: Sie helfen, die Neuronen mit Nährstoffen zu versorgen, und gewährleisten, dass wichtige chemische Substanzen sich ungehindert zwischen diesen Zellen hin und her bewegen. Erst wenn das Beta-Amyloid und das Tau geschädigt werden und klebrige Klumpen bilden, kommt es zu Problemen. Die Amyloid-Fibrillen werden schädlich, wenn sie sich in wasserundurchlässige, fadenförmige Strukturen verwandeln, deren Proteine sich wie Reißverschlüsse ineinander verhaken. Diese festen molekularen Reißverschlüsse werden versiegelt und sind schwer zu öffnen. Sie verkleben und bilden gefährliche Ablagerungen. Der Amyloid-Kaskaden-Hypothese zufolge verursacht die Anreicherung von Plaques um die Neuronen herum die Alzheimer-Krankheit, wenngleich die Wissenschaftler nicht genau wissen, wie und warum das geschieht. Medikamente, die das Beta-Amyloid im Gehirn verringern sollen, sind nicht so wirksam wie erwartet. Eine ganze Reihe von klinischen Fehlschlägen, die Anhänger dieser Hypothese erlitten haben, hat die Hypothese etwas ausgehöhlt, nach der Beta-Amyloid die entscheidende Rolle für die Entstehung von Alzheimer spielt. Bei manchen Menschen, deren Gehirn eine Menge Plaques enthält, gibt es nämlich gar keine Anzeichen für kognitiven Abbau. Die Häufung von Plaques stellt sich dann erst bei der Autopsie heraus; trotzdem waren diese Patienten geistig fit, als sie starben. Das kann man zwar mit der sogenannten kognitiven Reserve erklären, auf die ich noch ausführlich eingehen werde; aber wir wissen eben nicht genau, ob die Plaques eine Wirkung oder eine Ursache der Alzheimer-Krankheit sind.

In der Alzheimer-Welt sprechen Forscher von einem »Einhorn«, wenn die Autopsie eines dementen Gehirns nur Schäden durch Plaques und Tau-Bündel enthüllt. Ein erkranktes Gehirn weist nämlich ganz selten nur eine Art der Schädigung auf. Zahlreiche verschiedene Veränderungen in einem alternden Gehirn können zur Diagnose »Alzheimer« führen. Die Komplexität dieser Krankheit zwingt Wissenschaftler, über ihre gesamte Vorgehensweise und die Suche nach einer Therapie neu nachzudenken. Wahrscheinlich gibt es keine allgemeingültige Lösung. Die Menschen leiden vermutlich meist an mehreren verschiedenen Demenzformen, für die entsprechend mehrere verschiedene Therapien notwendig sind.

Die Gene können ebenfalls beteiligt sein. Bestimmte genetische Anomalien, zum Beispiel Mutationen in den Genen, die für das Amyloid-Protein codieren – das Gen für das Amyloid-Precursor-Protein (APP) sowie die Gene für Präsenilin 1 und Präsenilin 2 – können die Amyloid-Produktion steigern und eine frühe Alzheimer-Krankheit auslösen, von der dann viele Familienmitglieder betroffen sind: die Träger dieser Mutationen. Beispielsweise traten in einer südamerikanischen Familie bei vielen Mitgliedern etwa im Alter von 47 Jahren kognitive Störungen auf, die sich ungefähr im Alter von 51 Jahren zu einer Demenz entwickelten. Sie starben mit etwa 60 Jahren. Wissenschaftler erforschen erblich bedingte Häufungen von Mutationen auf der ganzen Welt. In manchen dieser Familien findet man Individuen, die dank anderer seltener Mutationen vor der Erkrankung geschützt sind, obwohl ihre Gene die Alzheimer-Frühform begünstigen. Das Gehirn dieser Glückspilze weist zwar neurologische Merkmale der Krankheit auf, aber es gibt keine äußerlichen Anzeichen für einen kognitiven Abbau.

Die Forscher wollen den natürlichen Verlauf dieser Krankheit mit den starken genetischen Wurzeln verstehen und hoffen, dadurch ein neues Medikament oder eine Gentherapie entwickeln zu können, die sich auch für Menschen eignet, die nicht Träger von Alzheimer auslösenden Mutationen sind und dennoch dement werden. Diese Amyloid-Gene und ihre Produkte (Proteine) sind sehr kompliziert und haben viele Funktionen auch außerhalb der Gehirnzellen. Es kann schwierig sein, sie zu erforschen, doch je mehr wir darüber lernen, wie sie wirken und wie sie Krankheiten auslösen (oder auch nicht), desto schneller werden wir Lösungen finden. Wahrscheinlich haben Sie von den ApoE-Genen gehört, die mit Alzheimer zusammenhängen. Sie sind aber nur eine von vielen Gen-Gruppen, die möglicherweise mit einem höheren (oder niedrigeren) Risiko für die Spätform der Alzheimer-Krankheit (nach einem Alter von 65 Jahren) in Verbindung stehen. In einem späteren Kapitel werde ich genauer auf diese Gene eingehen.

Die Frühform der Alzheimer-Krankheit wird zwar eher von den Genen beeinflusst, aber Gene könnten auch im späteren Leben eine Rolle spielen. Wenn wir älter werden, ist der Körper besonders verwundbar, weil das Reparatursystem für DNA-Mutationen weniger effizient ist. Der bereits erwähnte Amyloid-»Reißverschluss« beginnt vielleicht mit einer einzigen schadhaften Stelle in der Aminosäurenkette. Im Laufe der Jahre nehmen diese Schäden zu, weil die Reparaturenzyme nicht mehr mithalten. Ähnliches geschieht beim Krebs: Im Alter lässt die DNA-Reparatur nach, sodass wir anfälliger für Krebs werden. Genmutationen nehmen zu und lösen Tumoren aus. Wissenschaftler versuchen, diese Reißverschlüsse zu verstehen, um die Kaskade zu verhindern, die zur Alzheimer-Krankheit führt. Ein internationales Team, das Professor David Eisenberg von der

Normale Gehirnzelle mit gesundem Tau in der Zelle und Beta-Amyloid außen

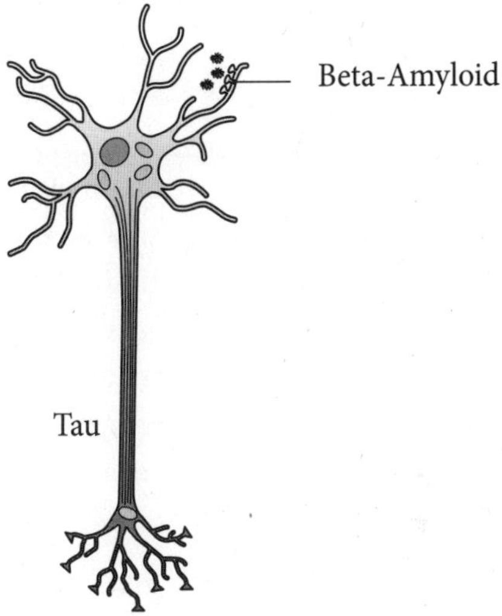

Erkrankte Gehirnzelle mit Tau-Bündeln in der Zelle und Amyloid-Plaque außen

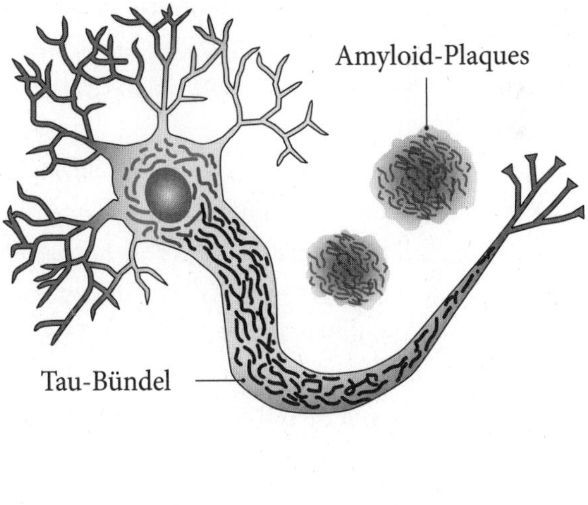

University of California, Los Angeles (UCLA) leitet, hofft, dass neue Erkenntnisse eines Tages neue Therapien ermöglichen werden.

Tau und neurofibrilläre Bündel

Neurofibrilläre Bündel (englisch *neurofibrillary tangles*, NFT) spiegeln ein Problem mit dem Tau-Protein wider. Tau-Proteine werden bisweilen mit Eisenbahnschienen in den Neuronen verglichen (im Gegensatz zu Amyloid-Plaques, die sich außerhalb der Zellen ansammeln; siehe vorige Seite, Abbildung unten). Sie stabilisieren die Gehirnzellen und helfen verschiedenen Gehirnregionen, miteinander zu kommunizieren. Doch wenn sie sich chemisch verändern, tragen sie nicht mehr zum Zusammenhalt der Neuronen bei. Geschädigte Tau-Proteine verknoten sich, verlieren ihren Nutzen und werden zum Risiko. Das Verklumpen und die Ausbreitung von chemisch veränderten Tau-Proteinen folgen einem anderen Muster als die Degeneration der Amyloid-Plaques. Einige Forscher suchen immer noch nach einer Theorie, die nicht nur auf Probleme mit dem Amyloid, sondern auch auf Probleme mit dem Tau-Protein eingeht. In neueren Artikeln ist sogar von einer *trigger and bullet theory* die Rede, wobei Amyloid der *trigger* (Abzug oder Auslöser), Tau das *bullet* (Geschoss) ist[2].

Tau-Proteine sind auch an der chronischen traumatischen Enzephalopathie (CTE) beteiligt, einer degenerativen Gehirnkrankheit, die mit wiederholten Schlägen auf den Kopf zusammenhängt und mit Verhaltensstörungen, Depression, Gedächtnisstörungen und Demenz einhergeht. CTE kommt vor allem bei Profisportlern vor, zum Beispiel bei Boxern, Ringern, Fußballspielern und Footballspielern. Im Jahr 2019 begannen die ehemaligen Fußballstars und Weltmeisterschaftsteilnehmer Brandi Chastain und Michelle Akers mit einer Studie über ehemalige Fußballspielerinnen. Sie wollen herausfinden, ob ihre »kleinen Aussetzer« Schlimmeres ankündigen. Beide haben den Ball während eines Spiels viele Male mit dem Kopf abgefangen und prallten mit dem Kopf auf den Boden oder an den Kopf anderer Spieler. In der Studie, die der Neurologieprofessor Robert Stern von der Boston University leitet, sollen mögliche negative Wirkungen all dieser Kopfbälle und Zusammenstöße untersucht werden[3]. Einer der ersten bahnbrechenden Momente in der Tau-Forschung kam im November 2013, als ein Medizinerteam der UCLA bei Tony Dorsett, dem 59 Jahre alten ehemaligen Ballträger der Dallas Cowboys, der in die Pro Hall of Fame gewählt worden war, Anzeichen für CTE diagnostizierte. Seine Gehirn-Scans enthüllten eine abnorm große Menge von Tau. Er gehörte zu den ersten Menschen, bei denen zu Lebzeiten eine degenerative CTE diagnostiziert wurde.

Wenn es um Plaques und Fibrillen geht, ist immer häufiger von Prionen die Rede. Diese Proteine können andere Proteine (zum Beispiel Beta-Amyloid und Tau) im Gehirn veranlassen, sich abnorm zu falten. Einige Krankheiten werden auf Prionen zurückgeführt. Sie hängen mit Infektionen zusammen und sind tödlich. Die häufigste Prionenkrankheit ist die Creutzfeldt-Jakob-Krankheit (auch Rinderwahnsinn genannt), deren Ursache infiziertes Fleisch ist. Einige Forscher untersuchen, ob Typen von Amyloid und Tau, die Prionen ähneln, sich im Gehirn ausbreiten und normale Proteine zwingen, sich falsch zu falten und zu verknoten, was der Alzheimer-Krankheit den Weg bereiten würde.

Die Durchblutung

Plaques, manchmal auch Fibrillen, kommen bei Menschen mit fortgeschrittenen Erkrankungen der Arterien und Venen nachweislich öfter vor. Das deutet darauf hin, dass Durchblutungsstörungen im Gehirn an der Entwicklung der Alzheimer-Krankheit beteiligt sein können. Eine zu geringe Hirndurchblutung, Hypoperfusion genannt, gilt seit Langem als Vorstufe der Plaque- und Fibrillenbildung. Wahrscheinlich führen Veränderungen des Blutflusses zum Gehirn zu einer Krise der Neuronen und der Gliazellen, die diese unterstützen. Die Folge ist eine Degeneration dieser Zellen und schließlich eine kognitive Störung. Das Gehirn ist sehr reich an Blutgefäßen; es ist davon abhängig, dass der Blutstrom es ständig mit Sauerstoff und Nährstoffen versorgt. Jeder Faktor – zum Beispiel Rauchen oder ein hoher Cholesterinspiegel –, der die Durchblutung des Gehirns stört, hat erhebliche Auswirkungen auf dessen Funktion und vergrößert das Risiko für einen kognitiven Abbau.

Zudem könnte diese vaskuläre (auf Blutgefäße bezogene) Hypothese erklären, warum Menschen, die an Bluthochdruck leiden oder einen Schlaganfall hinter sich haben, häufiger an Alzheimer erkranken. Gehirnzellen brauchen Energie in Form von Glukose und Sauerstoff. Wenn eine Mangeldurchblutung die Energieversorgung verringert, droht Ungemach. Neuere Studien haben nachgewiesen, dass der Blutfluss zum Gehirn nachlässt, wenn die Blut-Hirn-Schranke, eine halbdurchlässige Barriere in den kleinsten Blutgefäßen (den Kapillaren) des Gehirns, zusammenbricht[4]. Da das Gehirn so wichtig ist, wird es nicht nur vom Schädel und von der Rückenmarksflüssigkeit geschützt, sondern auch von der Blut-Hirn-Schranke, die unerwünschte Substanzen aus dem Blut herausfiltert. Wenn diese Schranke funktionstüchtig ist, lässt sie Sauerstoff, Glukose und andere notwendige Substanzen durch, hindert aber größere, bisweilen toxische Moleküle daran, ins Gehirn zu gelangen. Wird die Barriere jedoch löchrig, können schädliche Moleküle sich im Gehirn ansammeln. Die Folge ist eine allmähliche Schwellung des Gehirns, wodurch sich der Druck im Schädelinneren erhöht und der Blutfluss zum Gehirn schwächer wird. Und wenn sauerstoffarmes Blut ins Gehirn gelangt, sind Neuronen und Gliazellen in Bedrängnis. Das führt zu weiteren Schwellungen, und der Bildung von Beta-Amyloid-Plaque und Tau-Fibrillen. Neuere Studien zeigen, dass der Hippocampus besonders unter einer löchrigen Blut-Hirn-Schranke leidet. Wenn er seinen Schutzschirm verliert, können toxische Substanzen aus den Blutgefäßen in die Neuronen eindringen und Gedächtnisschwäche und kognitive Störungen verschlimmern[5].

Stoffwechselstörungen

Ein weiterer großer Risikofaktor für Demenz sind Stoffwechselstörungen aller Art. Fast 35 Prozent der erwachsenen Amerikaner und die Hälfte der US-Bürger, die 60 Jahre alt oder älter sind, leiden am metabolischen Syndrom, einer Kombination verschiedener Erkrankungen, zum Beispiel Übergewicht, Bluthochdruck, Insulinresistenz, Diabetes mellitus Typ 2 oder ungesunde Blutfettwerte (zu viel »schlechtes« und zu wenig »gutes« Cholesterin)[6]. Seit 2005 finden Forscher immer wieder Zusammenhänge zwischen Diabetes und dem Alzheimer-Risiko, vor allem dann, wenn der Diabetes schlecht eingestellt ist und der Patient an chronisch hohem Blutzucker leidet[7]. Manche Wissenschaftler nennen die Alzheimer-Krankheit sogar »Diabetes Typ 3«, weil sie oft mit einer Insulinresistenz im Gehirn einhergeht. Insulin ist das Stoffwechselhormon, das sowohl beim Typ-1- als auch beim Typ-2-Diabetes eine Rolle spielt.

Es transportiert Zucker (Glukose) in die Zellen. Ohne Insulin können die Zellen keine Glukose resorbieren und daher keine Energie erzeugen. Beim Diabetes vom Typ 1, einer Autoimmunkrankheit, können Betroffene kein Insulin produzieren, weil ihr Körper die darauf spezialisierten Zellen im Pankreas (der Bauchspeicheldrüse) vernichtet hat. Patienten mit Typ-1-Diabetes müssen sich daher Insulin injizieren, weil sie dieses Hormon nicht selbst bilden können. Diabetiker vom Typ 2 leiden an chronisch erhöhtem Blutzucker, der heftige Insulinspitzen auslöst. Die Insulinschwemme macht die Zellen gegen das Hormon unempfindlich. Stellen Sie sich vor, in einem Raum ist die Musik derart laut, dass Sie sich die Ohren zuhalten. So ähnlich reagieren Ihre Zellen auf einen Insulinüberschuss: Sie schließen die Rezeptoren, die normalerweise Insulin binden und ins Innere der Zelle befördern. Während ein Typ-2-Diabetiker also Insulin produzieren kann, verwerten seine Zellen das Hormon nicht so gut, wie es sein sollte (das wird Insulinresistenz genannt), und der Zucker bleibt im Blut, wo er nicht hingehört. Im Gegensatz zum Diabetes Typ 1, den ein fehlerhaftes Immunsystem auslöst, ist der Typ-2-Diabetes meist ernährungsbedingt: Zu viel Zucker und verarbeitete Kohlenhydrate zwingen das Pankreas, mehr Insulin zu erzeugen. Wissenschaftler haben herausgefunden, dass die Alzheimer-Krankheit eine weitere mögliche Nebenwirkung der zuckerreichen westlichen Ernährung sein könnte. Es gibt Hinweise darauf, dass Menschen mit Diabetes vom Typ 2 mindestens doppelt so häufig an Alzheimer erkranken wie Menschen ohne Diabetes, und möglicherweise ist das Risiko, an Prädemenz oder leichter kognitiver Störung zu erkranken, bei Patienten mit Prädiabetes oder metabolischem Syndrom höher[8]. Nicht alle Studien bestätigen diesen Zusammenhang, aber die Hinweise darauf nehmen zu und zwingen die Wissenschaftler, über Risiken für Gehirnkrankheiten neu nachzudenken. Der Weg von einer falschen Ernährung zur Alzheimer-Krankheit muss anscheinend nicht über Diabetes Typ 2 führen. Anders gesagt: Studien belegen inzwischen, dass Menschen mit hohem Blutzuckerspiegel häufiger an kognitivem Abbau leiden als jene mit normalen Blutzuckerwerten. Das gilt auch für eine besonders alarmierende Langzeitstudie, in der mehr als 5000 Menschen zehn Jahre lang beobachtet wurden[9]. Ihr Risiko für kognitiven Abbau hing vom Blutzuckerspiegel ab, und zwar unabhängig davon, ob sie Diabetiker waren oder nicht. Je höher der Blutzucker war, desto schneller verlief der Abbau!

Der zentrale Mechanismus des Typ-3-Diabetes ist die Unfähigkeit der Neuronen, auf Insulin zu reagieren. Das bedeutet, dass sie keine Glukose mehr resorbieren können, was letztlich zum Verhungern und Absterben der Zellen führt, weil die Insulinsignalwege unterbrochen sind. Einige Wissenschaftler glauben, dass Insulinmangel oder Insulinresistenz der wichtigste Risikofaktor für den kognitiven Abbau bei der Alzheimer-Krankheit ist und möglicherweise von den berüchtigten Plaques verursacht wird.

Guojun Bu, ein Neurowissenschaftler der Mayo-Klinik und Medizinprofessor, fand 2017 in einer Studie weitere Hinweise auf Typ-3-Diabetes: Die Variante ApoE4 des Alzheimer-Gens stört das Gehirn bei der Verarbeitung von Insulin[10]. ApoE4 findet man bei etwa 20 Prozent der Allgemeinbevölkerung und bei mehr als der Hälfte der Alzheimer-Kranken. In der Studie waren bei Mäusen mit dem ApoE4-Gen die Insulinwege gestört, vor allem bei alten Tieren.

Zusammengenommen machen alle diese Informationen den Zusammenhang zwischen Genen, falscher Ernährung und dem Risiko für kognitiven Abbau glaubhaft. Ich finde es bemerkenswert, dass die Zahl der Typ-2-Diabetiker gleichzeitig mit der Zahl der Fettleibigen steigt und dass wir das gleiche Muster bei Demenzkranken beobachten können: Die Zahl der Typ-2-Diabetiker nimmt ebenso zu wie die Zahl der Alzheimer-Patienten. Behalten

Sie das im Auge, weil es einige der Methoden erklärt, die ich später erläutern werde.

Lassen Sie mich etwas über das Körpergewicht hinzufügen. Wir alle wissen, dass es zwischen dem Gewicht und dem Diabetesrisiko eine Verbindung gibt. Wenn das Alzheimer-Risiko bei Stoffwechselstörungen zunimmt, ergibt es Sinn, dass es wegen der Folgen für den Stoffwechsel auch bei Übergewicht steigt. Die wissenschaftlichen Befunde sprechen dafür. Überflüssige Pfunde am Bauch sind nachweislich besonders schädlich für das Gehirn. In einer Studie, die große Beachtung in den Medien fand, wurden von 1964 bis 1973 mehr als 6000 Menschen im Alter zwischen 40 und 45 Jahren beobachtet und auch ihr Bauchumfang gemessen[11]. Ein paar Jahrzehnte später wurden die Teilnehmer untersucht, um herauszufinden, wer an Demenz litt und wie die Demenz mit dem Taillenumfang zu Beginn der Studie zusammenhing. Die Korrelation zwischen dem Demenzrisiko und einem dicken Bauch vor 27 Jahren war erstaunlich: Bei den Teilnehmern mit dem meisten Bauchfett war das Demenzrisiko fast dreimal höher als bei denjenigen mit dem geringsten Bauchfett. Es gibt reichlich Belege dafür, dass ein gesundes Gewicht erheblich dazu beiträgt, einer Demenz in späteren Jahren vorzubeugen.

Toxische Substanzen

Wir brauchen mehr Studien, um herauszufinden, welche chemischen Substanzen zu Gehirnschäden führen können. Ich meine nicht die bekannten Neurotoxine (Stoffe, die für das Gehirn giftig sind), die Funktionsstörungen der Gehirnfunktion auslösen, zum Beispiel Blei, Tetanusgift (von einem Bakterium) und Quecksilber. Ich meine chemische Substanzen, die wir im täglichen Leben unfreiwillig aufnehmen und die uns mit der Zeit schaden können, beispielsweise bestimmte Pestizide, Insektizide, Substanzen im Plastik, Lebensmittelzusätze und Chemikalien in verschiedenen Dingen in jedem Haushalt. Lange Zeit wurde Aluminium als »Ursache« der Alzheimer-Krankheit gefürchtet, was viele Menschen veranlasste, ihre Töpfe und Pfannen aus Aluminium wegzuwerfen. Es ist zwar unbestreitbar, dass Aluminium neurotoxisch wirkt, aber es ist schwieriger, einen unmittelbaren Zusammenhang zwischen Aluminium und Alzheimer herzustellen. Heute wird die Hypothese, Aluminium verursache Alzheimer, meist verworfen, aber es gibt noch viele andere Neurotoxine, die uns Sorgen machen. Künftige Studien werden wahrscheinlich einige Antworten liefern.

Im Sommer 2019 fuhr ich nach Jackson Hole in Wyoming, um Paul Alan Cox zu treffen, einen Ethnologen, der untersucht, wie indigene Völker mit ihrer Umwelt interagieren, vor allem mit Pflanzen. Seine Arbeit führte ihn nach Guam, wo er den Stamm der Chamorro untersuchte. Von diesen Menschen wissen wir, dass neurodegenerative Krankheiten einschließlich Alzheimer bei ihnen hundertmal häufiger auftreten als im Rest der Welt. Hole war erstaunt darüber und stellte eine Gruppe von Wissenschaftlern aus ganz unterschiedlichen Fachgebieten zusammen, um das Rätsel zu lösen. Was sie herausfanden, könnte eines Tages für uns alle wichtig sein. Wegen ihrer Ernährung, die auch Flughunde als Delikatesse einschließt, vergiften die Chamorro sich selbst mit BMAA, einem Neurotoxin, das von blaugrünen Algen (Cyanobakterien) gebildet wird. Die Chamorro nehmen dieses Gift in hohen Dosen zu sich, weil Flughunde es speichern; aber es hat sich herausgestellt, dass auch wir BMAA aufnehmen. Das könnte ein wichtiger Risikofaktor für Alzheimer sein. BMAA führt dazu, dass Proteine wie Amyloid und Tau sich falsch falten und zu Plaques und Fibrillen verklumpen. Deshalb glauben Cox und immer mehr andere Forscher, dass

Amyloid und Tau nicht die Ursache der Alzheimer-Krankheit sind, sondern eher deren Folge. Das ist eine kreative Idee, aber noch wichtiger ist, dass Cox' Team derzeit untersucht, wie man Alzheimer auf erstaunlich einfache Weise behandeln kann.

Wenn man einen der Bausteine dieser Proteine durch die Aminosäure L-Serin ersetzt, werden Amyloid- und Tau-Fehlfaltungen verhindert und die Alzheimer-Krankheit schreitet nicht mehr fort. Bisher hat Cox' Team das nur bei Südlichen Grünmeerkatzen nachgewiesen, aber inzwischen sind im Dartmouth College in New Hampshire Studien mit Menschen im Gange. Und das Beste ist, dass L-Serin in Kapseln leicht erhältlich ist. Es hat anscheinend kaum Nebenwirkungen und ist billig. Cox legt Wert darauf, zu betonen, dass es kein Heilmittel ist; das heißt, es macht den bereits vorhandenen kognitiven Abbau nicht rückgängig. Denken Sie aber daran, dass Alzheimer meist lange vor dem Auftreten von Symptomen beginnt. Wenn eine einfache Behandlung in diesem frühen Stadium verabreicht werden könnte, würde es vielleicht gar nicht zu Symptomen kommen. Es sind aufregende Forschungen, die der Beta-Amyloid-Hypothese einen weiteren Dämpfer versetzen und zusätzliche Hinweise darauf liefern, dass Amyloid-Plaques möglicherweise ein Symptom der Krankheit sind, nicht ihre Ursache.

Infektionen

Können Infektionen in jüngeren Jahren der Alzheimer-Krankheit den Weg bereiten? Wir wissen seit einiger Zeit, dass Infektionen mit verschiedenen Pathogenen (Krankheitserregern) neurologische Wirkungen haben können. Das gilt unter anderem für Borreliose (verursacht vom Bakterium *Borrelia burgdorferi*), Herpes, Zika, Syphilis, Tollwut und sogar eine Zahnfleischentzündung[12]. Immer mehr Wissenschaftler sind der Meinung, dass schwere Formen des neurodegenerativen Verfalls die Folge von Reaktionen des Körpers auf diese Infektionen sein können[13]. Das ist bis jetzt noch ein sehr umstrittenes Thema, weil wir nicht wissen, ob Keime die Krankheit verursachen oder beschleunigen oder ob die Infekte nur ihre Folge sind. Aber die Theorie ist plausibel genug, um die Aufmerksamkeit führender Wissenschaftler zu fesseln.

In einer provokativen Studie stellten Harvard-Forscher unter der Leitung des verstorbenen Robert D. Moire 2016 die Hypothese auf, dass Infektionen, auch wenn sie mild sind und kaum Symptome auslösen, das Immunsystem im Gehirn sozusagen anfeuern und »Müll« hinterlassen, der typisch für Alzheimer ist[14]. Die Theorie: Ein Virus, ein Bakterium oder ein Pilz durchdringt die Blut-Hirn-Schranke (die löchrig wird, wenn wir älter werden) und löst den Selbstverteidigungsmechanismus des Gehirns aus. Um die Eindringlinge abzuwehren, bildet das Gehirn Beta-Amyloid, eine Art klebriges Netz, das die Keime einfängt. Beta-Amyloid ist ein antibakterielles Peptid, im Grunde ein Protein, das vom Immunsystem gebildet wird, um Pathogene abzuwehren. Übrig bleiben dann nur die netzartigen Plaques, die man im Gehirn von Alzheimer-Patienten findet.

Wir brauchen mehr Forschung auf diesem Gebiet, da sich nicht bei jedem Menschen, der eine Gehirninfektion hatte, eine Alzheimer-Krankheit entwickelt, und da nicht jeder, der dement wird, seine Krankheit allein auf eine Infektion zurückführen kann. Vielleicht ist das Gehirn mancher Menschen verletzlicher. Rudolph Tanzi, der Direktor der Forschungseinheit für Genetik und Altersforschung am MassGeneral Institute für neurodegenerative Krankheiten, leitet derzeit das Brain Microbiome Project, um herauszufinden, welche Bakterien ins Gehirn gelangen können und wie man die »freundlichen« von potenziell schädlichen Keimen unterscheiden kann.

Als ich mich mit Tanzi unterhielt, dem auch die Entdeckung der Alzheimer-Gene in den 1980er- und 1990er-Jahren zugeschrieben wird, erklärte er mir den Zusammenhang zwischen bestimmten Infektionen und der Alzheimer-Krankheit (siehe unten: »Dr. Tanzis Alzheimer in einer Petrischale«).

Dr. Tanzis »Alzheimer in einer Petrischale«

Seit 2014 haben Wissenschaftler große Fortschritte gemacht und verstehen die Pathologie der Alzheimer-Krankheit jetzt besser. Das verdanken sie Rudy Tanzis »Alzheimer in einer Petrischale«, dem ersten Petrischalenmodell der Krankheit. Er und sein Team ließen Organoide – Klumpen aus menschlichen Gehirnzellen – in einer Petrischale wachsen, injizierten Alzheimer-Gene und beobachteten, was geschah. So studierten sie das Zusammenspiel zwischen den Plaques und Fibrillen und dem, was folgte: entzündete Neuronen und anschließend der Zelltod. Seine Metapher ist erschreckend, aber treffend: »Amyloid-Plaques sind das Streichholz, Fibrillen sind die Buschfeuer und die Entzündung des Nervengewebes ist der Waldbrand.« Tanzi glaubt, das Immunsystem des Gehirns versuche, das Buschfeuer mithilfe einer Armee aus Entzündungszellen zu löschen. Die Entzündung tötet dann aber bis zu 100-mal mehr Nervenzellen und bereitet der künftigen Demenz den Weg.

Was betätigt nun das Streichholz? Tanzis Laborteam hat herausgefunden, dass Amyloid sich fast sofort um Viren, Bakterien oder Pilze herum bildet, zum Beispiel um das Herpesvirus herum. »Innerhalb von 24 Stunden bildet sich eine Plaque, die das Virus einschließt. Diese intrazellulären Fallen sind Teil unseres angeborenen Immunsystems. Antikörper brauchen eine Weile, um einzugreifen, wenn wir uns eine Infektion zuziehen, aber schon vorher versucht unser primitives Immunsystem, uns zu helfen.« Das Immunsystem versucht zwar, uns zu schützen, wenn wir uns infizieren, aber es könnte auch die Voraussetzungen für Alzheimer in späteren Jahren schaffen.

Das bedeutet nicht, dass ein Keim vorhanden sein muss, damit sich Plaques bilden. Andere »Zutaten« können ebenfalls dazu führen und auch die Gene spielen natürlich eine Rolle. Deshalb neigen manche Menschen eher zu einer Plaque-Bildung. Es trifft auch nicht zu, dass bestimmte Keime mit Sicherheit Alzheimer verursachen. Interessant ist aber, dass unsere Belastung mit Viren und Bakterien, denen wir ein Leben lang ausgesetzt waren, im Alter viel größer ist als bei Kindern. Manche Keime, zum Beispiel das Virus Herpes simplex 1, das Lippenbläschen verursacht, können im späteren Leben wieder aktiv werden. Wenn das geschieht, bilden sich sofort Plaques. Dieser Vorgang ist mit dem Wolkenimpfen vergleichbar, einem Verfahren, um Wolken gezielt zum Abregnen zu bringen. Um das Virus herum sammelt sich eine Menge Plaque an, die es einschließt, um die Neuronen zu schützen. Aus Tanzis Blickwinkel brauchen wir alle ein wenig Beta-Amyloid, um das Gehirn zu schützen; aber bisweilen könnte dieser Schutz zu einem Problem werden. Doch warum leben manche Menschen mit reichlich Plaques im Gehirn, ohne jemals dement zu werden? Tanzi spricht hier von »resilienten Gehirnen«. Darauf werde ich später genauer eingehen. Die entscheidende Frage lautet: Wie sorgen wir dafür, dass das Immunsystem des Gehirns auf eine Entzündung nicht überreagiert? Die Antwort finden Sie in diesem Buch.

Schädel-Hirn-Trauma

Wiederholte Schläge auf den Kopf können zu dauerhaften Schäden führen. Gary Small war der Arzt, der Tony Dorsetts CTE diagnostizierte. Small ist Gründungsdirektor der UCLA Memory Clinic, Professor für Psychiatrie und Leiter des UCLA Center on Aging und Mitglied im Global Council on Brain Health. Seine Gruppe gehörte zu den Ersten, die mehrfache Gehirnerschütterungen mit schädlicher Tau-Bildung in Verbindung brachten. Dorsett hatte viele Jahre lang an Depressionen und Gedächtnisstörungen gelitten und hatte die UCLA-Klinik aufgesucht, um Antworten zu finden. Er wollte wissen, ob es zwischen den Gehirnerschütterungen, die er in den 1970er- und 1980er-Jahren als Footballspieler erlitten hatte, und den belastenden Symptomen in seinem späteren Leben einen Zusammenhang gab. Seit Dorsetts Diagnose sind viele weitere ehemalige Footballspieler mit CTE diagnostiziert worden und es wurden Klagen gegen die National Football League eingereicht. Gary Small ist seit Jahrzehnten ein Pionier der Gehirnmedizin, und ich hatte Gelegenheit, ihn zu seinen Forschungen und Ergebnissen zu befragen. In Teil 2 dieses Buchs erfahren Sie mehr über seine wichtigsten Strategien, die das Gehirn gesund erhalten.

Durch das Immunsystem bedingte Probleme und chronische Entzündungen

Ich habe bereits über die potenzielle Rolle des Immunsystems bei der Neurodegeneration und den Folgen von Entzündungen gesprochen. Es lohnt sich, näher darauf einzugehen, weil chronische Entzündungen im Alter (»Inflammaging«) die Hauptursache fast aller degenerativen Krankheiten sind, und zwar von denen, die das Demenzrisiko vergrößern – zum Beispiel Diabetes und Gefäßerkrankungen – bis zu denjenigen, die unmittelbar das Gehirn betreffen, etwa Depression und Alzheimer. Seit Jahrzehnten diskutieren die Wissenschaftler über die Rolle der Entzündungen bei Krankheiten des Gehirns; aber heute lassen zahlreiche neue Erkenntnisse darauf schließen, dass Entzündungen nicht nur Krankheitsprozesse im Gehirn schüren, die zum kognitiven Abbau führen, sondern dass sie diese Prozesse auch in Gang setzen. In einer neuen Studie der Johns Hopkins University wurde 2019 nachgewiesen, dass chronische Entzündungen in der Lebensmitte mit einem späteren kognitiven Abbau und mit der Alzheimer-Krankheit zusammenhängen[15].

Mit Entzündungen wehrt sich der Körper zwar gegen die Folgen von Verletzungen; doch wenn dieses System ständig chemische Substanzen ausschüttet und das Immunsystem ankurbelt, wird es problematisch. Obwohl ältere Studien zeigten, dass Patienten, die zwei Jahre oder länger Entzündungshemmer wie Ibuprofen und Naproxen einnahmen, seltener an Alzheimer und Parkinson erkrankten, konnten neuere klinische Tests nicht nachweisen, dass diese entzündungshemmenden Arzneimittel die Alzheimer-Krankheit deutlich lindern oder ganz verhindern. Zudem haben sie ihre eigenen Nebenwirkungen und Risiken[16]. Laut anderer Studien lassen sich im Gehirn von Patienten mit diesen oder anderen degenerativen Gehirnstörungen erhöhte Zytokinspiegel nachweisen. Zytokine werden von Zellen ausgeschüttet, die im Gehirn von Menschen unter anderem auf Entzündungen hinweisen. Bei nachlassender Leistung des Gehirns spielt die Entzündung eine wichtige Rolle. Heute ermöglichen neue bildgebende Verfahren endlich einen Blick auf die Zellen, die im Gehirn von Alzheimer-Patienten an der Produktion von Zytokinen beteiligt sind.

Entzündungen im Gehirn können außerdem unmittelbar mit Amyloid-Plaques und den Fibrillen zusammenhängen. Das zeigt erneut, wie sehr einige dieser Alzheimer-»Ursachen« miteinander verbunden sein können. Spezielle Zellen, *Mikroglia* oder einfach Gliazellen genannt, die dem Gehirn als »Putzkolonne« dienen, erkennen diese Proteine manchmal als Fremdkörper und setzen entzündungsfördernde Immunzellen frei, um sie loszuwerden. Gliazellen als Immunzellen findet man nur im Gehirn; sie sind mit den weißen Blutkörperchen verwandt, die man Makrophagen nennt. Die von den Gliazellen ausgelöste Entzündung stört die Arbeit der Neuronen noch mehr und verschlimmert dadurch den Krankheitsverlauf. Aber auch hier bleibt der genaue Ursache-Wirkung-Zusammenhang rätselhaft. Wir können nicht genau sagen, dass Entzündungen die Alzheimer-Krankheit unmittelbar verursachen; allerdings sind sie wahrscheinlich ein wichtiger Teil des Gesamtbildes.

Arten des kognitiven Abbaus

So wie es verschiedene Arten von kognitiven Störungen gibt, kennen wir keinen eindeutigen Weg, auf dem die Entwicklung von einem normalen Gehirn hin zu einer voll entwickelten Alzheimer-Krankheit abläuft. Schauen wir uns einmal die Begriffe an, die oft verwendet werden, um bestimmte Krankheiten von anderen zu unterscheiden. Alzheimer ist nur *eine* Art von Demenz und die individuelle Erfahrung dieser Krankheit kann sich von Mensch zu Mensch erheblich unterscheiden. Der Alzheimer-Association zufolge leiden 40 Prozent der Demenzpatienten aber nicht an Alzheimer[17].

Normale Alterung

Der ganze Körper verändert sich, wenn wir älter werden, also auch das Gehirn. Ein altersbedingter Gewebeverlust und eine Degeneration der Synapsen gelten zwar als normal, aber es gibt neue Erkenntnisse, über die wir jubeln können. Im Jahr 2018 wiesen Forscher der Columbia University zum ersten Mal nach, dass gesunde ältere Menschen ebenso viele neue Neuronen bilden können wie jüngere[18]. Die Wissenschaftler stellten fest, dass die Fähigkeit, neue Gehirnzellen aus Vorläuferzellen im Hippocampus – dem Gedächtniszentrum des Gehirns – zu formen, nicht allein vom Alter abhängt. Ältere Menschen haben zwar weniger und weniger robuste Blutgefäße, und vielleicht sind neue Neuronen weniger fähig, Verbindungen zu knüpfen, aber Senioren verlieren nicht unbedingt die Fähigkeit, überhaupt neue Gehirnzellen zu bilden. Das Schlüsselwort ist hier *gesund*. Es dürfte inzwischen klar sein, dass Sie bei guter allgemeiner Gesundheit sein müssen, damit neue Gehirnzellen und neue Verbindungen zwischen ihnen entstehen und die Gefäße intakt bleiben. Das ist ein weiterer Grund dafür, dass die Verbindung zwischen Körper und Geist so stark ist.

Denken Sie daran, dass das Gehirn schon ab einem Alter von 25 Jahren zu altern beginnt und sein struktureller Verfall bereits mit 30 einsetzen kann. Nach dem 40. Lebensjahr schrumpft der Hippocampus jährlich um etwa 0,5 Prozent. Das Ausmaß des Schrumpfens ist jedoch sehr unterschiedlich und hängt sehr vom Lebensstil, von Umweltfaktoren, den Genen und dem Gesundheitszustand ab. Diese Faktoren beeinflussen den Hippocampus mehr als jeden anderen Teil des Gehirns. Dutzende von neurowissenschaftlichen Studien belegen, dass der Hippocampus empfindlich ist und stärker als jedes andere Gehirnareal schrumpft, wenn das Gehirn irgendwie geschädigt wird. Beispielsweise führen ein Schädel-Hirn-Trauma,

Diabetes oder Vitamin-B_{12}-Mangel im Hippocampus zu einer umfangreicheren Atrophie als in anderen Gehirnregionen.

Wir alle erleben, dass unsere Gedächtnisleistung mit der Zeit nachlässt. Dieser Verlust kann auf subtile Weise beginnen, wenn wir jung sind, und sich verschlimmern, wenn wir Mitte 50 oder älter sind. Ich habe die strukturellen Veränderungen in einem alten Gehirn bei Autopsien gesehen. Das Gehirn ist geschrumpft, die Falten sind auffallender und die Blutgefäße sind verhärtet und weniger stabil. Unter dem Mikroskop sieht man bisweilen auch abgestorbene Neuronen und sogar Veränderungen in den Synapsen. Das alles geht jedoch nicht immer mit äußeren Anzeichen eines kognitiven Abbaus zu Lebzeiten des Patienten einher. Wir betrachten das Altern heute nicht mehr als Krankheit, obwohl es ein Risikofaktor für bestimmte Krankheiten ist. Mit anderen Worten: Die Alterung ist nicht unbedingt mit einem kognitiven Abbau verbunden. Jeder kognitive Verfall, sei er »normal« oder »anormal«, ist nicht allein auf das Alter und die Degeneration des Gehirns zurückzuführen.

Leichte kognitive Störung

Die leichte kognitive Störung oder Beeinträchtigung (LKB) ist oft das Anfangsstadium der Demenz. Aber nicht jeder Patient mit LKB endet mit einer schwereren Form oder mit Alzheimer. Sie erhöht einfach das Risiko. LKB verursacht einen leichten, oft unmerklichen Rückgang der Gedächtnisleistung. Ein Beispiel dafür ist ein 75 Jahre alter Patient, der dieselbe Frage innerhalb einer Stunde fünf- oder sechsmal wiederholt, aber immer noch Auto fahren und die täglichen Pflichten im Haus erledigen kann. Im Gegensatz zu anderen Arten des kognitiven Abbaus, die das Sprechen und die Kontrolle über die Körperbewegungen stören, ist bei LKB nur die

Sprache betroffen. Es ist wichtig, Anzeichen und Symptome so früh wie möglich zu behandeln. Man schätzt, dass zehn bis 20 Prozent der 65-Jährigen und der älteren Menschen an LKB leiden[19].

Demenz

Das Wort *Demenz* ist ein allgemeiner Begriff, mit dem man unterschiedliche Symptome und Schweregrade des kognitiven Abbaus beschreibt, von der leichten kognitiven Störung bis zur schweren Demenz. Anders gesagt: Demenz ist keine separate Krankheit an sich; sie umfasst mehrere Grunderkrankungen und Gehirnstörungen, die das Gedächtnis, die Kommunikation und das Denken beeinträchtigen. Es gibt also mehrere Arten von Demenz.

Vaskuläre Demenz: Dieser Demenztyp wird von einer unzureichenden Durchblutung des Gehirns verursacht und kann infolge von verstopften oder geschädigten Blutgefäßen, durch Schlaganfälle oder Gehirnblutungen ausgelöst werden. Bei manchen Patienten treten Symptome einer vaskulären Demenz und einer Alzheimer-Krankheit gleichzeitig auf. Der Ort und die Schwere des Gehirnschadens bestimmt, ob es zu einer Demenz kommt und wie stark das Denken und die körperlichen Funktionen gestört sind. Früher schloss man eine Alzheimer-Krankheit aus, wenn es Anzeichen für eine vaskuläre Demenz gab (und umgekehrt). Das ist heute nicht mehr der Fall, weil die Veränderungen des Gehirns bei Alzheimer und bei vaskulärer Demenz meist nebeneinander auftreten. Nur bei rund zehn Prozent der Demenzkranken liegen ausschließlich Symptome einer vaskulären Demenz vor und bei etwa der Hälfte aller Alzheimer-Patienten findet man Anzeichen für stumme (stille) Schlaganfälle[20].

Lewy-Körperchen-Demenz (LKD): Diese Erkrankung trifft ungefähr einen von fünf Demenzkranken. Bestimmte Proteine, α-Synuklein oder Lewy-Körperchen genannt, reichern sich in bestimmten Gehirnarealen an, die für Kognition, Bewegungen und das allgemeine Verhalten zuständig sind. Diese Patienten leiden unter Gedächtnisstörungen und Symptomen, die den Parkinson-Symptomen ähneln. Visuelle Halluzinationen treten oft früh auf und können ein wichtiger Hinweis für die Diagnose sein.

Frontotemporale Demenz (FTD) oder ***Pick-Krankheit:*** Die FTD ist eine Gruppe von Störungen, die von einem allmählichen Verlust von Neuronen im Frontal- und Temporallappen des Gehirns hervorgerufen werden. Die Folge sind Verhaltensänderungen (zum Beispiel sozial unangebrachte Antworten, Verlust von Mitgefühl,

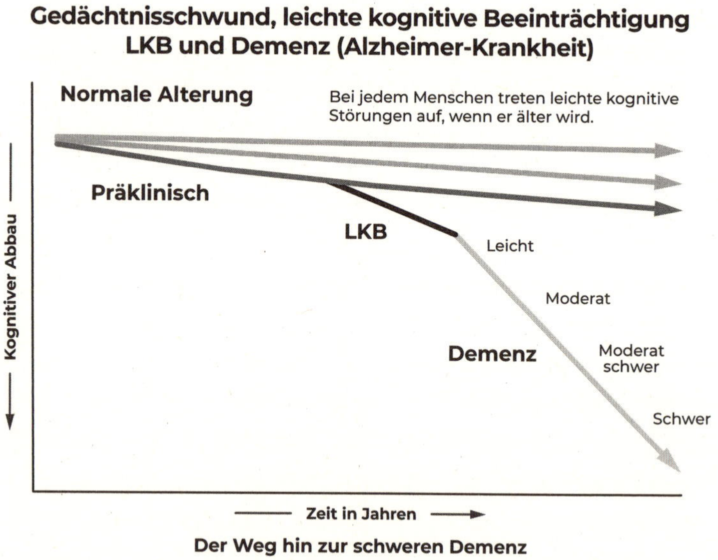

Wegfall von Hemmungen, schlechtes Urteilsvermögen), Sprachstörungen und Gedächtnisstörungen. Im Frühstadium dieser Krankheit ist das Gedächtnis meist nicht betroffen. Die Veränderungen der Persönlichkeit und des Verhaltens sind oft das erste Anzeichen. Etwa 60 Prozent der Patienten mit FTD sind 45 bis 60 Jahre alt, aber die FTD macht nur zehn Prozent der Demenzfälle aus[21].

Alzheimer-Krankheit: Dies ist die häufigste Form der Demenz. Es ist eine progressive Krankheit mit Symptomen, die sich meist allmählich entwickeln, bevor sie intensiver und schwer werden. In ihrem Spätstadium macht es diese Krankheit vielen Patienten schwer, die alltäglichen Aufgaben zu erledigen, klar zu denken, körperliche Bewegungen zu steuern und selbstständig zu leben. Alzheimer macht 60 bis 80 Prozent aller Demenzfälle aus und betrifft einen von neun Amerikanern ab 65 Jahren. Sie ist die sechsthäufige Todesursache in den USA. Wenn bei einem Patienten sowohl Alzheimer- als auch andere Demenzsymptome auftreten, spricht man von Mischdemenz[22].

Normal oder nicht normal?

Als Sie heute Morgen aufwachten, wussten Sie nicht, welcher Wochentag es war. Ist das normal oder ein Zeichen für etwas Ernstes? Sie können sich nicht an die Telefonnummer erinnern, die Sie vor 20 Jahren hatten, oder Ihnen fällt der Name Ihres Sportlehrers in der Schule nicht ein. Typisch? Eine der ersten Fragen, die Menschen sich stellen, die etwas scheinbar Wichtiges vergessen haben oder sich bei einem Klassentreffen nicht mehr an den Vornamen eines alten Schulkameraden erinnern, ist: Ist das normal oder ist es der Beginn eines kognitiven Abbaus? Mary A. Fischer erklärt sechs

Arten von normalen Erinnerungslücken, die kein Grund zur Besorgnis sind[23]:

Zerstreutheit: Wo haben Sie Ihren Schlüsselbund hingelegt? Warum sind Sie ins Esszimmer gegangen? Das passiert uns allen gelegentlich und wir können es auf Unaufmerksamkeit zurückführen. Es ist normal, wenn Sie den Weg zu einem Ort vergessen haben, an dem Sie lange nicht mehr waren. Aber wenn Sie in Ihrem bevorzugten Geschäft einkaufen und dann den Weg nach Hause nicht mehr finden, ist mehr als Zerstreutheit im Spiel. In ihrem bahnbrechenden *Memory Book* beschreiben Harry Lorayne und Jerry Lucas meisterhaft einen Prozess, den sie als Erwerb eines »ursprünglichen Bewusstseins« *(original awareness)* bezeichnen[24]. Damit ist einfach das »erste Mal« gemeint, zum Beispiel wenn Sie das erste Mal etwas sehen oder tun, was Sie sich merken möchten. Wenn Sie Ihren Schlüsselbund auf einen Tisch legen, brauchen Sie ein ursprüngliches Bewusstsein – als würden Sie ihn zum ersten Mal dort hinlegen. Nur dann erinnern Sie sich daran. Sie müssen also aktiv beobachten, was Sie tun. Beobachtung ist für das ursprüngliche Bewusstsein unerlässlich und es ist mehr als bloßes Sehen. Es besteht ein Unterschied zwischen dem, was die Augen »sehen« und dem, was der Geist »beobachtet«. Wenn Sie »geistesabwesend« sind, können Sie nicht beobachten, was Sie tun, und können sich Ihres Tuns (des Lernens) nicht bewusst sein. Dann können Sie es auch nicht im Gedächtnis speichern.

Blockaden: Das ist die klassische, frustrierende Erfahrung, die Sie jedes Mal machen, wenn Ihnen etwas »auf der Zunge liegt«. Sie wissen, was Sie sagen wollen, aber es ist nicht abrufbar. Die Ursache sind meist mehrere ähnliche Erinnerungen, die einander stören. In einigen Studien wurde nachgewiesen, dass ältere Teilnehmer oft mehr Gehirnareale aktivieren als jüngere, um sich an etwas zu erinnern[25]. Es ist, als würde die Taste »Erinnerung abrufen« hin und wieder klemmen.

Datenvermischung: Sie bringen Einzelheiten durcheinander, können sich aber genau an den größten Teil eines Vorfalls oder an andere Informationsbruchstücke erinnern. Beispiel: Eine Freundin erzählt Ihnen, dass sie einen Schreibkurs belegt hat, weil sie ihren Roman vollenden will. Später erinnern Sie sich korrekt daran, glauben aber, dass Sie mit der Freundin ein persönliches Gespräch geführt haben, obwohl es ein Telefongespräch war. Wahrscheinlich ist ein kurzer Störimpuls im Hippocampus daran schuld. Die Zeit und der Ort des Ereignisses wurden falsch gespeichert.

Verblassende Erinnerungen: Das Gehirn sortiert ständig alte Erinnerungen aus, um Platz für neue zu schaffen. Erinnerungen, die Sie selten abrufen, beginnen zu verblassen, weil sie nicht verstärkt werden. Darum erinnern Sie sich leichter an das, was Sie vor Kurzem taten, als an Ereignisse, die viele Jahre her sind. Psychologen nennen dieses Phänomen Transienz. Sie ist in jedem Alter normal.

Mühsamer Abruf von Erinnerungen: Dieses Problem ähnelt der Zerstreutheit. Sie haben eben jemanden zum ersten Mal getroffen und können sich Sekunden später nicht mehr an seinen Namen erinnern. Oder Sie haben einen großartigen Film gesehen und wollen am nächsten Tag einem Freund davon berichten, aber Sie haben den Titel oder den Namen des Hauptdarstellers völlig vergessen. Wenn wir älter werden, werden die Verbindungen zwischen den Neuronen schwächer, und neue Informationen können Erinnerungen aus dem Kurzzeitgedächtnis löschen, sofern sie nicht vielfach wiederholt werden. Das lässt sich verhindern, wenn Sie an Ort und

Stelle genau auf den Namen einer Person achten und ihn mit etwas Besonderem oder Vertrautem verknüpfen.

Konfuses Multitasking: Irgendwann lässt Ihre Fähigkeit nach, mehrere Dinge gleichzeitig zu erledigen. Vielleicht können Sie keine E-Mail mehr schreiben, wenn Sie gleichzeitig fernsehen. Studien belegen, dass das Gehirn sich umso mehr anstrengen muss, konzentriert zu bleiben, je älter wir werden. Obendrein fällt es uns nach einer Unterbrechung schwerer, die ursprüngliche Aufgabe zu lösen. In Kapitel 6 werden Sie sehen, dass es gut für das Gehirn sein kann, auf Multitasking zu verzichten.

Neue Erkenntnisse über den kognitiven Abbau

Wird Alzheimer zu oft diagnostiziert? Das ist eine provokante Frage, die zu einer überraschend ermutigenden Idee führt. Da es keine eindeutige Methode gibt, Alzheimer so wie Diabetes oder eine Herzkrankheit zu diagnostizieren, könnte es sein, dass dieses Etikett den Patienten vorschnell aufgeklebt wird. Manche Menschen können ihren kognitiven Abbau umkehren, weil sie nie an Alzheimer erkrankt waren. Darauf wies Majid Fotuhi in einer lebhaften Diskussion mit mir hin, und es lohnt sich, über seine Argumente nachzudenken.

Fotuhi ist ein Neurologe und Neurowissenschaftler, der mehr als 25 lang an der Johns Hopkins University und an der Harvard University geforscht und als Arzt gearbeitet hat. Er befasst sich mit Themen wie Gedächtnis, Alterung und Wiederherstellung der Gehirnfunktionen. Heute behandelt er Patienten mit vielen verschiedenen komplexen neurologischen Krankheiten von der kognitiven Störung bis zum postkommotionellen Syndrom (den Veränderungen nach einer Gehirnerschütterung) sowie mit Schwindel, chronischer Migräne und Aufmerksamkeitsdefizitstörung. Er berichtet von erstaunlichen Ergebnissen, wenn er Patienten durch sein multidisziplinäres Programm führt, das individuell zugeschnitten wird. Seiner Meinung nach muss sich ein umfassendes Fitnessprogramm für das Gehirn auf eine Veränderung der Lebensweise konzentrieren, um Risikofaktoren wie Gefäßkrankheiten, Vitaminmangel, Übergewicht, Diabetes, Depression, Angst, Schlafapnoe und zu langes Sitzen abzuschwächen. Mit seinen Forschungen hat er nachgewiesen, dass sogar Patienten, die die Hoffnung bereits verloren haben, noch enorme Fortschritte erzielen können. Die Ergebnisse sprechen für sich und widerlegen den Pessimismus der Patienten. Bei Patienten, die sich an sein Programm hielten, hat Fotuhi sogar eine erhebliche Volumenzunahme des Hippocampus – des überaus wichtigen Gedächtniszentrums im Gehirn – innerhalb weniger Wochen dokumentiert.

Die Empfehlungen, die ich Ihnen gebe, spiegeln zweifellos einige der Programme wider, die Fotuhi Managern der Vorstandsebene im ganzen Land anbietet. »Ich möchte das Gesprächsthema wechseln«, sagt er. Indem er sich auf das Wachstum und die Regeneration des Gehirns konzentriert und den Patienten nicht erzählt, sie hätten eine schwere Krankheit, hofft er, dass mehr von ihnen von der Chance inspiriert werden, ein größeres und besseres Gehirn zu erwerben. Er geht so weit, die Abschaffung des düsteren Begriffs Alzheimer-Krankheit zu empfehlen und stattdessen eine neue Terminologie einzuführen, die zum Beispiel Begriffe wie leichte, moderate und schwere kognitive Störung verwendet. Wie viele andere Forscher, mit denen ich über dieses Buch sprach, hält Fotuhi nicht viel von der Amyloid-Kaskaden-Hypothese als Grundlage für die Behandlung aller Patienten mit Alzheimer. In einem Artikel in der *Nature Review* legte er 2009 eine alternative Erklärung vor: die »dynamische Vieleck-Hypothese«[26].

Und so erklärt er seine Hypothese: »Mehrere Risikofaktoren – und schützende Faktoren – interagieren und helfen uns, im Alter einen scharfen Verstand zu behalten, oder sie lösen einen schnellen Verfall aus. Ich glaube immer noch, dass es naiv ist, Amyloid als einzige Ursache für den Verfall zu erachten, von dem die meisten Menschen in ihren späten Jahren betroffen sind – unterschiedlich schnell und mit vielen verschiedenen klinischen Ausprägungen. Nur bei Patienten mit früh einsetzender Alzheimer-Krankheit, die sich recht deutlich von der spät einsetzenden ›Alzheimer-Krankheit‹ unterscheidet, ist Amyloid die einzige Ursache.« Behalten Sie diesen Punkt im Auge. Viele Patienten, bei denen ein kognitiver Abbau diagnostiziert wird, haben weder Amyloid noch Alzheimer.

Schützen Sie Ihr Gehirn und alles andere kommt von selbst

Als ich herausragende Experten für Gehirngesundheit interviewte, die auf vielen verschiedenen Fachgebieten arbeiteten und darin Pioniere waren, ragte eine Aussage heraus. Sie stammte von Dan Johnston, einem ehemaligen Oberstleutnant der US-Armee, der als Arzt und Forscher im Pentagon und im Irak gedient hat und vor Kurzem Mitgründer von BrainSpan war, einem Unternehmen und Labor, das Produkte und Programme entwickelt, die Menschen helfen, ihre Gehirnfunktion zu messen, zu verfolgen und zu verbessern. Als Gesundheitsdienstleister vertreibt seine Firma ihre Produkte meist über Ärzte.

Es wäre eine Untertreibung, zu sagen, es sei Johnstons Ziel, die Gesundheit und die Leistung des Gehirns zu optimieren. Er will unsere Auffassung von Gesundheit ändern und dabei, wie er es ausdrückt, »von oben anfangen«. Wenn von Gesundheit die Rede ist, denken viele Menschen sofort an Gewicht, Cholesterinspiegel, Krebsrisiko, Blutzuckerspiegel und Herzgesundheit. Das Gehirn vergessen wir. Die anderen Aspekte sind scheinbar leichter zu verstehen, weil das Gehirn von Knochen umschlossen ist und eine mystische Aura hat. Mediziner befassen sich mit dem Gehirn meist nur, wenn es krank oder verletzt ist. Das ist ein Fehler, denn wenn wir das Gehirn an die erste Stelle setzen, ergibt sich alles andere von selbst. Gewiss, das Herz schlägt, aber dafür ist letztlich das Gehirn verantwortlich. Es bestimmt unsere Lebensqualität. Ohne ein gesundes Gehirn können wir keine gesunden Entscheidungen treffen. Und ein gesundes Gehirn geht nicht nur mit einem gesunden Körper, einem gesunden Gewicht, einem gesunden Herzen und so weiter einher, sondern auch mit stärkerem Selbstvertrauen, einer besseren finanziellen Zukunft dank klügerer Entscheidungen, besserer Beziehungen, mehr Liebe im Leben und größerer Zufriedenheit.

Die folgenden Kapitel setzen das Gehirn an die erste Stelle. Wenn Sie sich über etwas anderes Sorgen machen – vielleicht über zu viele Pfunde, einige Wehwehchen, Schlaflosigkeit und chronische Kopfschmerzen –, sollten Sie sich vorrangig mit der Gesundheit Ihres Gehirns beschäftigen und schauen, was passiert.

Kapitel 3

Zwölf destruktive Mythen und die fünf Pfeiler, auf die Sie bauen können

Als Neurochirurg brauche ich ein klares Ziel im Leben. Patienten kommen in schlechtem Zustand ins Krankenhaus und setzen ihr ganzes Vertrauen in mich. Das ist eine enorme Verantwortung. Ich praktiziere seit fast 20 Jahren und freue mich immer noch jedes Mal sehr, wenn ich nach einer erfolgreichen Operation mit Angehörigen spreche, einerlei, ob ich einen Tumor entfernt, nach einem Trauma eine Blutansammlung beseitigt oder eine gebrochene Wirbelsäule repariert habe. Aber ich verdiene meinen Lebensunterhalt auch damit, dass ich herumreise und meinen Notizblock hervorhole, um als Journalist aus erster Hand von wichtigen Ereignissen zu berichten. Und wenn meine medizinische und meine journalistische Welt sich überlappen, kann das Ergebnis spektakulär sein.

Im Frühjahr 2003 war ich mit einer Ärztegruppe, die sich Devil Docs nannte, einige Wochen im Irak und betreute Marinesoldaten. Wir waren viele Tage lang durch die Wüste gefahren, hatten Schwerverwundete versorgt und einander unter diesen unglaublich schwierigen Bedingungen gut kennengelernt. Eines Tages rannten ein paar Kollegen zu mir und fragten, ob ich meinen Notizblock beiseitelegen und mein OP-Skalpell in die Hand nehmen wolle. Einem jungen Leutnant war in den Hinterkopf geschossen worden und er schien tödlich verwundet zu sein. Doch als man ihn ins Lager brachte, kehrte sein Puls zurück. Er war am Leben, musste aber sofort operiert werden. Es kam auf jede Minute an und ich war der einzige Neurochirurg in diesem Gebiet. Deshalb baten sie mich um Hilfe. Ich brachte ihn rasch in den behelfsmäßigen Operationsraum und sah, dass er eine Kraniektomie brauchte – ein Teil des Schädels musste entfernt werden, um den Druck auf das Gehirn zu lindern und die Blutansammlung zu beseitigen. Ich griff nach einem Bohrer von Black & Decker, nahm die Spitze ab und sterilisierte sie. Dann zog ich einen sterilen Handschuh über den Bohrer und öffnete den Schädel, um Platz für das geschwollene Gehirn zu schaffen. Danach schnitt ich durch die äußeren Schichten des Gehirns, fand den Blutklumpen und den Granatsplitter und entfernte beide sorgfältig. Nun brauchte ich noch eine sterile Abdeckung für das Gehirn, um einer Meningitis (Hirnhautentzündung) oder einer Enzephalitis (Hirnentzündung) vorzubeugen, die der Patient sehr wahrscheinlich nicht überlebt hätte. Also filetierte ich einen Infusionsbeutel und benutzte seine Innenseite als Ersatz für die äußere Schicht des Gehirns. Es war der einzige wirklich sterile Gegenstand im staubigen Zelt.

Danach verband ich dem Soldaten den Kopf und ein Black-Hawk-Hubschrauber brachte ihn nach Kuwait. Ich wusste nicht, ob ich ihn jemals wiedersehen und ob er überleben würde. Ein paar Monate später rief mich ein Arzt aus San Diego an und berichtete mir von dem jungen Mann namens Jesus Vidana. Er lebte und es ging ihm gut. Ich besuchte ihn kurze Zeit später und lud ihn ein, bei meiner Rede vor Universitätsabsolventen des Fachbereichs Medizin der University of Southern California mein Gast zu sein. Er erhielt lang anhaltenden Beifall, und ich bekomme heute noch eine Gänsehaut, wenn ich an sein strahlendes Gesicht denke, das attraktiv und gesund aussah. Sein Überleben unter diesen Bedingungen und mit schweren Wunden war eines der faszinierendsten Erlebnisse meines Lebens. Ich sage gerne scherzhaft, dass ich Jesus mitten in der Wüste operiert habe und diesen Tag nie vergessen werde.

Ich erzähle diese Geschichte, weil sie unterstreicht, was möglich ist, wenn ein Gehirn entgegen allen Erwartungen eine schwere Verletzung überlebt. Es ist unglaublich robust und regenerierbar. Und wir können den Verlauf des unvermeidlichen Verfalls eines Gehirns sogar unter widrigen Umständen umkehren. Das Beispiel ist extrem, aber behalten Sie es im Kopf, wenn Sie weiterlesen und erfahren, wie Sie Ihr Risiko für eine Gehirnerkrankung oder gar einen Gehirntod verringern können.

Das dreckige Dutzend

In den vorigen Kapiteln haben Sie bereits eine Menge über das Gehirn erfahren, aber ich wette, Sie würden immer noch einige Fragen falsch beantworten, zum Beispiel: Was kann das Gehirn leisten, und wie verändert es sich im Laufe des Lebens? Ich möchte, dass Sie das Warum und das Wie verstehen, wenn wir über die Gesundheit des Gehirns reden. Zunächst wollen wir die zwölf hartnäckigsten Mythen über das alternde Gehirn entlarven. Das bereitet Sie darauf vor, Ihr Gehirn zu verjüngen und ihm mehr gesunde Jahre zu verschaffen. Ich nenne diese Mythen das dreckige Dutzend.

1. Mythos: Das Gehirn bleibt ein totales Rätsel

Mit diesem Mythos verbindet mich eine Hassliebe. Ich hasse ihn, weil er nicht wahr ist, aber ich liebe ihn, weil er es mir ermöglicht, die Irrtümer der Menschen zu korrigieren und ihnen Hoffnung zu geben. Wir haben zwar noch viel zu lernen, aber die Forschung hat im Bemühen, das Gehirn zu verstehen, in letzter Zeit große Fortschritte gemacht. Wir wissen heute mehr über die Verbindungen zwischen den einzelnen Gehirnregionen und ihren Einfluss auf unser Denken, unsere Bewegungen und unsere Gefühle. Wir können Gehirnareale, die für Depression, Zwangsstörungen und Süchte verantwortlich sind, anatomisch genauer identifizieren. Und wir können das Gehirn nach einer Verletzung oder einem Schlaganfall besser heilen. Es gibt fast unaufhörlich neue und aufregende Durchbrüche in der Neurowissenschaft. Auf viele von ihnen gehe ich in Teil 2 ein.

2. Mythos: Ältere Menschen sind zu Vergesslichkeit verurteilt

Dieser Mythos hat einen wahren Kern. Einige kognitive Fähigkeiten lassen in der Tat nach, wenn Sie älter werden, vor allem wenn Sie keine Methoden anwenden, die die Konzentration und das Gedächtnis fördern. Gewiss, als Sie jünger waren, haben Sie eine neue Sprache schneller gelernt und sich eine Liste mit willkürlich ausgewählten Wörtern leichter eingeprägt. Dafür haben Sie heute einen größeren Wortschatz und können den Charakter eines Menschen besser beurteilen. Sie würden in einem Test, bei dem es um Kommunikation und Diplomatie geht, besser abschneiden. Zum Beispiel können Sie eher einen Streit schlichten oder Konflikte lösen. Und es gibt noch eine gute Nachricht, was das Altern anbelangt: Mit der Zeit fällt es uns leichter, unsere Gefühle im Zaum zu halten, Stress zu bewältigen und im Leben einen neuen Sinn zu finden.

3. Mythos: Demenz ist eine unausweichliche Folge des Alters

Inzwischen sollten Sie in der Lage sein, diesen Mythos selbst zu widerlegen. Demenz ist kein normaler Teil des Alterns. Die typischen Veränderungen im Gehirn, die mit dem Alter zusammenhängen, unterscheiden sich von den Veränderungen, deren Ursache eine Krankheit ist. Die Ersteren können Sie verlangsamen, die Letzteren verhindern.

4. Mythos: Ältere Menschen können nichts Neues lernen

Sie können in jedem Alter lernen, vor allem wenn Sie Ihre kognitiven Fähigkeiten anregen, indem Sie zum Beispiel bisher unbekannte Menschen treffen oder neue Hobbys ausprobieren. Das Gedächtnis ist dynamisch und die Bildung neuer Neuronen (Neurogenese) ist möglich; deshalb können Sie auch im Alter Ihr Wissen vergrößern, das Gehirn trainieren und Neues lernen. Ältere Menschen brauchen vielleicht länger, um eine zweite oder dritte Sprache zu erlernen, aber das bedeutet nicht, dass sie dazu unfähig wären. Sagen Sie niemals »nie«. Selbst Patienten mit der Diagnose »kognitiver Abbau« oder »Alzheimer« können etwas Neues lernen.

5. Mythos: Man muss zuerst eine Sprache meistern, bevor man eine zweite erlernen kann

Kleine Kinder, die gleichzeitig Englisch und eine andere Sprache lernen, bringen die beiden nicht durcheinander. Sie brauchen vielleicht länger, um beide Sprachen zu beherrschen, doch das bedeutet nicht, dass die Idee an sich schlecht ist. Verschiedene Gehirnareale streiten nicht miteinander und daher stören sie sich auch nicht gegenseitig. Im Gegenteil: Zweisprachige Kinder verstehen die allgemeine Struktur einer Sprache besser. Einer der Gründe dafür, dass Kinder eine neue Sprache leichter als Erwachsene lernen, ist, dass sie weniger Hemmungen haben.

6. Mythos: Wer sein Gedächtnis trainiert, vergisst nichts

In Teil 3 stelle ich eine Reihe von Methoden vor, die das Gedächtnis trainieren. Eine Devise lautet: »Wer rastet, der rostet.« Dieser Grundsatz gilt für das Gedächtnistraining ebenso wie für das Muskeltraining und die generelle Gesundheit. Sie dürfen allerdings nie aufhören, diese und andere langfristigen Strategien anzuwenden.

7. Mythos: Wir nutzen nur zehn Prozent unseres Gehirns

Wer kennt diesen Mythos nicht? Er ist seit langer Zeit im Umlauf, und es wird also behauptet, wir hätten gewaltige Reserven an unerschlossenen mentalen Kräften. Aber vergeuden wir wirklich 90 Prozent unseres Gehirns? Keineswegs. Das wäre schon vom evolutionären Standpunkt aus lächerlich. Das Gehirn ist ein anspruchsvolles Organ. Es braucht eine Menge Energie, um sich zu entwickeln und uns zu dienen, wenn wir erwachsen sind. Für die Evolution wäre es sinnlos, wenn wir überflüssiges Gehirngewebe mit uns herumschleppen würden, und es wäre auch unlogisch: Wenn die Zehn-Prozent-Hypothese zuträfe, wären Gehirnverletzungen viel weniger gefährlich. Experimente mit der Positronen-Emissions-Tomografie (PET) oder mit der funktionellen Magnetresonanztomografie (fMRT) belegen, dass selbst einfache Aufgaben einen großen

Teil des Gehirns beanspruchen und eine Verletzung der kleinen Gehirnregion, die man »eloquente Areale« nennt, erhebliche Folgen für Sprache, Bewegung, Gefühle oder Sinneswahrnehmungen haben kann.

Autopsiestudien zeigten, dass viele Menschen körperliche Anzeichen für eine Alzheimer-Krankheit aufwiesen (zum Beispiel Amyloid-Plaques zwischen den Neuronen), obwohl sie keine Symptome hatten. Vielleicht können wir tatsächlich ein wenig Gehirngewebe verlieren und trotzdem voll leistungsfähig sein. Allerdings bleibt noch die Frage, wie wir 100 Prozent unseres Gehirns nutzen können. Versuchspersonen schneiden bei Intelligenztests besser ab, wenn sie hochmotiviert sind, und das ist keine Überraschung. Stellen Sie sich das Gehirn als Stadt vor. Die wichtigen Gebäude, zum Beispiel Häuser und Geschäfte, werden ständig gebraucht und machen wahrscheinlich zehn bis 20 Prozent der Stadt aus. Der Rest besteht aus Straßen, die alle Gebäude miteinander verbinden. Ohne die Straßen könnten Informationen nicht dahin fließen, wo sie benötigt werden. Obwohl die Straßen nicht ständig gebraucht werden, sind sie notwendig.

8. Mythos: Das männliche und das weibliche Gehirn unterscheiden sich hinsichtlich der Lernfähigkeit und der Intelligenz

Eine moderne Legende behauptet, Männer seien biologisch besser für Mathematik und Naturwissenschaft geeignet, während Frauen mitfühlender und intuitiver seien. Einige der schlechtesten, am wenigsten reproduzierbaren und voreingenommensten Studien in der Geschichte der Wissenschaft geben vor, sie hätten biologische Erklärungen für die Unterschiede zwischen den Geschlechtern. Ja, es gibt Unterschiede zwischen dem Gehirn eines Mannes und dem einer Frau, und daher gibt es auch Unterschiede in den Gehirnfunktionen, aber nicht in einem solchen Ausmaß, dass ein Gehirn besser »ausgestattet« wäre als das andere. Wissenschaftler erforschen das Gehirn weiter, um mögliche Unterschiede zwischen dem männlichen und dem weiblichen Gehirn besser zu verstehen. Insofern steckt die Neurowissenschaft noch in den Kinderschuhen. Wir können auch einen anderen, breiteren Blickwinkel wagen: Jeder Mensch ist einzigartig; aber mit einem gesunden Gehirn kann jeder lernen, sich erinnern und diese komplexe Welt verstehen.

Allerdings trifft Alzheimer überproportional viele Frauen[1]. Zwei Drittel der amerikanischen Alzheimer-Patienten sind Frauen, und wir wissen nicht, warum das so ist und warum das Risiko für Frauen größer ist. Es liegt nicht nur daran, dass Frauen länger leben. Die weibliche Physiologie könnte ein Teil der Erklärung sein. Eine der provokanten Theorien behauptet, das Demenzrisiko sei geringer, wenn eine Frau im Laufe ihres Lebens mehrfach schwanger gewesen sei[2]. Eine Schwangerschaft geht unter anderem mit zahlreichen biologischen Veränderungen des Hormon- und Immunsystems einher, die letztlich vor Demenz im späteren Leben schützen könnten. Wir kennen die Antwort noch nicht, aber die Hormontherapie wird weiter als mögliche Intervention diskutiert. Unter bestimmten Bedingungen schadet sie nachweislich der Kognition, aber unter anderen Bedingungen kann sie nützlich sein, je nachdem, wann man damit beginnt (wenn man Anfang 50 ist oder im Alter zwischen 65 und 79 Jahren). Allmählich wird klar, dass wir eine personalisierte, also individuell angepasste Therapie in Betracht ziehen müssen. Verschiedene Frauen reagieren unterschiedlich auf die Hormontherapie, je nachdem, welche Risikofaktoren – zum Beispiel Diabetes oder ein »Alzheimer-Gen« – bei ihnen vorliegen.

Frauen sind Männern überlegen, was die sprachlichen Fähigkeiten anbelangt. Das könnte die Identifizierung von kognitiven

Störungen erleichtern. In Studien wurde gezeigt, dass Frauen in Standardtests, mit denen man die Frühform einer Demenz diagnostiziert, besser abschneiden, selbst wenn Gehirn-Scans darauf hindeuten, dass sie sich im gleichen Krankheitsstadium befinden wie Männer[3]. Einfach ausgedrückt: Frauen können Alzheimer-Symptome mit ihren größeren sprachlichen Fähigkeiten noch etwas länger verbergen und erhalten infolgedessen ihre Diagnose nicht früh genug. In späteren Stadien der kognitiven Störung verschwindet dieser Vorteil. Diese geschlechtsbedingten Unterschiede könnten der Grund dafür sein, dass Frauen nach der Diagnose schneller abbauen: Die Krankheit ist bei ihnen weiter fortgeschritten, als ein früherer Test vermuten ließ. Die Forderung, bei diesen Tests geschlechtsspezifische Grenzwerte festzulegen, ist jetzt Teil der Diskussion in der Forschung und in der klinischen Praxis. (Darauf werde ich mit Maria Shriver in Kapitel 11 genauer eingehen.)

9. Mythos: Ein Kreuzworträtsel am Tag kann das Gehirn schützen

Eine weitere moderne Legende behauptet, dass das Lösen von Kreuzworträtseln das Gehirn jung erhält. Leider nehmen Kreuzworträtsel nur einen Teil des Gehirns in Anspruch, im Wesentlichen seine Fähigkeit, Worte zu finden. Sie helfen Ihnen vielleicht bei dieser Aufgabe, aber sie bewahren nicht das Denkvermögen im allgemeinen Sinn. Dennoch sind Wort- und Zahlenrätsel nützlich, auch Sudokus. Im Jahr 2019 bestätigte eine Anschlussstudie des Fachbereichs Medizin der Universität Exeter und des King's College in London frühere Ergebnisse, mit denen nachgewiesen worden war, dass Teilnehmer bei Aufgaben, die Aufmerksamkeit, logisches Denken und das Gedächtnis bewerten sollten, umso besser abschnitten, je öfter sie Rätsel lösten[4]. Die Forscher analysierten Daten von mehr als 19.000 Gesunden im Alter von 50 Jahren und älter, die an der großen PROTECT-Studie teilgenommen hatten. Diese Studie umfasst 25 Jahre, und jedes Jahr werden die Teilnehmer begutachtet, um herauszufinden, wie das Gehirn altert und was das Demenzrisiko im späteren Leben beeinflussen könnte. Die Forscher wiesen jedoch ausdrücklich darauf hin, dass die Resultate kein unmittelbarer und eindeutiger Beweis dafür sind, dass das Lösen von Kreuzworträtseln die Gehirnfunktion verbessert oder den Verstand schärft. Wir wissen aber, dass ein aktiver Geist dazu beitragen kann, das Nachlassen der Denkfähigkeit zu mildern, und bei manchen Menschen gelingt das, indem sie Kreuzworträtsel lösen. Anderen gelingt es vielleicht nicht.

10. Mythos: Wir werden von der »rechten« oder von der »linken« Gehirnhälfte dominiert

Im Gegensatz zu der Theorie, die Sie vielleicht früher gelernt haben, sind die »zwei Seiten« – die rechte und die linke – Ihres Gehirns auf komplexe Weise voneinander abhängig. Vielleicht haben Sie gehört, dass Sie »rechtshirnig« oder »linkshirnig« sein können, dass Menschen, deren rechte Gehirnhälfte dominiert, kreativer oder künstlerisch talentierter sind und dass diejenigen, die die linke Hälfte bevorzugen, technisch begabter und logischer sind. Diese Rechts-Links-Idee entstammt der Erkenntnis, dass viele Menschen die Sprache eher in der linken Hemisphäre ausdrücken und verstehen und dass die Raumvorstellung und das Ausdrücken von Gefühlen eher in der rechten Hemisphäre angesiedelt sind. Psychologen benutzen dieses Schema, um zwischen verschiedenen Persönlichkeitstypen zu unterscheiden. Gehirn-Scans haben jedoch enthüllt, dass die beiden Gehirnhälften meist sehr eng zusammenarbeiten. Wie wissen heute beispielsweise, dass die Sprachverarbeitung, die man früher allein der linken Hemisphäre zurechnete, in beiden Gehirnhälften zu Hause ist. Die linke Seite ist für Grammatik und Aussprache zuständig, die rechte für die Intonation; aber für das Lesen und Rechnen braucht das Gehirn beide Hemisphären.

11. Mythos: Wir haben nur fünf Sinne

Wahrscheinlich können Sie alle fünf Sinne benennen: Sehen, Hören, Riechen, Schmecken und Tasten. Aber das Gehirn verarbeitet weitere sechs Sinneswahrnehmungen, die uns mehr Informationen über die äußere Welt vermitteln:

- Eigenwahrnehmung (Propriozeption): die Wahrnehmung der Stellung und der Bewegungen des eigenen Körpers.
- Gleichgewichtssinn: Gelegentlich »inneres Navigationssystem« genannt. Dieses Sinnesorgan sagt Ihnen, ob Sie sitzen, stehen oder liegen. Es befindet sich im Innenohr (deshalb kann eine Ohrenentzündung Schwindel auslösen).
- Schmerzwahrnehmung: der Schmerzsinn.
- Temperatursinn.
- Zeitwahrnehmung.
- Interozeption: die Wahrnehmung innerer Bedürfnisse wie Hunger, Durst, Harndrang und so weiter.

12. Mythos: Sie werden mit allen Gehirnzellen geboren, die Sie jemals haben werden. Das Gehirn ist fest verdrahtet und Gehirnschäden sind immer dauerhaft.

Wenn Sie glauben, der Kopf eines Neugeborenen sehe im Verhältnis zum Körper größer aus als der Kopf eines Erwachsenen, haben Sie recht. Weil sich das Gehirn und der Körper während der Schwangerschaft ungleichmäßig entwickeln, ist das Gehirn eines Neugeborenen im Verhältnis zum Körper viel größer als das eines Erwachsenen. Das Gehirn eines Neugeborenen verdreifacht sein Volumen im ersten Lebensjahr. Danach verlangsamt sich das körperliche Wachstum, während das Kind lernt und sein Gehirn mehr Wissen aufnimmt und immer mehr Daten verarbeitet. Das Neuronengeflecht wird komplexer, und manche Synapsen, die nicht genutzt werden, müssen Platz für neue machen. Das erklärt zum Teil, warum die Größe des Gehirns nicht unmittelbar mit der Intelligenz zusammenhängt. Weil das Gehirn nach neun Monaten halb so groß ist wie das Gehirn eines Erwachsenen und nach zwei Jahren fast drei Viertel seiner endgültigen Größe erreicht, muss ein Baby einen großen Kopf haben, der schnell wächst, um mit dem Wachstum des übrigen Körpers Schritt zu halten. Im Durchschnitt erreicht das Gehirn eines Mädchens etwa im Alter von 11,5 Jahren seine maximale Größe. Bei einem Jungen dauert das ungefähr 14,5 Jahre. Vollständig entwickelt ist das Gehirn jedoch erst im Alter von rund 25 Jahren.

Wie Sie wissen, wird Ihr Gehirn nicht größer, wenn Sie mehr Informationen aufnehmen (man stelle sich vor, wie die Menschen aussähen, wenn das Gehirn umso größer würde, je mehr wir lernen). Aber die Zahl der Neuronen – der Nervenzellen – und die Komplexität ihres Netzwerks nimmt durch Abbau und Neuaufbau zu. Die Gene spielen wahrscheinlich eine Rolle beim Abbau von Synapsen, aber einige der erstaunlichsten neueren Forschungsergebnisse zeigen, dass unsere Erfahrungen, also auch die Umwelt, diesen Abbauprozess stark beeinflussen. Synapsen, die wir durch Erfahrungen »trainieren«, werden stärker, während andere schwächer und letztlich abgebaut werden.

Wie bereits erwähnt, glaubte man früher, wir würden mit einer begrenzten Zahl von Neuronen fürs ganze Leben geboren. Wenn ein Neuron beschädigt wird, war es demnach unersetzbar. Viele Wissenschaftler vertraten auch die Meinung, das Gehirn sei nicht veränderbar und ein beschädigtes Gehirn lasse sich nicht reparieren. Heute wissen wir es besser. Das Gehirn bleibt ein Leben lang formbar und kann sich als Reaktion auf unsere Erfahrungen neu vernetzen. Zudem kann es unter geeigneten Bedingungen neue Zellen bilden. Ein Beispiel dafür sind blinde Menschen: Regionen ihres Gehirns, die normalerweise visuelle Informationen verarbeiten, sorgen bisweilen für ein außergewöhnlich gutes Gehör. Wer Geige spielen lernt, programmiert die Anteile seines Gehirns um, die für die Feinmotorik zuständig sind. Menschen, die eine Gehirnverletzung erlitten haben, können den Verlust oder die Schädigung des Gewebes mithilfe anderer Gehirnregionen kompensieren. Auch die Intelligenz ist nicht unveränderlich.

Die Neurogenese ist bei verschiedenen anderen Tieren längst nachgewiesen, aber erst in den 1990er-Jahren konzentrierten sich Forscher allmählich darauf, die Geburt neuer Gehirnzellen bei Menschen nachzuweisen. Im Jahr 1998 gehörte der schwedische Neurologe Peter Eriksson zu den Ersten, die eine heute oft zitierte wissenschaftliche Arbeit veröffentlichten, in der nachgewiesen wurde, dass es im Hippocampus ein Reservoir aus neuronalen Stammzellen gibt, die ständig aufgefüllt werden und sich zu Neuronen entwickeln können[5]. Bei jedem Menschen entwickelt sich das Gehirn im Laufe des Lebens weiter, zumindest in bestimmten Regionen. Das Gehirn kann sich auch neu vernetzen und seine Form verändern. Diese Erkenntnisse haben zu einem blühenden neuen Forschungsgebiet geführt, Neuroplastizität genannt. Das ist die Fähigkeit des Gehirns, synaptische Verbindungen zu bilden und neu zu organisieren. Die Formbarkeit des Gehirns wurde vor 130 Jahren in William James' Buch *Die Prinzipien der Psychologie* (1890) dokumentiert. Darin schreibt der Harvard-Professor: »Organische Materie, vor allem Nervengewebe, scheint mit einem sehr außergewöhnlichen Maß an Plastizität ausgestattet zu sein.« Doch erst in meiner Zeit haben wir begonnen, dieses Phänomen mithilfe der Technik zu messen und sichtbar zu machen. Mit der fMRT können wir sehen, wie das Gehirn sich als Reaktion auf bestimmte Reize ändert. Wir können auch Anteile des Gehirns sehen, die nicht genutzt und daher abgebaut werden. Das Gehirn formt sich ständig und dynamisch um und reagiert damit auf Erfahrungen, Lernen und sogar Verletzungen. Mehr noch: Der Fokus, auf den Sie Ihre Aufmerksamkeit richten, vernetzt das Gehirn neu und verändert dessen Struktur und Funktion.

Die Tatsache, dass sich ein Leben lang neue Nervenzellen bilden und dass wir die Vernetzungen im Gehirn dank dessen Plastizität verändern können, hat in der Neurowissenschaft und in unserem Verständnis des Gehirns eine Revolution ausgelöst. Dieses neue Wissen lässt zudem jene Wissenschaftler hoffen, die versuchen, Krankheiten des Gehirns zu verlangsamen, umzukehren oder gar zum Stillstand zu bringen und zu heilen. Man stelle sich vor, was es für die Behandlung neurodegenerativer Krankheiten bedeutet, wenn wir Neuronen regenerieren und neue Verbindungen aufbauen können. Ich vermute, dass neue Therapien vor der Tür stehen. Einige haben bereits das Leben von Menschen verändert, die an schweren Verletzungen und Krankheiten des Gehirns litten. In Sharon Begleys Buch *Train Your Mind, Change Your Brain (Neue Gedanken, neues Gehirn)* finden Sie Patientengeschichten, die beweisen, wie formbar unser Gehirn ist[6]. Norman Doidge stellt in seinen Büchern ähnliche Beispiele vor, die dokumentieren, wie das Gehirn sich selbst verändert. Wenn Patienten nach einem schweren Schlaganfall wieder sprechen lernen und wenn Menschen, denen von Geburt an bestimmte Anteile des Gehirns fehlen oder die durch eine Krankheit oder Operation viel Gehirngewebe verloren haben, ihr Gehirn anregen können, sich neu zu vernetzen und als Ganzes zu arbeiten, eröffnet das allen, die bisher nur hoffen können, ihre geistigen Fähigkeiten im Alter zu bewahren, neue Möglichkeiten. Selbst Menschen, bei denen in der Kindheit eine ganze Hirnhälfte entfernt wurde, um seltene neurologische Erkrankungen zu behandeln – zum Beispiel Epilepsie oder Gehirnkrebs –, können als Erwachsene ein normales Leben führen, weil ihr Gehirn sich umformt und verschiedene neuronale Netze die Lücke füllen.

Vielleicht fragen Sie sich, wie das Gehirn neue Neuronen »wachsen lässt«. Das geschieht hauptsächlich mithilfe des Wachstumsfaktors BDNF (brain derived neurotrophic factor), eines Proteins aus der Gruppe der Neurotrophine, das in einem Gen auf Chromosom 11 kodiert ist. John Ratey, ein Neuropsychiater an der Harvard University, hat den Zusammenhang zwischen körperlicher Fitness und der Gesundheit des Gehirns ausführlich beschrieben. Er nennt den BDNF »Wundermittel für das Gehirn«[7]. Der BDNF fördert nicht nur die Neurogenese, sondern hilft auch, die vorhandenen Neuronen zu schützen und die Synapsenbildung anzuregen. Es ist interessant, dass der BDNF-Spiegel bei Alzheimer-Patienten erniedrigt ist. Deshalb überrascht es nicht, dass Wissenschaftler nach Methoden suchen, den BDNF-Gehalt des Gehirns durch Veränderungen der Lebensweise zu steigern. Auf ihrer Liste stehen Sport, erholsamer Schlaf, Stressabbau und Sonnenlicht in gesundem Ausmaß.

Wichtig ist, dass die Plastizität des Gehirns in beide Richtungen wirkt. Mit anderen Worten: Wir können das Gedächtnis und die geistigen und körperlichen Fähigkeiten zwar verbessern, aber es ist fast ebenso leicht, ihnen zu schaden. Michael Merzenich, emeritierter Professor an der kalifornischen Universität in San Francisco und ein Pionier der Forschung, die sich mit Gehirnplastizität befasst, hat das sehr schön ausgedrückt: »Ältere Menschen sind Meister darin, plastische Veränderungen des Gehirns in die falsche Richtung zu lenken.«[8] Sie können Ihr Gehirn zum Besseren oder zum Schlechteren verändern, indem Sie Ihr Verhalten und sogar Ihr Denken ändern. Schlechte Gewohnheiten erzeugen neuronale Netze, die schlechte Gewohnheiten verstärken. *Negative Plastizität* ruft beispielsweise Veränderungen der neuronalen Verbindungen hervor, die schädlich sein können. Negatives Denken und ständige Sorgen können zu Veränderungen des Gehirns führen, die mit Depressionen und Angst zusammenhängen. Wiederholte mentale Zustände, in denen Sie sich konzentrieren, und auch Ihre Erfahrungen und Reaktionen auf die Umgebung können zu Eigenschaften oder Merkmalen Ihrer Nervenzellen werden. Das bestätigt eine viel zitierte Aussage von Merzenich: »Die Aktivitätsmuster der Neuronen in sensorischen Arealen lassen sich durch Aufmerksamkeitsmuster verändern. Erfahrung plus Aufmerksamkeit führt zu physischen Veränderungen der Struktur und der künftigen Funktion des Nervensystems. Das ist eine eindeutige physiologische Tatsache. In jedem Augenblick entscheiden wir, wie unser sich ständig wandelnder Geist arbeiten wird. Wir entscheiden, wer wir im nächsten Moment sein werden, und diese Entscheidungen prägen physisch unser materielles Ich.«[9]

Die Geheimnisse der Super-Ager

Es wäre zwar schön, das Gehirn eines Super-Agers zu haben, also eines Menschen, der die verblüffende Fähigkeit besitzt, bis ins hohe Alter ein jugendliches Gehirn zu bewahren; aber die meisten von uns haben nicht in der genetischen Lotterie gewonnen. Eine kleine, elitäre Gruppe von Menschen über 80 Jahren hat ein ebenso scharfes Gedächtnis wie Menschen, die 20 oder 30 Jahre jünger sind. Die neuronalen Netzwerke ihres Gehirns, die mit dem Gedächtnis zusammenhängen, sind nicht geschrumpft[10]. Und ihr Kortex, der für die Erinnerung, die Aufmerksamkeit und andere Denkvorgänge zuständig ist, ist erstaunlich dick, ähnlich wie bei Menschen um die 50 Jahre. Wissenschaftler versuchen, ihre Geheimnisse zu ergründen, um uns alle zu Super-Agern zu machen, und sie haben herausgefunden, dass die Gene nicht allein verantwortlich sind. Wissenschaftliche Studien belegen immer häufiger, dass einfach Verbesserungen der Lebensweise das Schicksal des Gehirns enorm beeinflussen können. Super-Ager verhalten sich oft nicht wie alte Leute. Sie behalten dank guter Gewohnheiten einen scharfen Verstand.

So bleibt der Verstand scharf

Teil 2 dieses Buchs befasst sich mit den fünf Pfeilern der Gehirngesundheit. Sie erfahren, wie Sie Ihren Geist weiter in die richtige Richtung dirigieren, welche wissenschaftlichen Befunde diese Pfeiler stützen und wie sie diese Erkenntnisse mühelos in die Tat umsetzen. Wenn Sie bereit sind, die Herausforderung anzunehmen, zeige ich Ihnen, wie Sie aus jeder Empfehlung noch mehr herausholen, um Ihr Gehirn wirklich zu optimieren. Nicht alle Methoden, die ich vorschlage, eignen sich für alle Menschen; aber ich bin sicher, dass ich etwas für jeden zu bieten habe. Ich werde sogar Menschen, die besondere Bedürfnisse haben, ein Programm unterbreiten. (Ich höre bereits einige von Ihnen flehen: *Bitte sagen Sie mir genau, was ich tun soll und was ich nicht tun soll.*) Zum Schluss gebe ich zusätzliche Tipps für Leserinnen und Lesern, die produktiver werden und ihre Zeit optimal nutzen wollen (zum Beispiel: Wie Sie in Ihrem Tagesablauf eine Extrastunde einrichten können), schlechte Gewohnheiten loswerden und der Architekt guter Gewohnheiten werden möchten. Der Kern der Lektion ist das Ziel: Formen Sie mit einem leistungsfähigeren Gehirn ein besseres Leben.

Hier sind die fünf Pfeiler der Gehirngesundheit in Kurzfassung: Bewegen, Entdecken, Ernähren, Kontakte knüpfen. Diese fünf Pfeiler beschrieb zuerst die AARP auf der Grundlage wissenschaftlicher Erkenntnisse, die belegen, dass sie unerlässlich sind, wenn wir ein Leben lang kognitiv leistungsfähig sein wollen. Ich empfehle sie Ihnen, damit Ihr Verstand unabhängig vom Alter scharf bleibt. Die folgende Liste richtet sich nicht nach einer bestimmten Reihenfolge.

Bewegung: Das dürfte keine Überraschung sein. Sowohl aerobe als auch anaerobe Bewegung ist nicht nur gut für den Körper, sondern noch besser für das Gehirn. Bevor ich mich hinsetzte, um an diesem Buch zu arbeiten, trieb ich ein wenig Sport – Rad fahren, Liegestütze, Schwimmen oder Laufen. Wenn meine Arbeit zähflüssig wird oder mich nicht zufriedenstellt, bewege ich meinen Körper, um meinen Geist anzuregen. Körperliche Anstrengung hat sich als einzige wissenschaftlich nachgewiesene Methode herausgestellt, mit der wir die Gesundheit und die Funktion des Gehirns verbessern können. Es gibt zwar auch einen Zusammenhang zwischen gesunder Ernährung und einem gesunden Gehirn, aber der Zusammenhang zwischen körperlicher Fitness und Gehirnfitness ist eindeutig, unmittelbar und stark ausgeprägt. Bewegung kann die Gehirnleistung verbessern, weil sie dazu beiträgt, Gehirnzellen zu erhalten, zu reparieren und zu vermehren. Sie werden tagsüber produktiver und wacher sein. Sie werden bald von einem erstaunlichen und fast sofortigen Ursache-Wirkung-Zusammenhang hören. Ich habe immer den Rat meines alten Freundes, des Schauspielers und Fitnessfans Matthew McConaughey befolgt: »Versuche einfach, jeden Tag in Schweiß zu geraten.«

Etwas entdecken: Autoren einer Studie der University of Texas in Dallas aus dem Jahr 2014 kamen zu dem Schluss, dass ein neues Hobby, zum Beispiel Malen oder digitale Fotografie oder auch das Erlernen einer neuen Software oder einer neuen Sprache, das Gehirn stärken kann.[11] Wenn Sie etwas Neues unternehmen wollen, können Sie einen 3-D-Film anschauen, sich einem Verein anschließen oder sich mit der linken Hand die Zähne putzen. Ich werde Sie auf den Nutzen und die Fallstricke des Gehirntrainings hinweisen und erklären, wie Sie die volle Kapazität Ihres Gehirns anzapfen, indem Sie Ihre Konzentration verbessern. Ich werde Sie fragen: »Sind Sie davon überzeugt, dass Ihr Leben einen Sinn hat?« Auch das ist nämlich ein Teil der Formel für ein gesundes Gehirn.

Entspannung: Nicht nur der Körper muss sich entspannen, sondern auch der Geist. Laut zahlreicher gut konzipierter Studien, von denen ich einige in Kapitel 6 besprechen werde, kann schlechter Schlaf das Gedächtnis schwächen und chronischer Stress die Lernfähigkeit und die Anpassungsfähigkeit an unbekannte Situationen vermindern. Einer Gruppe von MIT-Forschern (MIT: Massachusetts Institute of Technology, ein berühmtes Forschungsinstitut in den USA) zufolge kann etwas so Alltägliches (und Stressiges) wie Multitasking das Denken verlangsamen.[12] Stress ist besonders schädlich.

Ich werde Ihnen helfen, sich zu entspannen, auch ohne Meditation (obwohl Sie sie gerne ausprobieren dürfen; siehe Kapitel 6). Dafür brauchen Sie Stress lindernde Aktivitäten und einen erholsamen Schlaf.

Ernährung: Der Zusammenhang zwischen Ernährung und Gehirngesundheit war lange anekdotischer Natur. Heute haben wir endlich Beweise dafür, dass bestimmte Nahrungsmittel (zum Beispiel Kaltwasserfisch, Vollkornprodukte, natives Olivenöl, Nüsse, Kerne, ballaststoffreiche ganze Früchte und Gemüse) und der Verzicht auf andere Produkte (die reich an Zucker, gesättigtem Fett und Transfettsäuren sind) uns helfen, den Verfall des Gedächtnisses und auch aller anderen Gehirnfunktionen zu verhindern, das Gehirn vor Krankheiten zu schützen und seine Leistungsfähigkeit zu optimieren. Gesunde Ernährung ist heute wichtiger denn je, weil wir wissen, dass sie die Gesundheit des Gehirns und des ganzen Körpers beeinflusst. Zudem müssen die Bakterien in uns, unsere Partner, ebenfalls gesund sein. Das Mikrobiom im Darm des Menschen – die Billionen von Bakterien, die im Verdauungstrakt wohnen – hat enormen Einfluss auf die Gesundheit und die Funktion des Gehirns. Und was wir essen beeinflusst die Zusammensetzung und Funktion des Mikrobioms.

Soziale Kontakte: Wenn Kreuzworträtsel die Gehirnfunktion nur wenig fördern, was brauchen wir dann? Kontakte mit anderen, persönlich und von Angesicht zu Angesicht. Laut einer Studie aus dem Jahr 2015 (eine von vielen) verbessert ein vielfältiges soziales Netzwerk die Plastizität des Gehirns und trägt zum Erhalt der geistigen Fähigkeiten bei.[13] Zwischenmenschliche Beziehungen helfen nicht nur, Stress abzubauen und das Immunsystem anzukurbeln, sie verringern auch das Risiko für einen kognitiven Abbau.

Bereiten Sie sich darauf vor, Ihre Lebensweise zu ändern. Ich werde Ihnen dabei helfen. Ihr Gehirn – nein, Ihr ganzer Körper – wird sich darüber freuen.

Teil
2

Der »Brain-Trust«

Was kann ich tun, um meine geistigen Funktionen zu erhalten?

Vorbeugung ist das wirksamste Mittel gegen Krankheiten. Das gilt vor allem für degenerative Krankheiten wie jene im Gehirn und im Nervensystem. Leider kennt die Hälfte der Erwachsenen die Risikofaktoren für Demenz nicht, was die Krankheit noch rätselhafter und beängstigender macht. Man kann nichts verhindern, was man nicht versteht und nicht »sehen« kann.

Das Alter ist der größte bekannte Risikofaktor für Demenz und Alzheimer und das chronologische Alter lässt sich nicht verlangsamen – noch nicht. Wir wissen aber, dass die Zahl der Patienten mit Alzheimer und vaskulärer Demenz nach dem 65. Lebensjahr exponenziell steigt und sich alle fünf Jahre fast verdoppelt[1]. Ein Drittel der 85-Jährigen und Älteren leidet an Demenz[2]. Das bedeutet jedoch nicht, dass die Krankheit in diesem Alter beginnt. Bei den 85-Jährigen, von denen mehr als 30 Prozent dement sind, traten bereits stumme Anzeichen für eine nachlassende Gehirnleistung auf, als sie 55 bis 65 Jahre alt waren. Bei den rund zehn Prozent der Menschen, die 65 Jahre alt und dement sind, ließ die Gehirnleistung unbemerkt nach, als sie zwischen 35 und 45 Jahre alt waren. Ein prominenter Neurologe drückte es so aus: »Die Alzheimer-Krankheit sollte eher als Krankheit von Menschen in jüngeren und mittleren Jahren bezeichnet werden.«

Wir denken meist nicht an Demenz, wenn wir im besten Alter sind, aber wir sollten daran denken, weil sich uns in dieser Phase eine große Chance bietet. Daten von Längsschnittbeobachtungsstudien, die in den letzten paar Jahrzehnten gesammelt wurden, belegen, dass wir die meisten Risikofaktoren für Gehirnkrankheiten, abgesehen vom Alter, beeinflussen können. Sie können also Ihr Demenzrisiko erheblich verringern. Einige der wichtigsten und am besten modifizierbaren Faktoren, die mit kognitivem Abbau zusammenhängen, sind natürlich Bewegungsmangel, ungesunde Ernährung, Rauchen, Einsamkeit, schlechter Schlaf, Mangel an geistig anregenden Aktivitäten und Alkoholmissbrauch. Die Hälfte der Alzheimer-Fälle in den USA wird möglicherweise von einer Kombination dieser schlechten Gewohnheiten verursacht oder verschlimmert. Bluthochdruck, Fettleibigkeit, Diabetes mellitus und ein hoher Cholesterinspiegel, vor allem in der Lebensmitte, erhöhen das Demenzrisiko in späteren Jahren – bisweilen Jahrzehnte später – deutlich. Die Vorbeugung sollte früh beginnen, aber damit sie sich auszahlt, brauchen Sie eine Strategie, die Sie leicht in Ihr Leben integrieren können. In Teil 2 gebe ich Ihnen einige Werkzeuge in die Hand, die Sie heute anwenden können und die Ihre Chance, ein Leben lang bei scharfem Verstand zu bleiben, enorm erhöhen. Diese Werkzeuge spiegeln die fünf Pfeiler wider und sind Teil eines maßgeschneiderten 12-Wochen-Programms.

Außerdem werde ich erklären, warum diese Faktoren das Gehirn beeinflussen, damit Sie den verstehen und sich wirklich klarmachen können, welchen Nutzen Sie haben werden, wenn Sie meine Empfehlungen befolgen. Betrachten Sie diese Ratschläge als Ihren persönlichen »Brain Trust«. Und das Beste ist, dass Sie alles selbst in der Hand haben.

Kapitel 4

Das Wunder der Bewegung

Wenn Leute mich fragen, welche einzelne Maßnahme die wichtigste ist, wenn sie ihre Gehirnfunktion verbessern und Krankheiten vorbeugen wollen, antworte ich mit einem Wort: *Bewegung*. Bewegen Sie sich mehr und treiben Sie regelmäßig Sport. Vielleicht haben Sie erwartet, dass ich auf die Ernährung, Kreuzworträtsel oder höhere Bildung hinweise, aber körperliche Aktivität ist am wichtigsten. Selbst wenn Sie bisher nie regelmäßig Sport getrieben haben, können Sie heute damit anfangen und schnelle und deutliche Auswirkungen auf die Gesundheit Ihres Gehirns beobachten (natürlich auch auf den gesamten Körper). Fitness könnte sehr wohl das wichtigste Mittel sein, um möglichst lange zu leben, trotz der Risikofaktoren, die bei Ihnen vorliegen, einschließlich Alter und Gene. Vielleicht ist es schwer zu glauben, aber Bewegung ist die einzige Verhaltensweise, die nachweislich positive biologische Wirkungen auf das Gehirn hat. Wir können noch nicht sagen, dass Sport kognitive Störungen und Demenz heilt, aber es gibt immer mehr Beweise dafür, dass Bewegung enorm wichtig ist. Denken Sie daran: Ein Körper in Bewegung bleibt meist in Bewegung. Auch wenn Sie noch nie Sport getrieben haben, können Sie heute anfangen und Ihr Gehirn in späteren Jahren schützen. Es ist nie zu spät!

Kennen Sie 80-Jährige, die beim Bankdrücken 52 Kilogramm stemmen können? Ich kenne eine. Sie lebt in Baltimore und leitet im Fitnessstudio einen Kurs. Aber Ernestine Shepherd begann mit dem Training erst, als sie 65 wurde und beschloss, zusammen mit ihrer Schwester in Form zu kommen. Wie wäre es mit einer 77-jährigen Ballerina (Madame Suzelle Poole) und einem über 50 Jahre alten Fußballprofi (Kazuyoshi Miura)? Im Jahr 2018 wurde der 87-jährige John Starbrook zum ältesten Läufer, der den Londoner Marathon bewältigte. Linda Ashmore schwamm im Alter von 71 Jahren durch den Ärmelkanal. Diese Menschen haben bewiesen, dass man ein Leben lang Sport treiben kann und dass es nie zu spät ist, damit anzufangen. Wissenschaftler haben »Mastersportler« unter die Lupe genommen, die 35 Jahre alt oder älter sind. Sie zeigen uns, was möglich ist, wenn wir älter werden, und welche greifbaren körperlichen und geistigen Vorteile Bewegung hat. Diese Studien widerlegen viele Mythen über den Alterungsprozess. Anders als Sie vielleicht glauben, werden wir nicht sonderlich langsamer, solange wir noch nicht 70 Jahre alt sind. Und wir können von eher gemächlichen Aktivitäten wie Gehen, Gartenarbeit oder klassischem Tanz

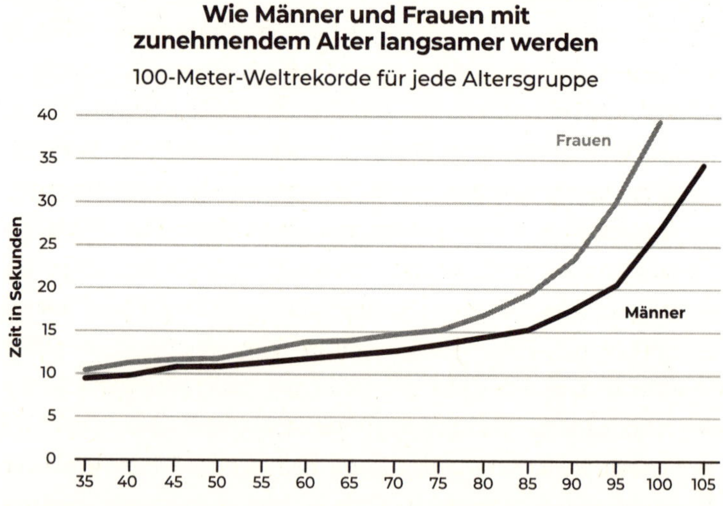

Quelle: Weltrekorde im 100-Meter-Sprint im Jahr 2019 bei den World Master Athletics (Turnier der über 35-Jährigen)

viel mehr profitieren, als es bisher bekannt war. Als ich die Abbildung oben sah, war mein erster Gedanke: »Jetzt habe ich keine Ausrede mehr!« Diese Grafik bringt die Dinge sofort auf den Punkt.

Das Tempo der Alterung

Der Einfluss der Bewegung auf die Gehirnfunktion ist so gewaltig, dass die American Academy of Neurology 2018 neue Richtlinien veröffentlichte, die es Ärzten wie mir ermöglichen sollen, die besten Entscheidungen zu treffen, wenn sie Patienten behandeln, vor allem solche mit leichter kognitiver Störung (LKB für leichte kognitive Beeinträchtigung), die der Demenz oft vorausgeht[1]. Das Komitee dieser Organisation, das die Empfehlungen auf den neuesten Stand brachte, prüfte acht Medikamente eingehend, die das Fortschreiten der LKB zur Alzheimer-Krankheit vielleicht verlangsamen konnten. An dieser Stelle im Buch überrascht es Sie wahrscheinlich nicht, dass das Komitee kein einziges Medikament für wirksam hielt. Es gab zwar Arzneimittel, die die amerikanische Gesundheitsbehörde FDA für die Behandlung der Alzheimer-Symptome zugelassen hatte, aber »es gibt keine von der FDA zugelassenen Medikamente für die Therapie der LKB. Mehr noch: Es gibt keine qualitativ hochwertigen langfristigen Studien, die pharmakologische oder diätetische Mittel identifiziert hätten, mit denen man entweder die Kognition verbessern oder das Fortschreiten einer LKB verzögern kann.« Allerdings empfehlen die Wissenschaftler ausdrücklich Sport: »6 Monate dauernde Studien lassen darauf schließen, dass 2 Trainingseinheiten pro Woche möglicherweise die Kognition bei LKB verbessern. Sport hat einen allgemeinen gesundheitlichen Nutzen bei meist geringem Risiko.« Wenn Sie das noch nicht überzeugt, sollten Sie berücksichtigen, dass körperliche *Inaktivität* als wichtigster Risikofaktor für den kognitiven Abbau und die Entwicklung einer Demenz gilt[2].

Bedenken Sie also: Obwohl Experten kein bestimmtes Medikament allgemein empfehlen, sprechen Sie sich für körperliche Aktivität aus, selbst wenn es nur aus dem Grund wäre, nicht inaktiv zu bleiben. Das ist ein Beispiel dafür, dass der Körper und das Gehirn gesund bleiben wollen und wie Bewegung dazu beitragen kann. Ron Petersen von der Mayo-Klinik – ein Gründungsmitglied des »Global Council on Brain Health« (einem internationalen Expertengremium, das sich mit der Gesundheit des Gehirns beschäftigt) – gehörte zu den Verfassern der neuen Richtlinien. Petersen widmet sein Leben der Erforschung der Kognition bei normaler Alterung sowie bei verschiedenen Erkrankungen, zum Beispiel Alzheimer, Lewy-Körperchen-Demenz und Frontotemporallappen-Degeneration (dem fortschreitenden Verlust von Nervenzellen in den Frontal- und/oder Temporallappen des Gehirns, der zu Sprach-, Verhaltens- und Bewegungsstörungen führt und die häufigste Form von Demenz bei Menschen unter 60 Jahren ist). Petersen ist einer der führenden Alzheimer-Forscher und er leitet das Alzheimer-Forschungszentrum der Mayo-Klinik in den USA sowie dessen Altersstudie. Als ich ihn fragte, wie wir seiner Meinung nach die allgemeine Gehirnfunktion bewahren können, stand Bewegung ganz oben auf seiner Liste. »Die veröffentlichten Studien sind ziemlich positiv, was die Rolle der Bewegung anbelangt, vor allem die des aeroben Trainings. Flotte Spaziergänge sind ausreichend.« *Gehen!* Offenbar sind grundlegende Empfehlungen doch zutreffend, selbst wenn man mit hochkarätigen Wissenschaftlern spricht, die ihr ganzes Leben der Erforschung des Gehirns widmen.

Petersen hat in seinem Fachgebiet dank der bildgebenden Verfahren, also der Hirn-Scans, eine Revolution erlebt. In seinen frühen Jahren konnten Ärzte die Alzheimer-Krankheit nur mithilfe einer Autopsie diagnostizieren. Heute ermöglichen uns spezielle PET-Scans einen Blick ins lebende Gehirn und zeigen uns, was dort vor sich geht, ohne dass wir ein Skalpell dafür brauchen. Alle Arten von bildgebender Medizintechnik helfen uns, Veränderungen im Gehirn unter bestimmten Bedingungen aufzuspüren. Körperliche Aktivität führt nachweislich zu den deutlichsten Veränderungen. Und Sie müssen sich viel weniger anstrengen, als Sie vielleicht annehmen: Wenn flotte Spaziergänge bereits genügen, brauchen Sie nur die folgenden Anweisungen zu befolgen. Sie müssen sich regelmäßig mindestens 150 Minuten in der Woche bewegen und sowohl Intervall- als auch Krafttraining in Ihr Programm aufnehmen. Beim Intervalltraining variieren Sie die Geschwindigkeit, die Intensität und den Kraftaufwand. Überraschen Sie Ihren Körper, damit Sie nicht in ausgefahrene Gleise geraten, die Sie nicht mehr herausfordern und Sie auf ein Plateau führen. Beim Krafttraining, auch Widerstandstraining genannt, verwenden Sie Gewichte oder das eigene Körpergewicht. Dadurch vergrößert sich die Muskelmasse, der Muskeltonus wird besser und das Gleichgewicht und die Koordination profitieren ebenfalls davon.

Viele Patienten sagen mir, sie hätten keine Zeit für den Sport. Aber Sie müssen sich die Zeit nehmen. Vielleicht streichen Sie in Ihrem vollen Terminkalender immer den Sport zuerst; aber es ist Zeit, das zu ändern. Denken Sie daran, dass es nicht um Eitelkeit oder das Aussehen geht, sondern um Ihr Leben und Wohlbefinden. Körperliche Bewegung könnte die höchste Rendite abwerfen, die Sie jemals bekommen haben, und sie wirkt vielen Faktoren entgegen, die das Demenzrisiko vergrößern. Hier ist ein einfaches Beispiel: Wie Sie bereits wissen, vergrößern Bluthochdruck und Diabetes Ihr Risiko, eines Tages an Demenz zu erkranken. Aber es hat sich herausgestellt, dass Sport auch dagegen eines der wirksamsten Mittel ist.

Nach einem Bericht der amerikanischen Centers for Disease Control and Prevention (CDC; eine dem Gesundheitsministerium angeschlossene Behörde, vergleichbar mit dem Robert Koch-Institut in Deutschland) bewegen sich 80 Prozent der Amerikaner nicht ausreichend. Nur etwa 23 Prozent der Männer und 18 Prozent der Frauen befolgen die entsprechenden Empfehlungen. Am häufigsten treiben Menschen zwischen 18 und 24 Jahren Sport (das sind fast 31 Prozent der sportlich Aktiven). Eine Analyse bei erwachsenen Amerikanern ergab, dass bei denjenigen, die vom Teenageralter bis etwa zu ihrem 65. Geburtstag zwei bis acht Stunden in der Woche trainierten, das allgemeine Sterberisiko während der 20 Jahre dauernden Studie um 29 bis 36 Prozent niedriger war als bei den anderen[3].

Ein schlaueres und größeres Gehirn innerhalb von Minuten

Ich bin bestimmt nicht der Erste, der Ihnen von der enormen Heilkraft der Bewegung erzählt. Aber vielleicht erkläre ich Ihnen als Erster, dass sie auch den Verstand schärft. Körperliche Bewegung verbessert die Verdauung, den Stoffwechsel, die Kondition, die Kraft und die Knochendichte. Für die meisten Menschen ist Sport ein Mittel zum Abnehmen. Das stimmt, aber er ist viel mehr als das. Er kann Ihre »schlauen Gene« einschalten, das Seelenleben stabilisieren und Depressionen und Demenz lindern. Eine Sportart, die zu Ihnen passt, macht Ihnen Spaß und steigert Ihr Selbstwertgefühl und Ihre Selbstsicherheit. Sie können sogar etwas schlauer werden, wenn Sie eine Stunde lang trainieren, weil die Bewegung auf das Gehirn einwirkt. Und wie geschieht das?

Es ist nicht so, dass das Training das Gehirn mit Fakten über Geschichte, komplexe Mathematik oder die Steuerung eines Flugzeugs füttert. Aber Sie regen Ihr Gehirn damit so an, dass Sie schneller und klarer denken und sich gut konzentrieren können. Die Ursache dafür sind verschiedene direkte und indirekte Auswirkungen, auf die ich gleich eingehen werde. Versuchen Sie es selbst. Machen Sie einen flotten Spaziergang um den Häuserblock, und achten Sie nach der Rückkehr darauf, wie es Ihnen geht und wie wach Ihr Verstand ist. Ich wette, Sie werden selbst dann mehr mentale Energie haben, wenn Sie beim Spaziergang außer Atem geraten sind. Wahrscheinlich fühlen Sie sich auch optimistischer und bewältigen die Anforderungen des Alltags besser. Der Philosoph und Psychologe William James drückte es im 19. Jahrhundert perfekt aus: »Halten Sie Ihre Fähigkeit, sich anzustrengen, lebendig, indem Sie jeden Tag ein wenig kostenlosen Sport treiben.«

Ich wurde erst in meinen späteren Jahren ein überzeugter Sportler. Da ich immer ein Bücherwurm war, hielt ich körperliches Training nur für ein Mittel, fit zu werden oder sich zu erholen. Ich war etwa 30 Jahre alt, als ich anfing, im Sport eine Möglichkeit zu sehen, mein Gehirn zu verbessern. Damals kürzten Schulen im ganzen Land den Sportunterricht zugunsten der Grundfächer. Was mich umdenken ließ, waren vor allem die schlechten Ergebnisse bei den standardisierten Tests in den USA, die weit hinter denen in anderen Ländern herhinkten. Die vorherrschende Devise lautete: »Mehr Mathe und weniger Freizeit.«

Ich analysierte Studien über den Einfluss dieses Politikwechsels auf die Lernergebnisse im Allgemeinen, und was ich fand, war unmissverständlich: Schulen, in denen die Schüler mehr Zeit und Energie aufwandten, um individuell und im Team Sport zu treiben, konnten mit besseren Lernleistungen aufwarten, während Schulen, die den Sportunterricht gekürzt hatten, die gegenteilige Wirkung verzeichneten. Zum ersten Mal begann ich, den Sport als Mittel zur Verbesserung nicht nur meines Körpers, sondern auch meines Geistes zu betrachten. Es gab zwar seit Jahrtausenden anekdotische Berichte über den Nutzen des Sports, doch erst Mitte des 20. Jahrhunderts wiesen groß angelegte Studien nach, dass körperliche Fitness sowohl Krankheiten vorbeugt als auch die Gesundheit schützt. Zuvor hatte Sport hauptsächlich als Freizeitvergnügen gegolten. Sportphysiologie wurde zu einem anerkannten Fachgebiet. Heutzutage wird anscheinend jede Woche eine neue Studie veröffentlicht, die belegt, dass Sport die Gehirnzellen schützt und dass eine sitzende Lebenswese (das »Couch-Potato-Syndrom«) möglicherweise zum Schrumpfen des Gehirns führt und zugleich das Risiko für Alzheimer und andere Arten der Demenz vergrößert.

Es geht hier nicht ums Aussehen. Das Sterberisiko ist nämlich bei inaktiven Menschen nachweislich doppelt so hoch wie bei (nur) fettleibigen, und zwar unabhängig vom Körpergewicht. Und wenn Sie die neusten Nachrichten über Gesundheit verfolgen, sind Sie wahrscheinlich auf Schlagzeilen gestoßen, in denen Faulpelze mit Rauchern in Verbindung gebracht werden. Zum Beispiel: »Sitzen ist das neue Rauchen.« Das ist eine irreführende Übertreibung, weil man diese beiden Gewohnheiten nicht miteinander vergleichen kann. Das Risiko für chronische Krankheiten und vorzeitigen Tod ist für Raucher erheblich größer als für Menschen, die viel sitzen. Trotzdem weisen solche Schlagzeilen auf eine wichtige Tatsache hin: Langes Sitzen – mehr als acht Stunden am Tag ohne jede körperliche Aktivität – kann Sie umbringen oder zum frühen Tod führen. Am meisten wird dadurch der Stoffwechsel geschädigt. Wenn Sie sich nicht bewegen, verlangsamt sich der Kreislauf und der Körper verwertet weniger Blutzucker. Das bedeutet, dass mehr Zucker in den Blutgefäßen zirkuliert. Inaktivität hat zudem einen negativen Einfluss auf die Blutfette, das Lipoprotein hoher Dichte (HDL, das »gute Cholesterin«), den Blutdruck in Ruhe und das Sättigungshormon Leptin (das Ihnen »sagt«, wann Sie aufhören sollen, zu essen). Inaktivität versetzt zudem die Muskeln in eine Art Schlummerzustand, in dem deren elektrische Aktivität nachlässt. Die Folge ist, dass Muskelmasse abgebaut wird. Mehr noch: Die Produktion von Lipoproteinlipase, des Enzyms, das Fettmoleküle im Blut abbaut, wird eingestellt, sodass auch mehr Fett im Blut zirkuliert. Und wenn die Stoffwechselrate sinkt, verbrennen Sie weniger Kalorien.

Die gute Nachricht lautet: Wenn Sie aktiv sind, und seien es nur ein paar Minuten, gleichen Sie die Nachteile des Sitzens aus. Während Bewegungsmangel ein Risikofaktor für frühe Krankheiten und frühen Tod ist, kann schlichte Bewegung dieses Schicksal nachweislich verhindern. Wie eine Studie des Fachbereichs Medizin der University of Utah 2015 ergab, sinkt das Sterberisiko im Laufe von drei Jahren um 33 Prozent, wenn Sie jede Stunde zwei Minuten lang aufstehen und hin und her gehen[4]. Zwei Minuten! Das ist ein großer Beitrag zur Prävention bei kleinem Zeitaufwand. Schon 120 Sekunden pro Stunde können die Schäden verhindern, die langes Sitzen dem Körper zufügt.

Mythos: Im Alter ist Muskelmasse weniger wichtig als ein gesunder Kreislauf und gesunde Lungen.

Wahrheit: Muskelmasse ist wichtig für die Lebensqualität, für die Genesung von einer Krankheit oder Verletzung, für die Beweglichkeit, für die Bewältigung der alltäglichen Aufgaben und für den Stoffwechsel. Im Gegensatz zum Fett, das hauptsächlich ein Kalorienspeicher ist, bestehen Muskeln aus hochaktivem Gewebe, das Kalorien verbrennt. Das erklärt zum Teil, warum magere, muskulöse Menschen in Ruhe mehr Kalorien verbrennen als Menschen mit größerem Fettanteil. Darum sollten Sie nicht nur das Herz-Kreislauf-System trainieren und dabei die Herzfrequenz erhöhen, sondern auch Muskeln aufbauen und bewahren. Im Alter geht allmählich Muskelmasse verloren; aber Sie können diesen Abbau mit Krafttraining verhindern.

Bewegung und Evolution

Der Mensch war im Laufe seiner Entwicklung fast immer körperlich aktiv, und zwar jeden Tag. Andernfalls hätte er nicht überlebt. Wissenschaftler haben sogar nachgewiesen, dass unser Genom sich über Millionen Jahre hinweg in einem Zustand ständiger körperlicher Herausforderungen entwickelt hat. Der Urmensch musste sich anstrengen, um Wasser und Nahrung zu finden. Unser Genom *erwartet* und *verlangt* häufige Bewegung. Ich sage meinen Studenten oft: »Uns Menschen war es nicht bestimmt, 23 Stunden am Tag zu sitzen oder zu liegen und zwischendurch eine Stunde im Fitnessstudio zu verbringen. Die Wissenschaft hat herausgefunden, dass wir fast ständig aktiv sein sollen, bis hinunter in unseren molekularen Kern.«

Der Biologe und Paläoanthropologe Daniel E. Lieberman von der Harvard University weiß eine Menge darüber, welche Wirkung körperliche Aktivität auf das Aussehen und die Funktionen des Körpers hat. Seine Forschungen über die Evolution des *Homo sapiens* und die Geschichte der körperlichen Anstrengung gipfelten 2004 in einem vielzitierten Artikel in der Fachzeitschrift *Nature* zusammen mit Dennis M. Bramble von der University of Utah[5]. Die Autoren sind der Meinung, dass der Mensch dank seiner athletischen Beweglichkeit so lange auf diesem Planeten überlebt hat. Wenn unsere Vorfahren Raubtiere aufspürten und Beutetiere jagten, um sie zu verspeisen, sicherten sie auch die Existenz ihrer Nachkommen. Sie beschafften Nahrung und tankten Energie, um sich zu paaren und ihre Gene an die nächsten Generationen weiterzugeben – an stärkere, robustere Menschen. In seinem 2003 erschienenen Buch *The Story of the Human Body (Unser Körper: Geschichte, Gegenwart, Zukunft)* weist Lieberman darauf hin, dass die epidemischen chronischen Krankheiten unserer Zeit die Folge eines Missverhältnisses zwischen unseren evolutionären Wurzeln und unserer modernen Lebensweise sind. »Wir wissen immer noch nicht, wie wir einst nützliche uralte Instinkte überwinden können, die uns drängen, Donuts zu essen und mit dem Aufzug zu fahren.«[6] In einem nachfolgenden Artikel beschrieb Lieberman 2015 das Paradox: »Menschen haben sich im Laufe ihrer Entwicklung an regelmäßiges, moderates Ausdauertraining bis ins hohe Alter angepasst.« Aber: »Menschen wurden auch so selektiert, dass sie unnötige Anstrengungen meiden.«[7] Er fasst die Geheimnisse eines gesunden, langen Lebens in der Einleitung seines Buchs so zusammen: »Bei Männern und Frauen im Alter von 45 bis 79 Jahren, die körperlich aktiv sind, reichlich Obst und Gemüse essen, nicht rauchen und Alkohol in Maßen trinken, beträgt das Risiko, in einem bestimmten Jahr zu sterben, durchschnittlich ein Viertel des Risikos, das Menschen mit ungesunden Gewohnheiten tragen müssen.«[8] Das sollte Sie inspirieren, weil diese Aussagen sich in die Tat umsetzen lassen. Jeder kann sie beherzigen.

Es ist nachgewiesen, dass ein Arzt namens Sushruta im Industal um 600 v. Chr. – vor mehr als 2500 Jahren – der Erste war, der seinen Patienten mäßige Bewegung verordnete, verbunden mit dem Hinweis: »Täglich einzunehmen«.[9] Sushruta empfahl Bewegung, weil sie den Körper stark, straff und leicht macht, das Wachstum der Gliedmaßen und der Muskeln fördert, die Verdauung und den Zustand der Haut verbessert, Faulheit verhindert und *Senilität lindert*. Nach englischen Übersetzungen des Sanskrit-Textes führt Bewegung »mit Sicherheit zu besserer Gesundheit«[10]. Vor mehr als 2000 Jahren erkannten die Ärzte den Zusammenhang zwischen körperlicher Bewegung und der Gesundheit des Gehirns, und heute rückt sie erneut ins Zentrum der Aufmerksamkeit.

Positive Folgen der körperlichen Bewegung[11]

Bewegung wird seit Langem mit der Gesundheit des Gehirns in Verbindung gebracht. Wir wissen das, aber ich möchte sicherstellen, dass Sie verstehen, wie körperliche Aktivität dem Gehirn nützt. Ein wichtiger Faktor ist die Regulierung des Blutzuckerspiegels durch Bewegung. Wenn die Muskeln Zucker als Energiequelle nutzen und ihn nicht einfach im Blut schwimmen lassen, kommt es nicht zu drastischen Schwankungen des Glukose- und Insulinspiegels, die, wie Sie wissen, das Demenzrisiko erhöhen. Körperliche Aktivität lindert zudem Entzündungen, was sehr wichtig ist, um Demenz zu verhindern. Weitere Vorteile sind:

- Ein geringeres generelles Sterberisiko
- Mehr Ausdauer, Kraft, Geschmeidigkeit und Energie
- Besserer Muskeltonus und gesündere Knochen

- Bessere Durchblutung und Lymphzirkulation der Gewebe und bessere Versorgung mit Sauerstoff
- Erholsamerer, tieferer Schlaf
- Stresslinderung
- Besseres Selbstwertgefühl und Wohlbefinden
- Ausschüttung von Endorphinen, der chemischen Substanzen im Gehirn, die natürliche Stimmungsaufheller und Schmerzmittel sind
- Niedrigerer Blutzuckerspiegel und geringeres Risiko für Insulinresistenz und Diabetes
- Ideale Gewichtsverteilung und leichteres Halten des Idealgewichts
- Gesünderes Herz, geringeres Risiko für Herz-Kreislauf-Krankheiten und Bluthochdruck
- Weniger Entzündungen, geringeres Risiko für Alterskrankheiten von Krebs bis Demenz
- Stärkeres Immunsystem

Wenn Sie in Form sind, formen Sie Ihr Gehirn

Die Gründe dafür, dass Bewegung die Gesundheit des Gehirns verbessert, gehen weit über die bessere Versorgung mit Blut, Sauerstoff und Nährstoffen hinaus. Das alles sichert das Wachstum und den Erhalt der Nervenzellen. Wir wissen seit Langem, dass eine gute Durchblutung des Gehirns wichtig ist. Aber es lohnt sich, auch die neuesten Forschungen über die magische Wirkung der Bewegung auf das Gehirn zu verstehen. Diese Studien sind nicht allgemein bekannt. Im Wesentlichen hat körperliche Bewegung zwei Vorteile für das Gehirn. Erstens wird der zirkulierende Blutzucker effektiver genutzt, Entzündungen werden gelindert und der Körper schüttet mehr Wachstumsfaktoren aus, die sowohl die Vermehrung als auch die Funktion der Zellen fördern. Im Gehirn fördern diese Wachstumsfaktoren die Gesundheit neuer Neuronen, die Bildung neuer Blutgefäße und das Überleben aller Neuronen. Der zweite Vorteil der Bewegung für das Gehirn mag Ihnen etwas weniger objektiv vorkommen, aber er ist nicht weniger wichtig. Wir wissen heute, dass regelmäßige Bewegung Stress und Angst messbar verringert und den Schlaf und die Stimmung verbessert. Das alles kann die Struktur und Funktion des Gehirns positiv beeinflussen. Zusammen verbessern diese Faktoren langfristig die äußerst wichtige Resilienz des Gehirns und helfen uns, kreativ und scharfsinnig zu sein und akute Probleme zu lösen.

Ich habe wenig Zweifel daran, dass wir bald genügend Beweise dafür haben werden, dass körperliche Aktivität das Demenzrisiko senkt. Wir wissen bereits, dass körperlich aktive Menschen seltener an kognitivem Abbau leiden, und neueren Studien zufolge fördert größere Fitness die Verarbeitungsleistung des alternden Gehirns. Zum Beispiel zeigte eine Studie im Jahr 2018, dass die Fähigkeit älterer Menschen, sich an Worte zu erinnern, umso besser ist, je körperlich fitter sie sind.[12] Ich stimme mit vielen Kollegen überein, die glauben, körperliche Aktivität sei eine Art »Erste-Hilfe-Kasten« für geschädigte Gehirnzellen und beschleunige die Genesung nach einer Verletzung, einem Schlaganfall oder starkem emotionalem Stress. Ich kenne keine Tablette, die das alles kann.

Ich habe die positiven Wirkungen der Fitness bei meinen Patienten und am eigenen Leib erfahren. Viele Jahre lang bin ich durch die Welt gereist und habe Menschen aus unterschiedlichen Verhältnissen und Kulturen getroffen. Dabei ist mir ein Muster aufgefallen: Diejenigen, die körperlich fit sind, haben auch einen schärferen Verstand. Wahrscheinlich haben Sie das ebenfalls beobachtet. Das

Gehirn dieser Menschen scheint nicht zu altern. Für mich ist es wichtig, in Form zu bleiben, damit ich all meine verrückten Reisen unternehmen und bisweilen übermäßig produktiv sein kann. Sport hilft mir, besser zu denken und neue Informationen zu verarbeiten. Ohne Sport sind die meisten Gedanken, die ich für neu halte, nichts weiter als alte Ideen in neuer Verpackung. Solange ich körperlich aktiv bin, komme ich öfter auf wirklich neue Gedanken – ein unglaubliches Gefühl.

Innere Stärke und mentale Robustheit hängen oft davon ab, dass wir ein allgegenwärtiges Problem des modernen Lebens in den Griff bekommen: Stress. Wahrscheinlich haben Sie gemerkt, dass Sport Ihnen hilft, Stress abzubauen. Wie ist das zu erklären? Wenn der Körper Stress spürt, setzt er das Stresshormon Cortisol frei, das immer häufiger für lang andauernde Veränderungen des Gehirns verantwortlich gemacht wird. Deshalb sind junge Menschen, die als Kinder chronischem Stress ausgesetzt waren, im späteren Leben anfällig für Angst, affektive Störungen und andere psychische Probleme. Daniela Kaufer, eine integrative Biologin an der kalifornischen Universität Berkeley, hat vor ein paar Jahren zusammen mit ihren Kollegen eine Reihe von Experimenten durchgeführt, die nachwiesen, dass chronischer Stress und ein erhöhter Cortisolspiegel auch dem Gedächtnis und der Lernfähigkeit schaden.[13] Die Wissenschaftler fanden heraus, dass zu viel Cortisol eine Überproduktion von Myelin produzierenden Zellen, Oligodendrozyten genannt, und eine zu geringe Produktion von Neuronen auslöst (stellen Sie sich ein elektrisches Kabel mit dickem Mantel – dem Myelin – und ganz wenig Kupfer – den Neuronen – vor). Das hatte zur Folge, dass der Hippocampus, das Gedächtniszentrum im Gehirn, schrumpfte. Das Team stellte zudem fest, dass chronischer Stress die neuronalen Stammzellen (Babyvorläuferzellen, aus denen normalerweise Neuronen entstehen) veranlasst, sich zu Zellen zu entwickeln, die Verbindungen mit dem präfrontalen Kortex stören, der für das Lernen und für das Gedächtnis zuständig ist.

Das sind nur ein paar Beispiele dafür, wie Stress sich auf das Gehirn auswirkt. Versuchen Sie, sich dieses Zusammenspiel zwischen Stress und Gehirn klarzumachen. Wenn Sie es verstanden haben, können Sie besser mit Stress und der von ihm ausgelösten Cortisolflut umgehen. Auch hier gilt: Eines der besten und einfachsten Gegenmittel ist körperliche Aktivität.

Mythos: Sport kann gefährlich sein, wenn wir älter werden und der Körper zunehmend schwächer wird.

Wahrheit: Wir müssen ein Leben lang aktiv bleiben. Sport kann die Alterung des Körpers und des Gehirns bremsen und Gebrechlichkeit verhindern und sogar als Therapie wirken. Er ist eine der wirksamsten nicht medikamentösen Methoden, die Beweglichkeit und Selbstständigkeit alter Menschen zu verbessern[14]. Neuere Studien mit Amateurradlern im Alter von 55 bis 79 Jahren lassen darauf schließen, dass sie alltägliche Aufgaben mühelos bewältigen, weil fast alle Teile ihres Körpers sich in erstaunlich gutem Zustand befinden[15]. Die Radfahrer schnitten auch gut bei Tests ab, die die geistige Beweglichkeit und Gesundheit sowie die Lebensqualität untersuchten. Das soll nicht heißen, dass Sie unbedingt Rad fahren müssen. Suchen Sie sich eine Sportart aus, die Ihnen Spaß macht und Ihrem Körper nützt. Wenn Sie zu Stürzen neigen oder an Arthrose oder Knieschäden leiden, sollten Sie einen Sport wählen, der Ihren Zustand nicht verschlimmert und das Verletzungsrisiko nicht erhöht. Schwimmen ist beispielsweise hervorragend geeignet, intensiv zu trainieren, ohne Verletzungen und Stürze befürchten zu müssen.

Ich habe bereits auf Studien hingewiesen, die zeigen, dass Menschen mit hohem Blutzuckerspiegel – einerlei, ob sie Diabetiker sind oder nicht – geistig schneller abbauen als Menschen mit normalem Blutzucker. Wie das geschieht, habe ich bereits erklärt. Bluthochdruck kann aus mehreren Gründen zu Demenz führen. Er schwächt die Blutgefäße und erhöht dadurch das Risiko für kleinste Schlaganfälle, die verschiedene Arten von Demenz auslösen können. Ein hoher Zuckerkonsum kann Insulinresistenz, vor allem der Gehirnzellen, zur Folge haben. Dann ist zwar Insulin vorhanden, aber es hat eine geringere Wirkung. Zudem können die Neuronen nicht genug Zucker resorbieren, um aktiv zu bleiben. Das heißt, Ihre Gehirnzellen hungern, einerlei, wie viel Sie essen.

Ebenso wie der Blutzucker leichter verarbeitet wird, wenn Sie sich gesund ernähren und körperlich aktiv sind, ist Bluthochdruck ein weiterer wichtiger Risikofaktor für Demenz. In einer 2014 veröffentlichten Studie, die Tausende von Amerikanern seit den 1980er- Jahren beobachtet hatte – darunter auch einige mit Bluthochdruck –, kam die Neurologin Rebecca Gottesman von der Johns-Hopkins-University zu dem Schluss, dass Bluthochdruck im mittleren Alter ein wichtiger Risikofaktor für geistigen Abbau ist. Dieser Befund war unabhängig von anderen Risikofaktoren wie zum Beispiel Übergewicht[16].

Im Jahr 2017 veröffentlichte Gottesman eine weitere, an diese anschließende Studie, in der sie belegte, dass bestimmte Risikofaktoren, einschließlich Bluthochdruck, Diabetes und Rauchen, das Risiko erheblich vergrößern, im späteren Leben dement zu werden[17].

Rauchen und Diabetes waren am gefährlichsten: Diabetes vergrößerte das Risiko um 77 Prozent und Rauchen im mittleren Alter vergrößerte das Demenzrisiko um 41 Prozent. Bluthochdruck erhöhte es um 39 Prozent. Gottesman hat zudem nachgewiesen, dass Übergewicht das Risiko für ein erhöhtes Vorkommen von Amyloid im Gehirn im späteren Leben verdoppeln kann[18].

Auf eine Studie aus dem Jahr 2018 möchte ich besonders hinweisen. Anstatt nur nach einem Zusammenhang zwischen sportlichen Aktivitäten und der Gesundheit des Gehirns zu suchen, wurde in dieser Studie des Southwestern Medical Center der University of Texas ein genaueres Verfahren verwendet, um die körperliche Fitness zu messen[19]. Die Forscher bestimmten die maximale Sauerstoffaufnahme der Teilnehmer während eines aeroben Trainings. Die Messung dieser sogenannten VO_2max erkennt die amerikanische Gesellschaft für Herzkrankheiten als bessere Methode an, um die Herz-Kreislauf-Fitness zu beurteilen. Die Teilnehmer waren teils gesunde ältere Erwachsene, teils Menschen mit leichter kognitiver Störung. Das Durchschnittsalter betrug 65 Jahre.

Alle Teilnehmer unterzogen sich einer Reihe von Tests: einem VO_2max-Test auf einem Laufband (er ähnelt einem Belastungs-EKG, das etwa zehn Minuten dauert) sowie kognitiven Tests, bei denen das Gedächtnis und das logische Denken geprüft wurden. Außerdem verwendeten die Wissenschaftler ein spezielles bildgebendes Verfahren, um die Integrität beziehungsweise Funktionstüchtigkeit der weißen Substanz zu bestimmen. Die weiße Hirnsubstanz besteht aus dichten Bündeln von Nervenfasern, in denen die Botschaften zwischen unterschiedlichen Regionen der grauen Hirnsubstanz (der Nervenzellen) verschickt werden. Nur wenn diese weiße Substanz gesund ist, können die verschiedenen Gehirnregionen optimal miteinander kommunizieren. Wenn die weiße Substanz anfängt, sich aufzulösen – was im Alter vorkommt –, erlaubt eine geschwächte weiße Substanz nur noch schwächere Signale im Gehirn.

Die Ergebnisse dieser Studie zeigten, wie wichtig körperliche Aktivität für das Gehirn ist. Es ergab sich ein deutlicher Zusammenhang zwischen geringer aerober Fitness und geschädigter weißer Substanz bei den Teilnehmern, die an einer leichten kognitiven Störung litten und deren Gehirnfunktion beeinträchtigt war. Diese Teilnehmer schnitten bei denjenigen Tests schlechter ab, mit denen das Gedächtnis und das logische Denken geprüft wurden. Das Fazit lautete, dass körperliche Fitness mit besserem Gedächtnis und besserem logischem Denken korreliert. Zurzeit sind Studien im Gange, die untersuchen, welches Fitnessniveau ideal ist, um das Demenzrisiko deutlich zu senken und vielleicht auch das Fortschreiten einer Demenz erheblich zu verlangsamen. Wenn eine so einfache Maßnahme wie mehr Bewegung das Demenzrisiko senken und eine bereits vorhandene Krankheit bremsen kann, dann gibt es keine Ausrede mehr in Bezug auf Sport.

So normal wie Zähneputzen

»Körperliche Aktivität« schließt viele gezielte aerobe Bewegungsformen ein, die Herz und Kreislauf fordern, zum Beispiel Schwimmen, Radfahren, Joggen, Gruppengymnastik, aber auch Krafttraining mit Gewichten, Fitnessbändern, Kraftmaschinen, Pilates-Übungen, Ausfallschritten und Kniebeugen. Übungen für die Flexibilität und das Gleichgewicht gehören ebenfalls dazu, beispielsweise Stretching und Yoga, ebenso eine aktive Lebensweise während des Tages (Beispiele: Benutzen Sie die Treppe statt des Aufzugs, sitzen Sie nicht zu lange, gehen Sie in den Arbeitspausen spazieren, legen Sie sich ein Hobby wie Tanzen, Wandern oder Gartenarbeit zu).

Für mich ist das Training eine nicht verhandelbare tägliche Aktivität wie das Zähneputzen. Eifern Sie mir nach! Ich versuche, jeden Tag schweißtreibend aktiv zu sein und etwa eine Stunde lang zu trainieren. Natürliche Bewegung während des ganzen Tages ist ebenfalls wichtig. Ein paar Mal in der Woche streue ich ein intensives Krafttraining ein. Als ich 40 Jahre alt wurde, begann ich, an Triathlons teilzunehmen, weil ich merkte, dass mein Alterungsprozess mir Energie und Muskelmasse raubte. Zudem machte ich mir größere Sorgen wegen der Herzkrankheiten in meiner Familie, die Männer in ihren 40ern trifft. Die alte Routine mit gelegentlichem Tennisspiel und ein wenig Laufen zeigte keine Wirkung mehr. Ich musste mehr Struktur in meinen Fitnessplan bringen und ihn abwechslungsreicher gestalten. Außerdem räumte ich dem Sport Vorrang in meinem Leben ein. Als Vater von drei Kindern mit einem anstrengenden Job und laufenden Projekten kann ich es trotzdem einrichten, täglich Sport zu treiben. Typisch für die meisten Menschen ist, dass sie alle zur Verfügung stehende Zeit nutzen, um eine an sie gestellte Aufgabe zu beenden, und meist halten sie den Sport für entbehrlich, wenn sie stark beschäftigt sind und eine weitere Stunde für irgendeine andere Tätigkeit brauchen. Ich persönlich lasse das nicht zu; in meinem Tagesplan ist der Sport eine heilige Zeit.

Einerlei, wo auf der Welt ich mich aufhalte, ich habe meine Laufschuhe, meine Badehose und meine Schwimmbrille bei mir. Auch Fitnessbänder nehme ich mit, damit ich ein wenig Krafttraining machen kann, und auf Empfehlung meines Chefs in der Neurochirurgie mache ich jeden Tag hundert Liegestütze. Aber Bequemlichkeit ist ebenfalls wichtig für mich. Damit ich jederzeit trainieren kann, müssen meine Gerätschaften in Reichweite sein. Zum Beispiel habe ich immer Gewichte im Schlafzimmer und ich benutze zu Hause und im Büro eine Teleskopstange für Türrahmen, um überall Klimmzüge machen zu können. Klimmzüge sind eine hervorragende Übung für die Rückenmuskeln und die Bauchregion. Anfangs fallen sie schwer, aber man spürt die Wirkung fast sofort. Viele Leute vernachlässigen den Oberkörper, vor allem wenn sie älter werden; aber wir brauchen diese Muskeln für die Haltung, die Knochendichte und den Stoffwechsel, und sie helfen sogar, Bettlägerige und Krankenhauspatienten vor einer Lungenentzündung zu schützen.

Ich möchte Sie mit einem Zwölf-Wochen-Programm ermuntern, in Bewegung zu kommen. Sie können dieses Programm auf Ihre Bedürfnisse anpassen. Es geht nicht darum, ein Champion-Bodybuilder wie Ernestine zu werden, und Sie müssen sich auch nicht in einem Fitnesscenter anmelden oder für einen Langstreckenlauf trainieren (obwohl ich gerne 70- und 80-jährigen Menschen dabei zuschaue).

Regelmäßiger Sport, der das Herz und die Muskeln fordert, ist alles, was Sie brauchen. Streben Sie mindestens 30 Minuten aerobes Training an fünf Wochentagen an. Der Puls sollte mindestens 20 Minuten lang um 50 Prozent höher sein als der Ruhepuls. So leid es mir tut: Golfspielen mit einem Golfwagen zählt nicht. Versuchen Sie, an den anderen beiden Tagen an einem erholsamen Yogakurs teilzunehmen oder gemächlich spazieren zu gehen. Verbringen Sie diese Zeit nicht auf dem Stuhl.

Wenn Sie so viel wie möglich vom Sport profitieren und Ihr Risiko, vorzeitig zu sterben, senken wollen, dann denken Sie an neuere Studien, die eine Verdreifachung dieses wöchentlichen 150-Minuten-Programms empfehlen. Das wäre etwas mehr als eine Stunde am Tag. Allerdings dürfen Sie dabei alle körperlichen Aktivitäten mitrechnen, nicht nur die Zeit im Fitnessstudio. Eine Studie, in der das bestätigt wurde, wurde 2015 von *JAMA Internal Medicine* veröffentlicht. Forscher am National Cancer Institute der Harvard University und an anderen Institutionen sammelten Daten über die Bewegungsgewohnheiten der Teilnehmer an sechs großen, zu dieser Zeit gerade laufenden Gesundheitsumfragen.[20] Auf diese Weise stellten sie Daten von mehr als einer halben Million Erwachsenen zusammen. Um den Zusammenhang zwischen der für Sport verwendeten Zeit und dem Sterberisiko zu ermitteln, teilten die Wissenschaftler die Teilnehmer in mehrere Kategorien ein: In einer dieser Gruppen befanden sich diejenigen, die keinerlei Sport trieben, in einer anderen waren diejenigen, die pro Woche mindestens zehnmal länger trainierten als die empfohlene Zeitdauer (25 oder mehr Stunden). Zwischen diesen Extremen gab es weitere Gruppen. Dann wandten sich die Forscher dem Sterberegister zu. Wer war gestorben? Wie hingen die Sterberaten mit der Dauer der sportlichen Aktivität zusammen?

Sie waren nicht überrascht festzustellen, dass die Teilnehmer mit einer sitzenden Lebensweise das höchste Sterberisiko hatten. Nach ihnen kam die Gruppe, die ein wenig Sport trieb, aber den empfohlenen Umfang (mindestens 150 Minuten moderates Training in der Woche) nicht erreichte. Immerhin verringerten diese Teilnehmer ihr Sterberisiko um 20 Prozent. Bei den Teilnehmern, die den Empfehlungen folgten, war das Streberisiko innerhalb eines 14-Jahres-Zeitraums um 31 Prozent niedriger als bei den Nichtsportlern. Den Schlüssel zur Langlebigkeit hatten jedoch diejenigen in der Hand, die wöchentlich 450 Minuten trainierten. Und beachten Sie: Diese Menschen erreichten ihr Ziel hauptsächlich durch Gehen. *Gehen!* Verglichen mit den Inaktiven war ihr Risiko, vorzeitig zu sterben, um 39 Prozent geringer. Es ist noch nicht geklärt, wie stark diese Verbesserungen auch die Gesundheit des Gehirns betreffen, aber ich erwähne diese Zahlen, weil mich die Daten überzeugen. 64 Minuten täglich für ein langes Leben mit klarem Verstand. Und auch auf die Gefahr hin, dass ich mich wiederhole: Es geht um tägliche Spaziergänge in mäßig schnellem Tempo.

Gewichtheben ist wichtig, aber es genügt nicht. Eisenstangen zu pumpen, hat durchaus positive Wirkungen auf die geistigen Funktionen, wie einige Studien mit älteren Menschen zeigen, die nur ein Jahr Gewichte hoben. Um den größten Nutzen zu genießen, müssen Sie jedoch aerob trainieren, zum Beispiel schwimmen, Rad fahren, tanzen, wandern oder flotte Spaziergänge machen, und zwar mindestens an fünf Tagen in der Woche jeweils mindestens 20 Minuten lang. Das belegen die meisten wissenschaftlichen Studien.

Ich hoffe, das Beweismaterial, das ich in diesem Kapitel vorgelegt habe, motiviert Sie, sich häufiger zu bewegen, sofern Sie noch nicht regelmäßig Sport treiben. Nehmen Sie diesen wichtigen Bereich Ihres Lebens ernst. Falls Sie bereits Sport treiben, können Sie die Dauer und Intensität Ihres Trainings steigern oder etwas Neues ausprobieren. Es geht allein darum, körperlich stärker und geistig wacher zu werden.

Kapitel 5

Die Macht der Zielstrebigkeit, des Lernens und des Entdeckens

Ich gehe wahrscheinlich nie in den Ruhestand. Ich wüsste nicht, was ich mit mir selbst anfangen sollte. Aber ich weiß, was mit Menschen geschieht, die früh in Rente gehen: Ihr Demenzrisiko steigt. Zudem leiden sie häufiger an anderen Krankheiten einschließlich Depression, die wiederum das Demenzrisiko vergrößern. Wie eine Studie belegt, sinkt das Demenzrisiko pro Jahr zusätzlicher Berufstätigkeit um 3,2 Prozent[1]. An dieser Studie nahmen fast eine halbe Million Menschen in Frankreich teil, und es zeigte sich, dass das Demenzrisiko bei Teilnehmern, die im Alter von 65 Jahren in den Ruhestand gingen, um etwa 15 Prozent niedriger was als bei Erwerbstätigen, die ihren Beruf mit 60 Jahren aufgaben, selbst wenn man andere Faktoren berücksichtigte. (Aus Frankreich kommen einige der besten Alzheimer-Studien der Welt, vor allem deshalb, weil Nicolas Sarkozy, ein früherer Präsident, dieser Forschung Vorrang einräumte. Ein weiterer Grund sind die detaillierten Krankenakten der Selbstständigen, die in die gesetzliche Krankenversicherung einzahlen. Daher stehen den Forschern mehr Daten zur Verfügung.).

Die Schlussfolgerung ergibt Sinn. Berufstätigkeit, vor allem eine zufriedenstellende, hält die Menschen in der Regel körperlich und geistig aktiv und fördert zwischenmenschliche Kontakte, und das alles schützt nachweislich die kognitiven Fähigkeiten. Vor Jahren, als ich für ein Projekt nach den Geheimnissen der Langlebigkeit forschte, verbrachte ich eine Menge Zeit in Okinawa. Auf dieser japanischen Insel gibt es nicht einmal ein Wort für »Ruhestand«. Die Menschen suchen sich zwar andere Beschäftigungen, wenn sie älter werden, aber nicht unbedingt weniger. Und sie werden im Alter sogar mehr geschätzt und mehr am Leben beteiligt. Das ist ein Zeichen des Respekts und die Anerkennung ihrer Lebenserfahrung. Im Laufe der Jahre machten meine Besuche in Okinawa einen tief greifenden Eindruck auf mich, und ich bin ziemlich sicher, dass ich so altern möchte wie die Okinawer.

Die Moral der Geschichte: Zögern Sie den Ruhestand so lange wie möglich hinaus. Und wenn Sie doch in Rente gehen, dann lassen Sie bitte nicht das Leben an sich hinter sich. Suchen Sie nach Aktivitäten, die Ihnen Freude machen und die Sie anregen. Bleiben Sie engagiert. Hören Sie nicht auf, zu lernen, zu entdecken und komplexe Aufgaben zu lösen. Zweifeln Sie nicht daran, dass Ihr Leben einen Sinn hat, eine Richtung und Ziele, für die es sich zu leben lohnt. Das ist aktives Altern.

So bleibt das Gehirn plastisch

Zum aktiven Altern gehört aber mehr als körperliche Bewegung. Sie müssen auch Ihr Gehirn bewegen und so trainieren, dass es gesund bleibt. Muskeltraining kommt der allgemeinen Gesundheit zugute, und Gehirntraining verbessert die Gesundheit des Nervensystems. Aber es gibt einen richtigen und einen falschen Weg, um das zu erreichen. Der richtige Weg hilft Ihnen, die Plastizität Ihres

Gehirns zu nutzen, also seine Fähigkeit, sich neu zu vernetzen und die neuronalen Netze zu stärken.

In einer der verblüffendsten Studien verglichen Forscher die Gehirne verschiedener Menschen nach einer Obduktion. Ich weiß, es ist nicht jedermanns Sache, aber ich machte eine der lehrreichsten Erfahrungen meines Lebens, als ich der Autopsie eines Gehirns beiwohnte. Man kann dabei einen so tiefen Blick in dieses rätselhafte Organ werfen, wie es zu seinen Lebzeiten nicht möglich wäre. Und eine der großen Offenbarungen war folgende: Selbst wenn zwei Gehirne an der gleichen Krankheit litten, unterschied sich das Verhalten ihrer Besitzer bisweilen erheblich. Zwei Gehirne, die bei der Autopsie schwer krank aussehen und vielleicht Plaques und Fibrillen der Alzheimer-Krankheit oder die Anzeichen für eine Herz-Kreislauf-Krankheit aufweisen, spiegeln nicht unbedingt den Eindruck wider, den ihre Besitzer einst auf andere machten. Bei einem der beiden sind vielleicht nie Symptome einer kognitiven Störung aufgetreten, während der andere jahrelang dahinwelkte und sich gegen Ende seines Lebens nicht einmal mehr an die Gesichter seiner Angehörigen erinnern konnte. Die Frage, die ich oft stellte, lautete: Wie konnte der Mensch mit dem offenbar kranken Gehirn den kognitiven Abbau verhindern? Und die Antwort, die ich oft hörte, war »kognitive Reserve« oder »Resilienz«, wie die Wissenschaftler sagen. Wer diese Reserve oder Resilienz aufbauen konnte, hatte so viel wie möglich am sozialen Leben und an stimulierenden Aktivitäten teilgenommen. Wie wichtig soziale Beziehungen sind, werde ich in Kapitel 8 genauer erklären. Jetzt möchte ich kurz auf die kognitive Reserve eingehen. Stellen Sie sich diese Reserve als großes Backup-System im Gehirn vor, das die Folge reicher Lebenserfahrungen ist, zum Beispiel der Ausbildung und des Berufs. Sie werden sehen, dass die kognitive Reserve uns sogar helfen kann, die Folgen anderer Risikofaktoren, etwa einer schlechten Ernährung, abzuwenden.

Das Gehirn und die kognitive Reserve

Die Vorstellung von einer kognitiven Reserve oder von der Resilienz des Gehirns bleibt ein wenig umstritten, weil wir nicht genau wissen, wie sie funktioniert. Zudem ist es schwierig, sie genau zu definieren. Praktisch gesehen ist die kognitive Reserve die Fähigkeit des Gehirns, zu improvisieren und Hindernisse zu umschiffen, die es vielleicht daran hindern könnten, seine Aufgaben zu erfüllen. Angenommen, Ihr Auto verfügt über ein Beschleunigungs- und Bremssystem, das Ihnen hilft, Hindernissen auszuweichen und unvorhersehbare Kurven zu bewältigen. Damit können Sie rasch einen Schlenker machen, um einen Unfall zu vermeiden und auf Kurs zu bleiben. Ihr Gehirn kann Ähnliches vollbringen: Es kann seine Arbeitsweise ändern, alternative Routen finden und auf diese Weise Herausforderungen bewältigen, die andernfalls seiner Funktion und seiner Gesundheit schaden würden. Wenn Sie sich das neuronale Netz Ihres Gehirns als ein Straßennetz vorstellen, wird Ihnen klar, dass Sie umso mehr Möglichkeiten haben, die Richtung zu wechseln und ans Ziel zu gelangen, je größer das neuronale Netz ist. Aus diesem Netz besteht Ihre kognitive Reserve. Sie entwickelt sich im Laufe der Zeit durch die Ausbildung, durch Lernen und durch Neugier. Je mehr Sie während Ihres Lebens entdecken, desto weiter bauen Sie das Netz aus und helfen Ihrem Gehirn, mit Misserfolgen oder degenerativen Prozessen besser umzugehen.

Die These von der kognitiven Reserve ist ziemlich neu. Sie entstand Ende der 1980er-Jahre, als eine Gruppe von Forschern in der neurowissenschaftlichen Abteilung der kalifornischen Universität in San Diego über ältere Menschen in einem qualifizierten Pflegeheim berichtete, die keine erkennbaren Demenzsymptome aufgewiesen hatten, obwohl sich nach einer Autopsie ihrer Gehirne herausstellte, dass sie an fortgeschrittener Alzheimer-Krankheit gelitten hatten. Der Artikel, der in der Fachzeitschrift *Annals of Neurology* erschien, war der erste, in dem der Begriff *Reserve* verwendet und angedeutet wurde, dass diese Menschen genügend »Speicher« besaßen, um den Schaden zu kompensieren und normal weiterzuleben[2]. Die Wissenschaftler erwähnten auch, dass die Menschen, bei denen keine Demenzsymptome aufgetreten waren, ein größeres Gehirngewicht und mehr Neuronen besaßen.

Seit dieser revolutionären Entdeckung haben Forscher immer wieder nachgewiesen, dass Menschen mit einer größeren kognitiven Reserve größere Chancen haben, die degenerativen Gehirnveränderungen hinauszuzögern, die mit Demenz oder anderen Gehirnerkrankungen einhergehen, zum Beispiel mit der Parkinson-Krankheit, Multipler Sklerose oder Schlaganfällen[3]. Eine größere kognitive Reserve, sagen die Wissenschaftler, hilft uns auch, besser und länger durchzuhalten, wenn uns unerwartete Ereignisse treffen, die dem Gehirn schaden, beispielsweise chronischer Stress, eine Operation oder Umweltgifte. Umstände dieser Art stellen erhöhte Ansprüche an das Gehirn, so wie ein Autofahrer in einen anderen Gang schalten muss, um eine Steigung zu bewältigen. Oft wird über zwei Arten der kognitiven Reserve diskutiert: neuronale Reserve und neuronale Kompensation. Bei der neuronalen Reserve geht es um bereits vorhandene neuronale Netze, die effizienter oder umfangreicher und daher weniger anfällig für Störungen sind. Bei der neuronalen Kompensation gleichen verschiedene andere Netze bei Bedarf die Schwächen der bereits existierenden neuronalen Netze aus.

Darum ist es wichtig, dass wir unsere kognitive Reserve aufbauen und erhalten. Das erreichen wir, indem wir unser Gehirn immer wieder fordern, damit es denken, planen, lernen und Probleme lösen muss. Über Nacht geht das nicht. Die kognitive Reserve spiegelt wider, wie sehr Sie Ihr Gehirn im Laufe der Jahre durch

Ausbildung, Beruf und andere Aktivitäten trainiert haben. Epidemiologische Befunde lassen darauf schließen, dass Menschen mit einem höheren IQ, besserer Bildung, größeren beruflichen Leistungen oder anspruchsvolleren Freizeitbeschäftigungen – zum Beispiel Hobbys oder Sport – seltener an Alzheimer erkranken. Das alles zwingt das Gehirn, ständig Wissen zu erwerben und damit so zu arbeiten, dass neue Netze entstehen und alte Netze gestärkt werden. Es überrascht nicht, dass Tierstudien zufolge geistige Anregung die Dichte der Neuronen, Synapsen und Dendriten steigert. Einfacher ausgedrückt: Geistige Anregung sorgt für ein Gehirn, das widerstandsfähiger gegen Krankheiten ist.

Dass ein höherer IQ und höhere Bildung eine Schutzwirkung gegen Demenz haben, bedeutet jedoch nicht, dass wir Krankheiten verhindern können, wenn wir »schlauer« oder gebildeter sind. Das ist nicht der Punkt. Eine Studie, die 2019 in der Zeitschrift *Neurology* veröffentlicht wurde, widerlegt sogar die lange vertretene Theorie, höhere Schulbildung schütze vor Demenz im Alter[4]. An dieser Studie nahmen fast 3000 Freiwillige teil, die zu Beginn der Erhebung durchschnittlich 78 Jahre alt waren. Ihre Ausbildung hatte im Durchschnitt 16,3 Jahre gedauert. Die Teilnehmer wurden acht Jahre lang beobachtet. Fast 700 von ihnen erkrankten während der Studie an Demenz; 405 wurden dement und starben. Bei 752 Verstorbenen wurde das Gehirn obduziert.

Die Forscher teilten die Teilnehmer je nach deren Bildungsgrad in drei Gruppen ein und stellten fest, dass die Gebildeteren zu Beginn der Studie zwar bei Tests des Denkvermögens und des Gedächtnisses besser abschnitten, obwohl sie ihre Schulabschlüsse Jahrzehnte zuvor erworben hatten; aber es gab keinen Zusammenhang zwischen höherer Bildung und langsamerem kognitivem Abbau und ein höherer Schulabschluss schien auch den Ausbruch einer Demenz nicht zu verzögern. Robert S. Wilson, ein Autor der

Studie und Direktor der Abteilung kognitive Neurowissenschaften des Rush University Medical Center in Chicago, fasste die Ergebnisse so zusammen: »Es zeigte sich kein Zusammenhang zwischen einer höheren Bildung und einem langsameren Abbau des Denkvermögens und des Gedächtnisses oder zwischen dem Bildungsniveau und einem späteren Einsetzen des beschleunigten Abbaus, zu dem es kommt, wenn eine Demenz begonnen hat.«[5] Eine gute Erklärung dafür, dass höhere Schulbildung möglicherweise keinen so großen Einfluss auf die kognitive Reserve hat, wie man früher glaubte, könnte darin liegen, dass die Schulzeit Jahrzehnte zurückliegt, wenn die Demenz allmählich beginnt. Mit anderen Worten: Sie dürfen nicht damit rechnen, dass Ihr Schul- oder Hochschulabschluss Sie rettet, wenn Sie sich seither nicht mehr um Ihre »Fortbildung« gekümmert haben – durch Lesen, Lernen und soziale Kontakte mit anderen. Was das Gedächtnis und das Altern betrifft, gilt also auch hier: »Wer rastet, der rostet.« Insofern sind die Forschungsergebnisse ermutigend. Sarah Lenz Lock, die geschäftsführende Direktorin des Global Council on Brain Health der AARP, stellt klar: »Diese Studie lässt darauf schließen, dass jeder Mensch in jedem Alter daran arbeiten kann, seine kognitive Reserve zu verbessern, einerlei, wie hoch sein vorheriges Bildungsniveau war.«[6] Denken Sie daran, dass selbst im höheren Alter neue Gehirnzellen wachsen können und dass das Gehirn ein Leben lang plastisch bleibt.

Wenn Sie von solchen Studien hören, müssen Sie diese immer in einem größeren Kontext interpretieren. Lebenslange Bildung – als formale Schul-/Hochschulbildung oder in anderer Art – scheint zwar sehr gut vor Demenz zu schützen, aber wir wissen auch, dass sie ein Luxus ist, der in der Regel nur Menschen in guten wirtschaftlichen und beruflichen Verhältnissen und mit guten gesellschaftlichen Kontakten zur Verfügung steht. Es ist schwierig, genau herauszufinden, welche schützenden Faktoren den größten Einfluss haben und wie sie miteinander wechselwirken. Deshalb empfehlen wir vorläufig, sich ein Leben lang weiterzubilden, so gut es geht. So bilden und bewahren Sie die Resilienz im Gehirn, die ich erwähnt habe. Oft wird gesagt, das Gehirn werde zu Brei, wenn wir es nicht anregen, indem wir Neues lernen und den Verstand fordern. Bei vielen Menschen genügt es schon, wenn Sie ein Buch aus der Bibliothek holen und lesen. Auch das ist Bildung. Sie brauchen also keinen Doktortitel zu erwerben.

Was sind kognitiv anregende Aktivitäten?

Leider wissen viele Leute nicht genau, was kognitiv anregende Aktivitäten sind. Die große Mehrheit (92 Prozent) der Amerikaner ab 50 Jahren glaubt, sie müssten ihr Gehirn mit Spielen und Rätseln herausfordern, damit es gesund bleibt oder gesünder wird. Eine Mehrheit (66 Prozent) ist der Meinung, Onlinespiele, die der Erhaltung eines gesunden Gehirns dienen sollen, seien die beste Methode, um dieses Ziel zu erreichen[7]. Dafür gibt es jedoch keine Beweise. Werbung, die »Denkspiele« anpreist, gibt es genug, aber sie ist oft übertrieben und kann uns davon abhalten, wirklich nützlichen Aktivitäten nachzugehen. Seien Sie also vorsichtig, wenn jemand für ein Produkt wirbt, das angeblich den kognitiven Abbau hemmt oder umkehrt. Die amerikanische Behörde für Verbraucherschutz ist in den letzten Jahren rigoros gegen irreführende Werbung vorgegangen, in der Unternehmen behaupten, ihre Trainingsprogramme für das Gehirn könnten vor Demenz und altersbedingtem kognitivem Abbau schützen.

Videos und Spiele, zum Beispiel Puzzles und Kreuzworträtsel, können das Arbeitsgedächtnis verbessern, also die Fähigkeit, sich zu erinnern und Informationen abzurufen. Aber die Wissenschaft hat herausgefunden, dass der Nutzen sich nicht auf andere Gehirnfunktionen wie das logische Denken und das Problemlösen erstreckt, die beide wichtig sind, um eine kognitive Reserve aufzubauen. Es hat auch seinen Grund, warum ein traditioneller Unterricht wirksamer ist als ein Internet-Trainingsprogramm. Der Präsenzunterricht hat eine Komplexität zu bieten, die langfristige Wirkungen zeitigt. Er verbessert nicht nur die kognitiven Fähigkeiten, beispielsweise das visuelle Erfassen, das Kurz- und Langzeitgedächtnis, die Aufmerksamkeit für Details und sogar die mathematischen Fähigkeiten, sondern er enthält oft auch ein soziales Element: Klassenkameraden. Schüler im Klassenzimmer interagieren und kommunizieren regelmäßig miteinander und führen lebendige Gespräche.

Das heißt aber nicht, dass Unterricht in einem traditionellen Umfeld stattfinden oder mit einem akademischen Abschluss enden muss. Es genügt, wenn Sie etwas Neues lernen, zum Beispiel eine Fremdsprache, Kochen, Malen oder ein Musikinstrument. Oder lernen Sie, einen Computer zu programmieren, Salsa zu tanzen oder einen Roman zu schreiben. Wichtig ist, dass Sie hinausgehen und etwas tun, was Ihnen Spaß macht. Schreiben Sie sich nicht in einen Kurs über Militärgeschichte ein, wenn dieses Thema Sie nicht anspricht. Nutzen Sie die Gelegenheit, mehr über Themen zu erfahren, die Sie fesseln oder mit denen Sie sich schon immer gerne befasst hätten.

Wissenschaftler haben längst bewiesen, dass neues Wissen, einerlei welcher Art, sich auszahlt. Laut einer Studie, die im Juni 2014 in den *Annals of Neurology* veröffentlicht wurde, kann beispielsweise das Erlernen von zwei oder mehr Sprachen den altersbedingten kognitiven Abbau verlangsamen, selbst wenn wir die zweite Sprache Jahrzehnte nach der ersten erlernen[8]. Andere haben diese Befunde bestätigt, etwa die Neurowissenschaftlerin Ellen Bialystok, eine angesehene Forscherin und Psychologieprofessorin an der York University in Toronto. Sie fand heraus, dass Zweisprachigkeit das Gehirn älterer Menschen schützen kann, selbst wenn die kognitiven Funktionen bereits infolge einer Alzheimer-Krankheit gestört sind[9]. Wahrscheinlich trägt die Komplexität einer zweiten Sprache einen Teil zur kognitiven Reserve bei und schützt vor Abbausymptomen. Darin liegt ein wichtiges Geheimnis: Die Komplexität neuer Fertigkeiten ist wichtig. Es nützt nichts, wenn Sie einen Kurs besuchen und dort passiv bleiben. Fordern Sie Ihren Geist so, dass Sie Ihre Komfortzone verlassen und das Langzeitgedächtnis vergrößern müssen.

Obwohl Denkspiele auf Videos dafür kritisiert werden, dass sie übertriebene Versprechungen machen, werden einige von ihnen weiter untersucht und entwickelt, weil sie vielversprechend sind. Die größte Aufmerksamkeit wird zurzeit dem mentalen Schnelligkeitstraining zuteil. Als ich ein Kind war, spielten wir im Auto gerne Punch Buggy (oder Punch Bug) – lange bevor Kinder mit digitalen Geräten spielten. Das Spiel war einfach: Immer, wenn wir einen Volkswagen-Käfer (»Bug«) sahen, boxten wir unserem Nachbarn (meist dem Bruder oder der Schwester) auf den Arm und sammelten Punkte. Wer die meisten Käfer entdeckte, gewann. Das ist zwar ein ganz schlichtes Kinderspiel, aber es setzte oft voraus, dass wir die andere Seite der Straße beobachteten und flink die Käfer aus den vielen anderen Autos herauspickten. Es bewirkte zudem, dass wir uns konzentrierten und visuelle Informationen schnell verarbeiteten. Anscheinend sind solche Spiele überraschend wirksam, wenn wir eine Demenz hinausschieben wollen. Seither sind Spiele dieser Art viel ausgeklügelter und digital geworden und eine wissenschaftliche Prüfung lohnt sich.

Im Jahr 2016 zeigte eine zweite Analyse einer ursprünglich zehnjährigen Studie, die von den National Institutes of Health finanziert worden war, dass mentales Schnelligkeitstraining effektiver ist als Gedächtnisübungen und Denksportaufgaben. Es kann das Alzheimer-Risiko deutlicher verringern. Die Ergebnisse wurden zuerst 2016 auf der Alzheimer Association International Conference in Toronto vorgelegt und 2017 veröffentlicht[10]. Insgesamt elf bis 14 Stunden Schnelligkeitstraining verringerten das Risiko um bis zu 29 Prozent. Die Primärstudie, ACTIVE genannt (Advanced Cognitive Training in Vital Elderly), wurde von Forschern des Instituts für Altersforschung und sechs Forschungsuniversitäten in ganz Amerika geleitet. Ursprünglich sollten in dieser Studie die kognitiven Funktionen der Teilnehmer und deren Fähigkeit gemessen werden, die Aktivitäten des täglichen Lebens zu bewältigen. Als Teilnehmer wurden 2802 gesunde ältere Menschen gewonnen (sie waren zu Beginn der Studie durchschnittlich 74 Jahre alt), die man nach dem Zufallsprinzip einer Kontrollgruppe oder einer von drei Interventionsgruppen zuwies: 1. einer Gruppe, die Anleitungen für eine Schulung des logischen Denkens erhielt; 2. einer Gruppe, die Anleitungen für ein Gedächtnistraining erhielt; 3. einer Gruppe, die einem mentalen Schnelligkeitstraining unterzogen wurde, und zwar mit Computer-Videospielen, die speziell zu diesem Zweck entwickelt wurden. Diese Spiele setzen eine hochkonzentrierte visuelle Aufmerksamkeit voraus. Selbst wenn die Teilnehmer abgelenkt wurden, mussten sie bestimmte Aufgaben lösen. In dem Spiel »Doppelte Entscheidung« musste ein Spieler beispielsweise zwischen zwei blauen Autos – einer Limousine und einem Cabrio – unterscheiden, wobei die Szenerie zunehmend komplexer und visuell irritierender wurde. Bisweilen wurde der Spieler auch aufgefordert, andere Dinge zu entdecken, etwa das Verkehrszeichen der »Route 66«. Antwortete der Spieler korrekt, wurde das Spiel noch komplizierter und mental anstrengender, und es gab mehr Ablenkungen, sodass die Ziele schwieriger zu identifizieren waren. Gleichzeitig wurden die Aufgaben schneller hintereinander präsentiert.

Die Gruppe mit dem mentalen Schnelligkeitstraining begann mit zehn einleitenden Sitzungen (60 bis 75 Minuten je Sitzung) in den ersten sechs Wochen der Studie. Alle Gruppen wurden zu Beginn der Studie auf kognitiven Abbau hin untersucht. Dafür verwendeten die Forscher kognitive und funktionelle Tests, die im Laufe der zehn Jahre regelmäßig wiederholt wurden. Einige Teilnehmer erhielten nach dem ersten Jahr und nach drei Jahren ein »Auffrischungstraining«. Am Ende der Studie schnitt die Gruppe mit dem Schnelligkeitstraining am besten ab, und zwar »dosisabhängig«: Diejenigen, die an mehr Trainingssitzungen teilgenommen hatten, profitierten am meisten.

Die zweite Analyse hatte sicherlich ihre Grenzen, und die Wissenschaftler räumten ein, dass die Ergebnisse, die auf ein geringeres Demenzrisiko schließen ließen, auf umgekehrte Kausalität zurückzuführen sein könnten. Das bedeutet, dass es keinen definitiven, ursächlichen Zusammenhang zwischen dem Training und dem geringeren Demenzrisiko gegeben hätte. Dennoch halte ich solche Studien für vielversprechend. Fragen Sie Kathy Lasky, eine Frau in ihren 70ern, die vor mehreren Jahren versuchte, ihre Arbeit als pharmazeutisch-technische Assistentin an den Nagel zu hängen, und nach ein paar Monaten feststellte, dass der Ruhestand nichts für sie war. Ich interviewte sie 2017 in San Diego für meine Show *Vital Signs* und ihre Geschichte ist mir im Gedächtnis geblieben. »Das Vormittags- und Nachmittagsprogramm im Fernsehen wird für sehr Alte gemacht«, sagte sie. Kathy war körperlich in sehr guter Verfassung, aber sie merkte rasch, dass sie im Ruhestand allmählich »benebelt« wurde. Da sie fürchtete, in eine Depression zu verfallen oder gar dement zu werden, ging sie wieder arbeiten und meldete sich für die ACTIVE-Studie an, wo sie der Gruppe mit dem mentalen Schnelligkeitstraining zugeteilt wurde. Die vereinten Kräfte der Arbeit und der Denkspiele zeigten wahrscheinlich Wirkung. Heute fühlt sie sich vitaler denn je. Sie geht weiter zur Arbeit und nimmt mithilfe von Videospielen an Übungen teil, die die mentale Schnelligkeit fördern. Sie bezeichnet geistige Fitness als »scharfe Soße für das Gehirn«. Ihre Erfahrungen in der Welt der Spiele spiegeln vielleicht einen Paradigmenwechsel in der Gehirnforschung wider. Forscher begreifen allmählich, dass Videospiele ein weitgehend unerschlossenes Potenzial besitzen: Sie können unser Gehirn so trainieren, dass es schneller, stärker und besser wird, sofern diese Spiele richtig entwickelt werden.

Adam Gazzaley ist ein Neurowissenschaftler und Erfinder, der weiß, was es bedeutet, das Gehirn so anzuregen, dass seine Funktionen und seine Physiologie davon profitieren. Er ist der Gründer und geschäftsführende Direktor von Neuroscape, einem Zentrum der kalifornischen Universität in San Francisco, das die Gehirnforschung in praktische Lösungen, Techniken und Therapien für Menschen umsetzt, um die Gehirnfunktionen zu optimieren. Gazzaley ist Professor für Neurologie, Physiologie und Psychiatrie sowie Mitgründer und leitender wissenschaftlicher Berater der Akili Interactive Labs, einem Unternehmen, das therapeutische Videospiele entwickelt, die die Behandlung von Gehirnstörungen wie Aufmerksamkeitsdefizit-Hyperaktivitätsstörung (ADHS), Autismus, Depression, Multiple Sklerose, Parkinson-Krankheit und Alzheimer-Demenz unterstützen. Zudem ist er wissenschaftlicher Leiter einer Firma, die Risikokapital in experimentelle Technik investiert, um Menschen leistungsfähiger zu machen. Sein Traum? Er will eines Tages sehen, dass Ärzte Rezepte nicht für Tabletten, sondern für Videospiele ausstellen, die von der FDA zugelassen sind, um alternde Gehirne in jüngere zu verwandeln.

Mythos: Videospiele zu spielen, schädigt das Gehirn.

Wahrheit: Menschen, die Videospiele nutzen, sehen im Durschnitt mehr als andere. Sie verarbeiten visuelle Informationen schneller und besser, wie Forscher der Duke University nachgewiesen haben[11]. Die Videospiel-Industrie wird rasant wachsen, wenn wir mehr darüber lernen, wie man Spiele entwickelt, die die Gesundheit und Funktion des Gehirns verbessern können.

Gazzaley gilt als kreativer Geist in Bezug auf die Gehirnoptimierung und als Pionier der digitalen Medizin. Er hat beschrieben, was die Leistung des Gehirns wirklich fördert und möglicherweise den geistigen Verfall verhindert, und er hat erklärt, was Quacksalberei ist. Er schätzt die Wirkung von Programmen, die den Geist auf Trab halten. Mithilfe der neuesten Techniken, die Gehirnfunktionen sichtbar machen, zum Beispiel mit der funktionellen und dreidimensionalen Magnetresonanztomografie (fMRT) sowie mithilfe von Elektroenzephalogrammen beobachtet und dokumentiert er Veränderungen im Gehirn, wenn es auf verschiedene Weise stimuliert wird, vor allem mit Denkspiel-Videos, die Konzentration, Hand-Auge-Koordination und Resistenz gegen Ablenkungen voraussetzen. Er rekrutiert Freiwillige für eines dieser fortgeschrittenen Hirnbildgebungsverfahren; dann überreicht er ihnen ein Gamepad (eine Steuerung) und lässt sie spielen. Anschließend beobachtet er die Aktivität des Gehirns und schaut, welche Areale aufleuchten und wo die elektrischen Impulse zunehmen. Solche Experimente waren vor wenigen Jahren noch undenkbar. Wir haben große Fortschritte gemacht, seit Pong 1972 auf den Markt kam und Tetris in den 1980er-Jahren das Zepter übernahm.

Als ich Gazzaley in seinem Labor im Center for Integrative Neuroscience der UCSF traf, durfte ich seine Forschungen live mitverfolgen. Er verkabelte seine Versuchspersonen mit seinem revolutionären Modell eines Gehirns, Glass Brain genannt, einer Computer-Simulation des Gehirns eines Menschen, das genau zeigt, was passiert, wenn der Betreffende ein Spiel spielt und mental, bisweilen auch körperlich gefordert wird. So entsteht ein wildes, lebhaftes Bild aller Signale, die in einem bestimmten Augenblick gesendet werden. Gazzaley schaut zu, wo und wie stark das Gehirn »feuert« und vergleicht diese Daten mit dem neurologischen Wissen über diese Areale. »Wir untersuchen die Aufmerksamkeitsprozesse«, erklärte er. »Wie lenken wir unsere begrenzten Ressourcen dorthin, wo wir sie haben wollen? Wenn diese Fähigkeit nachlässt, entwickeln sich Krankheiten aller Art, von Depression und ADHS bis zum Autismus und sogar einer Alzheimer-Krankheit.« Gazzaley verbrachte die letzten Jahre damit, sein Glass Brain zu konstruieren, nachdem er ergründet hatte, wie man das Gehirn optimal anregt. Für einen Neurowissenschaftler wie mich war es faszinierend, im Labor seines Unternehmens hinter die Kulissen zu schauen. Ich spürte, dass ich den Beginn bahnbrechender medizinischer Erkenntnisse mitverfolgte. Jetzt betrachte ich Videospiele aus einem ganz neuen Blickwinkel. Es ist sehr wohl möglich, dass sie bald zu medizinischen Geräten werden.

»Erfahrungen fördern die Plastizität des Gehirns«, sagte Gazzaley. »Gestützt auf unser Wissen über Neuroplastizität können wir neue Erfahrungen erzeugen, gezielt und so stark, dass sie das Gehirn in bedeutsamem Umfang verändern und seine Funktion schützen und verbessern.« Seine Arbeit blieb nicht unbemerkt. Sie wurde zuerst 2013 in *Nature* vorgestellt. Dort berichtete er über eine seiner Studien, die zeigte, dass ein Spiel, das präzise für die Arbeit an einem kognitiven Defizit entworfen wurde – in diesem Fall ging es um Multitasking bei Älteren –, effektiv sein kann[12]. Ein Resultat war unglaublich: Wenn Teilnehmer einen Monat lang dreimal täglich NeuroRacer spielten, verbesserte sich ihre Leistung beim Multitasking über das Niveau von 20-Jährigen hinaus, die nur einmal gespielt hatten. Die Verbesserungen hielten sogar sechs Monate lang an, ohne weiteres Üben. Gazzaleys Team machte mit den Teilnehmern eine Reihe von kognitiven Tests. Bestimmte kognitive Fähigkeiten, die von dem Spiel nicht spezifisch angesprochen wurden, zum Beispiel das Arbeitsgedächtnis und anhaltende Aufmerksamkeit, verbesserten sich dennoch und anhaltend. Diese Fähigkeiten sind wichtig für die Bewältigung der alltäglichen Aufgaben, etwa für den Umgang mit der Post und mit Rechnungen, für das Planen und für die Zubereitung von Mahlzeiten.

Gazzaley würde bestätigen, dass wir die Wirkung der Spiele auf die Kognition nicht überbewerten dürfen. Videospiele werden nie ein Allheilmittel sein, und es wird immer skrupellose Anbieter geben, die solche Spiele mit falschen Versprechungen verkaufen. Als ich Gazzaley fragte, was jeder von uns tun kann, um die Gehirnfunktion zu bewahren und dem kognitiven Abbau vorzubeugen, gab er mir einen Rat, den Sie bereits kennen: »Führen Sie ein erfülltes, aktives, dynamisches, komplexes Leben.« Dagegen ist nichts einzuwenden! Gazzaley entwickelt zurzeit mehrere Spiele, die er klinisch testen möchte, und er hofft, dass Spiele mit FDA-Zulassung eines Tages auf dem Markt ebenso wichtig wie Medikamente sein werden.

Die Bedeutung der Zielstrebigkeit

Meine Mutter Damyanti ist eine meiner Heldinnen. Sie war immer sehr zielstrebig und bemühte sich, auch mir und meinem jüngeren Bruder diese Einstellung zu vermitteln. Im Alter von fünf Jahren musste sie das Gebiet verlassen, das heute Pakistan heißt. Damals wurde der indische Subkontinent geteilt und es gab blutige Auseinandersetzungen. Mit ihrer Familie schloss sich meine Mutter einem der größten Flüchtlingstrecks der Geschichte an. Als sie in Indien ankam, lebte sie dort mehrere Jahre lang als Flüchtling und kämpfte ums Überleben. Die Menschen in den Flüchtlingslagern konnten sich keine Hoffnungen, Träume und hohen Ziele leisten. Aber ihre Mutter, (meine Großmutter) Gopibai Hingorani, eine Frau, die nur vier Jahre lang die Schule besucht hatte, versprach, dafür zu sorgen, dass ihre Tochter etwas bekam, was ihr niemand würde nehmen können: Bildung.

Ich bekomme heute noch Gänsehaut, wenn ich mir dieses junge Mädchen vorstelle, das in einem Lager gefangen war und die Zusicherung erhielt, dass sie eines Tages eine wichtige Person sein werde. Meine Großmutter hielt ihr Versprechen, indem sie meine Mutter zu einer zielstrebigen Frau erzog. Meine Mutter besuchte in Indien eine Ingenieurschule und schrieb Geschichte als erste indische Ingenieurin. Aber das war erst der Beginn ihres Lebens in einem von Männern dominierten Bereich. Nachdem sie eine Biografie von Henry Ford gelesen hatte, träumte sie davon, für das Unternehmen zu arbeiten, das er gegründet hatte. Wieder griffen meine Großeltern ein. Sie schickten meiner Mutter 1965 die Ersparnisse ihres ganzen Lebens und sie wurde mit 24 Jahren die erste Ingenieurin, die von der Ford Motor Company eingestellt wurde.

Meine Eltern leben jetzt im Ruhestand in Florida, aber sie bleiben aktiv, spielen oft Bridge, singen Karaoke und reisen. Meine

Mutter verbringt eine Menge Zeit mit ihren fünf Enkelinnen und erklärt ihnen, wie wichtig es ist, einen Sinn im Leben zu sehen, ein Ziel zu haben. Ich befolgte ihren Rat auf dem Gebiet der Medizin. In den letzten zwei Jahrzehnten wurde in Dutzenden von Studien nachgewiesen, dass ältere Menschen, die ein Ziel im Leben haben, seltener an leichter kognitiver Störung, Alzheimer, Behinderungen, Herzanfällen und Schlaganfällen leiden. Und sie leben länger als Menschen ohne diese Lebenshaltung. Wenn Sie einen Sinn in Ihrem Leben sehen, können Sie Ihr Demenzrisiko um bis zu 20 Prozent senken. Einige dieser Studien sind sehr aufschlussreich. 2017 wurde in der Fachzeitschrift *JAMA Psychiatry* eine Studie der Harvard University veröffentlicht, die belegt, dass ältere Menschen, die fest an den Sinn ihres Lebens glauben, einen stärkeren Händedruck haben und schneller gehen können[13]. Das mag seltsam klingen, aber diese Fähigkeiten gelten seit Langem als Indikatoren dafür, wie schnell Menschen altern. Vielleicht überrascht es Sie, dass Ihr Gehtempo und das Tempo Ihrer Alterung so eng zusammenhängen. Ein weiterer guter Indikator der Gesundheit ist die Fähigkeit, vom Boden aufstehen zu können, ohne sich auf die Hände zu stützen.

Die Erklärung für die Macht der Zielstrebigkeit ergibt Sinn. Sie geht nämlich einher mit der Motivation, körperlich aktiv zu bleiben und sich besser um das eigene Wohl zu kümmern. Das hilft uns wiederum, Stress zu bewältigen und weniger anfällig für Entzündungen zu sein. Autopsien von Menschen im Alter von etwa 80 Jahren zeigen zudem, dass diejenigen, die einen Sinn in ihrem Leben sahen, viel weniger mikroskopisch sichtbare Infarkte erlitten hatten. Hierbei handelt es sich um kleine Stellen aus abgestorbenem Gewebe als Folge einer Blockade des Blutflusses[14]. Diese Infarkte vergrößern das Schlaganfall- und Demenzrisiko.

Ein Lebensziel zu haben trägt auch dazu bei, die Plastizität des Gehirns und die kognitive Reserve zu bewahren. Mit dem Lebensziel einher geht die Liebe zum Leben und zu allen Erfahrungen, die es zu bieten hat. Depressionen, die in den späteren Jahren häufig vorkommen, werden gedämpft; sie sind ein enormer Risikofaktor für Gedächtnisschwäche, Schlaganfälle und Demenz. Ich möchte hinzufügen, dass *ikigai* ein Wort ist, das man in Japan oft hört, vor allem in Okinawa, wo bestimmte Bevölkerungsgruppen eine unglaublich niedrige Demenzrate haben. Gemeint ist das Lebensziel. Darunter stelle ich mir etwas vor, was mich morgens motiviert, aus dem Bett zu springen. Es würde uns allen guttun, unser *ikigai* zu definieren, weil es uns jeden Tag an den Sinn unseres Daseins hier auf Erden erinnert. Und vergessen wir nicht, dass der Glaube an den Sinn des Lebens auch Optimismus mit sich bringt. Im Jahr 2018 stellte ein Bericht des Global Council on Brain Health fest, dass Optimismus eines der wichtigsten Elemente des geistigen Wohlbefindens ist, zusammen mit Selbstakzeptanz, Vitalität und positiven Beziehungen[15].

Tauchen Sie in den *Flow* ein

Es gibt viele Methoden, mit denen man den Glauben an den Sinn des Lebens bewahren kann. Wie ich in diesem Kapitel bereits betont habe, müssen Sie keiner geregelten beruflichen Tätigkeit nachgehen. Sie können auch an einem Kurs teilnehmen und etwas Neues lernen, gemeinnützig tätig sein, unterrichten, Ihre Bibliothekskarte erneuern, Hobbys pflegen, gut Freund mit Ihren Nachbarn sein, Ihren Garten in ein Heiligtum verwandeln – was immer Ihnen Freude macht und Ihr Leben bereichert. Wichtig ist auch, dass Sie etwas tun, was Sie in den *Flow* bringt. Mehr als vier Jahrzehnte lang hat der Sozialtheoretiker Mihaly Csikszentmihalyi das Konzept erforscht, das er *Flow* (das Fließen oder Strömen) nannte und das zu einem Pfeiler der positiven Psychologie wurde[16].

Wir alle haben schon einmal erlebt, »im Augenblick«, »im Fluss« oder »Feuer und Flamme« zu sein. Das Wort *Flow* beschreibt diesen geistigen Zustand, in dem Sie vollständig in einer Aktivität aufgehen, ohne sich ablenken zu lassen und ohne im Geringsten aufgeregt zu sein. Sie sind hochkonzentriert und genießen ein Gefühl intensiver Energie, während Sie in das, was Sie gerade tun, versunken sind. Sie stehen nicht unbedingt unter Stress; sie können sogar wunderbar entspannt sein, obwohl Sie herausgefordert werden oder unter Druck stehen. Die Idee des Flows wird von vielen Forschern anerkannt, unter anderem in der Ergotherapie, in den Künsten und im Sport. Mihaly Csikszentmihalyi hat uns einen populären Begriff in der modernen Zeit gegeben; aber der Flow ist seit Tausenden von Jahren bekannt, vor allem in den Religionen des Ostens.

Ohne ein klares Lebensziel können Sie nicht wirklich im Flow sein. Denken Sie zurück an Ihr letztes Flow-Erlebnis. Was haben Sie getan? Wie lange ist das her? Wer war bei Ihnen? Ich empfehle Ihnen, solche Erfahrungen aufzuschreiben; denn sie können Sie inspirieren, neue Wege in den Flow zu finden.

Kapitel 6

Schlaf und Entspannung

Wie gut haben Sie in der vergangenen Nacht geschlafen? Können Sie sich an Träume erinnern? Haben Sie tief geschlafen, ohne zwischendurch aufzuwachen? Brauchen Sie einen Wecker, um aufzuwachen? Wenn Sie kein guter Schläfer sind, dann sind Sie nicht allein. Volle zwei Drittel der Menschen in den modernen Industrieländern leiden unter chronischem Schlafmangel. Wie ich in Teil 1 erwähnte, habe ich die Bedeutung des Schlafs viel zu lange unterschätzt, und ich wünschte, ich könnte die vielen verlorenen Stunden, wahrscheinlich Jahre, zurückgewinnen. Heute steht der Schlaf fast ganz oben auf meiner Prioritätenliste.

Um den Schlaf ranken sich zahlreiche falsche Informationen. Wer Ihnen erzählt, er komme mit vier Stunden Schlaf aus, weiß nicht, wovon er redet[1]. Menschen, die so wenig Schlaf bekommen, haben ein viel größeres Risiko für Krankheiten aller Art[2]. Chronischer Schlafmangel erhöht das Risiko für Demenz, Depression, affektive Störungen, Lern- und Gedächtnisstörungen, Herzerkrankungen, Bluthochdruck, Übergewicht und Fettleibigkeit, Diabetes, Verletzungen durch Stürze und Krebs. Er kann sogar das objektive Denken trüben und uns dazu bringen, nur negative Informationen zu berücksichtigen, wenn wir Entscheidungen treffen. Wer zu wenig schläft, ist kein Vorbild. Wenn Sie erfolgreicher sein wollen, indem Sie um 4 Uhr morgens aufstehen, nachdem Sie um Mitternacht zu Bett gegangen sind, sollten Sie noch einmal darüber nachdenken. Es gibt keine Befunde, die belegen, dass erfolgreiche Menschen weniger schlafen, trotz der Neigung mancher Stars und Unternehmer, mit ihrer superfrühen Munterkeit zu prahlen. Sie können ihre innere Uhr nicht umstellen. Ich hoffe, dass Sie dem Schlaf in Zukunft Priorität einräumen, sobald Sie wissen, wie wichtig er ist. Wir alle brauchen jede Nacht sieben bis acht Stunden Schlaf; trotzdem schlafen Amerikaner im Durchschnitt weniger als sieben Stunden, etwa zwei Stunden weniger als vor 100 Jahren. Matthew Walker, ein Professor für Neurowissenschaft und Psychologie der kalifornischen Universität in Berkeley, ist einer der modernen Pioniere der Schlafforschung[3]. Früher sagte er oft, Schlaf sei der dritte Pfeiler der guten Gesundheit, neben der Ernährung und der Bewegung. Doch angesichts seiner neuesten Erkenntnisse über den Einfluss des Schlafs auf das Gehirn und das Nervensystem ist er jetzt der Meinung, dass Schlaf die wirksamste Maßnahme ist, die wir ergreifen können, um das Gehirn und den Körper neu einzustellen und länger und gesünder zu leben. Wie könnte ein Zustand, in dem wir etwa 25 Jahre unseres Lebens verbringen, nutzlos sein?

Entgegen der landläufigen Meinung ist das Nervensystem im Schlaf nicht untätig. Er ist eine sehr wichtige Phase, in der der Körper sich in verschiedener Hinsicht regeneriert. Das betrifft jedes System vom Gehirn bis zum Herzen, vom Immunsystem bis zum Stoffwechsel. Es ist normal, dass der Schlaf sich ändert, wenn wir älter werden, aber es ist nicht normal, im Alter schlecht zu schlafen. Zwar werden Schlafstörungen wie Apnoe und frühes Aufwachen mit der Zeit häufiger, aber man kann sie oft mit einfachen Veränderungen der Lebensweise behandeln.

Schlafapnoe plagt Millionen von Menschen. Die Ursache ist ein Kollaps der Atemwege während des Schlafs; dann können die Muskeln im hinteren Teil des Rachens den Atemweg nicht mehr offenhalten. Die Folge sind häufige Aussetzer der Atmung, die jedes Mal den Schlaf unterbrechen. Traumloser Schlaf und lautes Schnarchen sind deutliche Anzeichen dafür. Schlafapnoe kann man behandeln, meist mit einer CPAP-Maske, die man während des Schlafs trägt (CPAP ist die englische Abkürzung für kontinuierlichen positiven Atemwegsdruck). Übergewicht kann die Apnoe verschlimmern; deshalb geht es Übergewichtigen oft besser, wenn sie abnehmen, und manche kommen dann ohne diese Maske aus.

Mythos: Der Körper pausiert während des Schlafs. Darum ist es nicht schlimm, ein wenig Schlaf zu versäumen; außerdem kann man den Schlaf am Wochenende nachholen.

Wahrheit: Schlaf ist alles andere als Zeitverschwendung. Im Schlaf heilt der Körper Gewebe, er stärkt das Gedächtnis und er wächst sogar. Schlafmangel hat sowohl kurzfristige als auch langfristige Folgen für die Gesundheit, und Sie können versäumten Schlaf nicht immer nachholen, weder am Wochenende noch während eines langen, verschlafenen Urlaubs.

Schlafmedizin

Bis vor wenigen Jahrzehnten waren der Schlaf und sein Zweck ein Rätsel und vor ein paar Generationen gab es noch keine Schlafmedizin. Heute ist sie ein hochangesehenes Fachgebiet, das immer besser erklären kann, warum Schlaf die Gesundheit und das geistige Wohlbefinden stärkt. Wäre der Schlaf nicht wichtig, würden viele Tiere nicht schlafen. Doch selbst die einfachsten Geschöpfe, auch Fliegen und Würmer, müssen schlafen. Wir Säugetiere scheinen besonders auf ihn angewiesen zu sein. Ratten, die man zwingt, wach zu bleiben, sterben innerhalb eines Monats, manchmal innerhalb von Tagen.

Die Qualität und die Menge des Schlafs haben einen erstaunlichen Einfluss auf die Gesundheit. Im Schlaf drückt der Körper nicht vorübergehend auf die Pausentaste. Er betätigt eher die Rückstelltaste, weil der Schlaf eine notwendige Regenerationsphase ist. Während des Schlafs laufen Milliarden von molekularen Prozessen auf der Ebene der Zellen ab, damit Sie einen weiteren Tag leben können. Ausreichender Schlaf sorgt dafür, dass Sie geistig wach, kreativ und aufmerksam bleiben und imstande sind, Informationen schnell zu verarbeiten. In Studien ließ sich überzeugend nachweisen, dass Ihre Schlafgewohnheiten letzten Endes alles beeinflussen: wie groß Ihr Appetit ist, wie schnell Ihr Stoffwechsel arbeitet, wie stark Ihr Immunsystem ist, wie einfühlsam Sie sind, wie gut Sie Stress bewältigen, wie gut Sie lernen und wie gut Sie Gedächtnisinhalte festigen und sich an sie erinnern. Schon wenn Sie eine Nacht lang sechs oder weniger Stunden schlafen, nimmt Ihre Aufmerksamkeit tagsüber um etwa ein Drittel ab und vielleicht können Sie ein Auto oder eine Maschine nicht mehr optimal bedienen.

Vor mehreren Jahren traf ich William Dement vom Schlafforschungszentrum der Stanford University, das Teil des Fachbereichs

Medizin ist. Er wird gerne als Vater der Schlafmedizin bezeichnet. Dement begann in den 1950er-Jahren, den Schlaf zu erforschen. Damals war nur wenigen Menschen klar, wie viel es auf diesem Gebiet zu entdecken gab. Im Sommer 1970 eröffnete er die erste Klinik für Schlafstörungen der Welt, um in seinem Schlaflabor den Schlaf zu erforschen und das Hauptproblem seiner Patienten zu behandeln: obstruktive Schlafapnoe (OSA). Davon spricht man, wenn das Gewebe im hinteren Teil der Kehle erschlafft und den Atemweg blockiert. Mögliche Ursachen sind Übergewicht, große Mandeln oder einfach die Anatomie des Rachens. Wer an Schlafapnoe leidet, hört immer mal wieder für jeweils zehn bis 60 Sekunden oder länger auf, zu atmen. Dabei nimmt die Sauerstoffversorgung des Herzens ab, wodurch das Herz belastet wird. Diese Mikroschlafpausen können sich Hunderte Male pro Nacht abspielen, den Schlaf fragmentieren und Betroffene daran hindern, alle Schlafzyklen zu durchlaufen, die den besonders erholsamen Tiefschlaf einschließen. OSA kommt heute sehr oft vor; in den USA sind rund 20 Prozent der Erwachsenen betroffen. Leider bleibt die Störung bei neun von zehn Betroffenen unerkannt, wie die Academy of Sleep Medicine mitteilte[4]. Bei Menschen über 50 Jahren und bei Männern kommt Schlafapnoe häufiger vor (24 Prozent der Männer und neun Prozent der Frauen sind betroffen). Die Störung vergrößert das Risiko für Herzkrankheiten, Diabetes, Schlaganfälle und Krebs. Das Risiko für Verkehrsunfälle steigt ebenfalls, und die Lebensqualität im Allgemeinen leidet, weil Betroffene tagsüber erschöpft sind und wenig Energie haben. Es gibt Therapien, aber das Problem ist natürlich die Diagnose.

Dement hat inzwischen alle Aspekte des Schlafs erforscht, von der Bedeutung eines ausreichenden Schlafes bis zu den Gefahren eines Schlafmangels. Seine Arbeiten bereiteten der modernen Schlafforschung den Weg, die ergründet hat, was wirklich geschieht, wenn wir die Augen schließen und einschlafen. Ein Aspekt des Schlafs, der unterschätzt wird und großen Einfluss auf das Wohlbefinden hat, ist sein Zusammenhang mit den Hormonzyklen. Alle Menschen, Männer und Frauen, haben eine Art innere Uhr, zirkadianer Rhythmus genannt. Diese schließt den Schlaf-Wach-Rhythmus, das Steigen und Fallen der Hormonspiegel und die Schwankungen der Körpertemperatur ein, die alle mit dem Tageslicht, also dem Tag-Nacht-Rhythmus korrelieren. Diese Rhythmen wiederholen sich ungefähr alle 24 Stunden; doch wenn sie nicht mit dem Tageslicht synchronisiert sind, fühlen wir uns nicht fit. Wenn Sie schon Zeitzonen überquert und den Jetlag erlebt haben, wissen Sie, was es bedeutet, die innere Uhr zu stören. Es kann sehr unangenehm sein.

Der zirkadiane Rhythmus hängt eng mit den Schlafgewohnheiten zusammen. Ein gesunder Rhythmus bewirkt eine normale Ausschüttung von Hormonen, zum Beispiel der Hormone, die Hunger und Sättigung auslösen, oder derjenigen, die mit Stress und mit der Zellregeneration zu tun haben. Unsere wichtigsten Appetithormone sind Leptin und Ghrelin. Das Ghrelin »sagt« uns, wann wir essen sollten, und vom Leptin erfahren wir, wann es genug ist. Haben Sie sich schon einmal gefragt, warum Sie ausgerechnet vor dem Schlafengehen hungrig werden? Biologisch betrachtet ist das sinnlos, weil Sie ja gleich schlafen werden. Schuld ist wahrscheinlich die innere Uhr, die aus dem Takt geraten ist. Die Forschungen über diese Verdauungshormone, die in letzter Zeit so populär wurden, sind atemberaubend. Wir verfügen heute über Daten, die belegen, dass Schlafmangel das Gleichgewicht zwischen diesen Hormonen stört und negative Folgen für den Hunger und den Appetit hat. In einer oft zitierten Studie nahm das Hungergefühl bei den Teilnehmern, die an zwei aufeinanderfolgenden Tagen nur vier Stunden pro Nacht schliefen, um 24 Prozent zu, und die Probanden bekamen Appetit auf kalorienreiche Leckerbissen, salzige Snacks und stärkereiche Speisen[5]. Das lag wahrscheinlich daran, dass der

Körper nach einer raschen Energiezufuhr in Form von Kohlenhydraten verlangte. Dieses Bedürfnis ist allzu leicht mit industriell verarbeiteten Produkten zu stillen. Wir alle wissen, was der vermehrte Verzehr von Kohlenhydraten aus Fertigprodukten bewirken kann: Gewichtszunahme. Das überschüssige Gewicht bringt dann den Stoffwechsel durcheinander und vergrößert das Risiko für einen kognitiven Abbau.

Über den Wert des Schlafs wurden viele Bücher geschrieben. Ich möchte hier vor allem die Bedeutung des Schlafs für die Gesundheit und die Funktion des Gehirns hervorheben.

Mythos: Je älter du wirst, desto weniger Schlaf brauchst du.

Wahrheit: Der Schlaf verändert sich zwar, wenn wir älter werden – wir schlafen nicht so leicht ein und wachen öfter auf als in der Jugend –, aber das Schlafbedürfnis bleibt konstant.

Ein ausgeruhtes Gehirn ist ein gesundes Gehirn

Die ersten Schlafforscher untersuchten den Einfluss des Schlafs auf das Gedächtnis. Anfang des 20. Jahrhunderts gehörten die Psychologen John G. Jenkins und Karl M. Dallenbach von der Cornell University zu den ersten Wissenschaftlern, die auf diesem Gebiet forschten und darüber schrieben. Damals wussten wir nicht genau, ob der Schlaf etwas mit dem Gedächtnis zu tun hat; aber diese vorausschauenden Forscher testeten und quantifizierten den Zusammenhang zwischen dem Schlaf und dem Gedächtnis. Sie gewannen Studenten für ihre Experimente, die nicht wussten, welche Ziele die Experimente verfolgten oder um welche Forschungsfragen es überhaupt ging. Diesen gaben die Forscher eine Liste von sinnlosen Silben, die sie entweder morgens oder kurz vor dem Schlafengehen auswendig lernen mussten. . Eine, zwei, vier oder acht Stunden später wurde ihre Erinnerung getestet. Wenn sie die Silben abends lernten, verbrachten sie die Zeit zwischen dem Lernen und Erinnern im Schlaf. Eine zweite Gruppe war während dieser Phase wach. Wer schnitt Ihrer Meinung nach besser ab? Die Gruppe, die zwischen den Tests geschlafen hatte! Vielleicht sollte man eher sagen, dass diese Gruppe die Silben langsamer vergaß. Im Laufe der Jahre wurde diese Studie mit unterschiedlichem Design wiederholt. Jenkins' und Dallenbachs bahnbrechender Artikel, der 1924 im *American Journal of Psychology* erschien, öffnete weiteren Forschungen die Tür. Sie dauern bis heute an[6].

Wissenschaftler haben mehrere mögliche Erklärungen dafür vorgeschlagen, dass Schlafmangel eine nahezu generelle, im Englischen »Brain Fog« (»Gehirnnebel«) genannte Art von Benommenheit hervorruft, die es Betroffenen schwer macht, sich zu konzentrieren und sich an wichtige Fakten erinnern zu können. Laut einer der neuesten Theorien über Schlaf und Gedächtnis hilft uns der Schlaf, wichtige Erinnerungen vorab zu sichten und zu bewerten, damit wir später die wichtigsten Ereignisse im Gehirn abspeichern können. Der Schlaf ist unerlässlich für die Fähigkeit, Erinnerungen miteinander zu verknüpfen und für spätere Zwecke abzuspeichern. Studien zeigen, dass kurze Peaks der Gehirnaktivität während des Schlafs, Schlafspindeln genannt, neue Erinnerungen – auch das, was wir gelernt haben – aus dem Kurzzeitgedächtnis im Hippocampus auf die »Festplatte« im Neokortex verschieben[7]. Mit anderen Worten: Der Schlaf reinigt den Hippocampus, sodass dieser anschließend neue Informationen aufnehmen kann. Ohne Schlaf ist dieses Organisieren von Erinnerungen nicht möglich. Schlafmangel schwächt aber nicht nur das Gedächtnis, er hindert uns auch daran, Informationen im Allgemeinen zu verarbeiten. Wir sind dann nicht nur unfähig, uns zu erinnern, sondern wir können Informationen nicht einmal interpretieren, also können wir auch nicht über sie nachdenken.

Kann Schlafmangel irreversible Gedächtnisstörungen auslösen? Das ist eine gute Frage, mit der die Wissenschaft sich neuerdings endlich befasst. In einer alarmierenden Studie wurde 2013 festgestellt, dass ältere Menschen, die nachts oft aufwachen, häufiger an Alzheimer erkranken[8]. Sie litten auch häufiger an kognitivem Abbau als Menschen, die regelmäßig gut schliefen. Wir wissen zwar, dass chronisch schlechter Schlaf oft mit neurodegenerativen Krankheiten wie Demenz einhergeht, aber neuere Daten belegen, dass dieses Problem schon Jahre vor der Diagnosestellung auftreten kann. Schlafstörungen können also ein frühes Warnzeichen sein. Wenn Sie genügend Schlaf bekommen, können Sie Ihre Chance vergrößern, nie dement zu werden.

Schlafmangel verursacht eine Reihe von anderen Problemen, die alle miteinander zusammenhängen. Eine Untersuchung, die die American Heart Association 2017 veröffentlichte, ergab Folgendes: Bei den Teilnehmern, die eine plötzliche Verringerung oder einen Stopp der Blutzufuhr zum Herzen erlitten hatten (also zum Beispiel einen Herzinfarkt, meist wegen eines Blutgerinnsels in den Herzkranzarterien oder einer aufgerissenen Gefäßablagerung), und weniger als sechs Stunden schliefen, war das Risiko für eine weitere schwere Komplikation an den Herzgefäßen um 29 Prozent erhöht[9]. Eine andere Studie mit 18.000 Erwachsenen kam zu dem Ergebnis, dass weniger als sechs Stunden Schlaf pro Nacht das Risiko für Menschen mit einer Vorstufe der Zuckerkrankheit (Prädiabetes), an einem voll ausgebrochenen Diabetes zu erkranken, um 44 Prozent vergrößert. Bei weniger als fünf Stunden Schlaf stieg das Risiko um 68 Prozent[10].

Das sind sehr wichtige Informationen, weil der Zusammenhang zwischen Diabetes und Gehirngesundheit gut dokumentiert ist. In Teil 1 habe ich erwähnt, dass Menschen mit Diabetes Typ 2 viel häufiger an kognitivem Abbau leiden als Nichtdiabetiker (mit normalem Blutzuckerspiegel) und dass manche Wissenschaftler die Alzheimer-Krankheit deshalb »Diabetes Typ 3« nennen. Wenn das Insulinsystem gestört ist und vor allem die Neuronen das Insulin nicht mehr richtig aufnehmen können, um ihren Stoffwechsel aufrechtzuerhalten, ist der Weg für den Abbau bereitet.

Chronische Entzündungen spielen ebenfalls eine Rolle. Wir müssen noch eine Menge über den exakten Zusammenhang zwischen Schlaf und Entzündungen lernen, aber zahlreiche Studien haben bereits gezeigt, dass Schlafmangel Entzündungen anfacht. Das belegen Tests mit akutem vollständigem Schlafentzug – dabei bleiben die Probanden 24 Stunden lang wach –, und die Erfahrungen mit wiederkehrendem unzureichendem Schlaf, an dem viele Menschen leiden, bestätigen den Befund. Eine einzige Nacht mit Schlafmangel genügt, um Entzündungsprozesse im Körper zu fördern, vor allem bei Frauen (aus bisher unbekannten Gründen)[11].

Sie werden nun vielleicht einfach mit den Schultern zucken, wenn Sie gerade eine Nacht schlecht geschlafen haben; aber es handelt sich selten um eine einzige Nacht und die periodischen Entzündungsepisoden summieren sich und verursachen reale Schäden. Eine der einflussreichsten Langzeitstudien, die den Zusammenhang zwischen systemischer Entzündung und Neurodegeneration dokumentieren, wurde 2017 von einer großen Forschergruppe aus mehreren Institutionen (Johns Hopkins University, Baylor University, University of Minnesota und Mayo-Klinik) veröffentlicht[12].

Sie basierte auf der noch andauernden ARIC-Studie (Atherosclerosis Risk in Communities), die 1987 begann und in der die Risikofaktoren für Atherosklerose untersucht wurden, indem mehr als 15.000 Menschen in vier Städten jahrelang beobachtet wurden. Für die Studie aus dem Jahr 2017 wurden biologische Entzündungsmarker in einer Gruppe von 1633 Menschen gemessen, die zu Beginn der Studie durchschnittlich 53 Jahre alt waren. Die Forscher beobachteten die Teilnehmer 24 Jahre lang und bewerteten ihr Gedächtnis und ihr Gehirnvolumen. Bei denjenigen, die anfangs die meisten Entzündungsmarker hatten, war auch das Risiko für Gehirnschrumpfung am größten und ihre Gedächtniszentren waren fünf Prozent kleiner als bei der Gruppe mit den wenigsten Entzündungsmarkern zu Beginn der Studie. Fünf Prozent mögen sich nach keinem so großen Unterschied anhören, aber es handelt sich nicht um ein lineares Phänomen: Selbst eine Abnahme um ganz wenige Prozentpunkte verringert die Fähigkeit, zu denken und sich zu erinnern. Menschen, deren Gehirn geschrumpft war, konnten sich viel schlechter an Wörter erinnern als diejenigen, deren Gehirnvolumen gleich blieb. Diese Befunde sprechen Bände und sind eine überzeugende Botschaft für junge Menschen, die sich nicht vorstellen können, wie sehr ihre Lebensgewohnheiten die langfristige Gesundheit ihres Gehirns beeinflussen. Jede Nacht mit gutem Schlaf zählt.

Mythos: Gegen die Einnahme von Schlafmitteln ist nichts einzuwenden. Sie helfen uns, schneller einzuschlafen, sodass wir insgesamt länger schlafen.

Wahrheit: So gut wie alle Schlafmittel, rezeptpflichtig oder frei verkäuflich, helfen Ihnen, schneller einzuschlafen; aber dieser Schlaf ist weniger erholsam als natürlicher Schlaf. Manche Medikamente vergrößern sogar das Risiko für kognitiven Verfall und Demenz. Benzodiazepine (zum Beispiel Valium und Xanax), die oft gegen Schlafstörungen oder Angst verschrieben werden, machen süchtig und werden mit Demenz in Verbindung gebracht. Andere Beruhigungsmittel, zum Beispiel Lunivia und Bikalm, stören das Denken und den Gleichgewichtssinn, wie sich in klinischen Studien herausgestellt hat. Beliebte freiverkäufliche Präparate wie Anticholinergika (zum Beispiel Benocten, Betadorm, Nardyl) stehen ebenfalls im Verdacht, das Alzheimer-Risiko zu vergrößern. Diese Medikamente blockieren den Neurotransmitter Acetylcholin, der für die Verarbeitung von Erinnerungen und für das Lernen wichtig ist. Bei Alzheimer-Patienten wird er in geringerer Menge gebildet und wirkt weniger gut. Entsprechend ist das Alzheimer-Medikamente Donepezil (Aricept) ein Cholinesterasehemmer; es hemmt also das Enzym, das Acetylcholin abbaut.

Der »Spülgang«

Eine der neueren und faszinierendsten Erkenntnisse über den Schlaf ist seine »Spülfunktion« im Gehirn. Der Körper beseitigt mithilfe des Lymphsystems Abfallprodukte und Flüssigkeiten aus den Geweben. Die Lymphe ist eine farblose Flüssigkeit in spezialisierten Gefäßen, die toxische Abbauprodukte und abgestorbene Zellen beseitigt. Die Lymphknoten filtern diese Substanzen heraus. Die Lymphe selbst fließt dann zurück in den Blutstrom. Wissenschaftler waren lange der Meinung, das Gehirn habe kein Lymphsystem und sei darauf angewiesen, dass Abfallprodukte langsam aus dem Gehirngewebe in die Rückenmarksflüssigkeit sickern. Dann erschien eine Studie, die diese bisher geltende Überzeugung widerlegte.

Im Jahr 2012 beschrieben Jeffrey J. Iliff und sein Team an der Oregon Health Sciences University in einer wissenschaftlichen Publikation die selbstreinigende Funktion des Gehirns[13]. Die Wissenschaftler begründeten damit ein neues Forschungsgebiet: das »Drainagesystem« des Gehirns, das heute glymphatisches System genannt wird. Ein Jahr später dokumentierten Iliff und zwei seiner Kollegen, Lulu Xie und Maiken Nedergaard vom Fachbereich Neurochirurgie der University of Rochester, in einer weiteren Publikation, dass das glymphatische System nachts besonders aktiv ist. Das deutet darauf hin, dass der Schlaf das geeignete Umfeld für eine Art Reinigung oder Wäsche bereitstellt[14]. Wenn der Müll im Gehirn nicht beseitigt wird, könnte das Demenzrisiko zunehmen. So wie eine einzige schlaflose Nacht eine Entzündung anfachen kann, müssen wir nach einer einzigen Nacht mit schlechtem Schlaf mit einer Ansammlung von Beta-Amyloid rechnen, jenem Gehirnprotein, das mit der Alzheimer-Krankheit in Verbindung gebracht wird[15]. Mehr noch: Einige Studien lassen heute auf einen Zusammenhang zwischen größeren Mengen Amyloid im Gehirn und dem Risiko für Depressionen schließen, vor allem bei Menschen mit sehr schweren Depressionen, die auf keine Therapie ansprechen[16]. Das Team der University of Rochester wies nach, dass der Liquor, also die im Hirn und Rückenmark vorkommende Flüssigkeit, bei Mäusen nur im Schlaf das Gehirn stark durchströmt[17]. Diese zerebrospinale Flüssigkeit befeuchtet und schützt das Zentralnervensystem und beseitigt Abfallprodukte. Das Team stellte die Hypothese auf, dass dieser Flüssigkeitsstrom wie das Lymphsystem arbeitet und Gewebe von zellulären Abbauprodukten und anderem Müll befreit. So wie der

Schlaf also sozusagen das Gedächtniszentrum, den Hippocampus, aufräumt, entfernt er auch Stoffwechselendprodukte aus dem Gehirn. Er hat demnach eine doppelte Aufgabe: entrümpeln und den Müll entsorgen.

Seit diesen einflussreichen Studien haben andere nachgewiesen, dass das Gehirn in der Tat über einen »Spülgang« verfügt, der unbrauchbares Material aus dem Stoffwechsel und Müll entfernt, einschließlich klebriger Proteine, die Teil der Amyloid-Plaques sind. David Holtzman ist Neurologe im Fachbereich Medizin der Washington University in St. Louis. In einem seiner bahnbrechenden Experimente unterbrach er den Schlaf einiger Mäuse in dem Augenblick, in dem ihr Gehirn normalerweise beginnt, Beta-Amyloid zu entfernen[18]. Daraufhin bildete sich bei diesen schlafgestörten Mäusen im Laufe eines Monats mehr als die doppelte Menge an Amyloid-Plaques, verglichen mit ihren ausgeruhten Kameraden. Das Team hat zudem nachgewiesen, dass hellwache Tiere im Vergleich zu tief schlafenden rund 25 Prozent mehr Amyloid bilden. Mit der Zeit können sich diese Proteine ansammeln und zu Amyloid-Plaques werden. Stellen Sie sich diese Plaques wie Abfall in der Dachrinne vor. Mit der Zeit fördern sie Entzündungen und die Bildung von Tau-Proteinen, die möglicherweise Neuronen zerstören und der Alzheimer-Krankheit den Weg bereiten.

Das Bestreben des Gehirns, sich selbst zu reinigen, wenn es altert, und das Schlafbedürfnis können einen Teufelskreis in Gang setzen. Wie eine Studie aus dem Jahr 2014 belegt, in der untersucht wurde, wie das glymphatische System arbeitet, ist die Drainage bei älteren Mäusen im Vergleich zu jüngeren um 40 Prozent vermindert[19]. Wir können zwar einige natürliche Folgen der Alterung nicht ändern; dennoch sind diese Informationen wichtig, weil Schlafstörungen bei älteren Menschen häufig vorkommen und zu oft ignoriert oder übersehen werden. Das erste Ziel muss sein, die mögliche Ursache des Problems zu finden. Ist es ein medizinisches Problem wie Schlafapnoe oder Arthrose? Eine Nebenwirkung von Medikamenten? Vielleicht ist es eine Verschiebung des Schlaf-Wach-Rhythmus, der bewirkt, dass der ältere Mensch abends früher schläfrig wird als in seinen jüngeren Jahren und deshalb früher schlafen geht, obwohl er vielleicht nicht durchschlafen kann.

Kristine Yaffe ist Professorin für Psychiatrie, Neurologie und Epidemiologie an der kalifornischen Universität San Francisco, wo sie das Zentrum für Gehirngesundheit leitet. Sie ist weltbekannt für ihre Studien über kognitives Altern und Demenz und Mitglied des Leitungsgremiums des Global Council on Brain Health. In ihrer Klinik für Gedächtnisstörungen hört sie immer wieder Patienten klagen, dass es ihnen schwerfällt, einzuschlafen und durchzuschlafen. Diese Menschen fühlen sich den ganzen Tag über müde und sind zu Nickerchen gezwungen. Als Yaffe eine Reihe von Studien leitete, an denen mehr als 1300 Erwachsene über 75 Jahren fünf Jahre lang teilnahmen, konnte sie nachweisen, dass das Risiko, Jahre später an Demenz zu erkranken, bei denjenigen mit gestörtem Schlaf mehr als doppelt so hoch war[20]. Die meisten dieser Menschen litten an Problemen, die ihren Schlaf störten, zum Beispiel an Atemstörungen im Schlaf, Schlafapnoe, Störungen der inneren Uhr oder ständigem Aufwachen in der Nacht.

Hinzu kommt, dass die Alzheimer-Krankheit selbst den Schlaf stört. Wahrscheinlich erkennen Sie den gefährlichen Kreislauf, der hier einsetzen kann: Schlechter Schlaf hindert das Gehirn daran, sich von Abfallprodukten zu reinigen, was die Bildung von Amyloid fördert und dadurch Alzheimer auslöst. Die Krankheit führt dann zu einem Neuronensterben und verschlechtert den Schlaf noch mehr. In der Zwischenzeit stört der Schlafmangel die innere Uhr und dadurch den Stoffwechsel und die Bildung des Hormons Melatonin, das den Schlaf fördert. Die Stoffwechselstörung und der

Mangel an den Hormonen, die für den Schlaf wichtig sind, verschlimmern die Schlafstörung, und der Zyklus setzt sich fort. Wenn er nicht unterbrochen wird, nehmen die Schäden zu.

Alle diese Studien zeigen eindeutig, dass zwischen dem Schlaf und dem Risiko für kognitiven Abbau wahrscheinlich eine wechselseitige Beziehung besteht. Demenz stört nicht nur den Schlaf, sondern der schlechte Schlaf kann auch den kognitiven Abbau beschleunigen. Wir brauchen mehr Studien, vor allem mit mehr Menschen; aber die Schlussfolgerung ist eigentlich schon klar: Schlaf ist Medizin. Wir müssen tagsüber aktiv sein und uns in der Nacht erfrischen. Vor diesem Hintergrund wollen wir uns nun einigen Strategien für besseren Schlaf zuwenden.

Die zehn wichtigsten Geheimnisse des guten Schlafs

1. ***Halten Sie eine Routine ein und verzichten Sie auf lange Nickerchen.*** Stehen Sie jeden Tag zur gleichen Zeit auf, auch an Wochenenden und Feiertagen. Viele Menschen versuchen, an Wochenenden ihre Schlafgewohnheiten zu ändern, um Schlaf nachzuholen; aber das kann den gesunden Schlaf-Wach-Rhythmus schnell sabotieren. Wenn Sie freitags und samstags länger aufbleiben, um sich mit Freunden zu treffen, und dann bis in den Morgen hinein schlafen, leiden Sie am sogenannten »sozialen Jetlag«. Ein derart unregelmäßiger Schlafrhythmus schadet der Gesundheit. Es ist immer noch unklar, ob Nickerchen bei älteren Menschen der Gesundheit des Gehirns nützen. Wenn Sie sich ausruhen müssen, dann beschränken Sie diesen Mittagsschlaf auf 30 Minuten am frühen Nachmittag. Längere Nickerchen später am Tag können den Nachtschlaf stören. Im Jahr 2019 berichtete ein Artikel in der Zeitschrift *Alzheimer's*

& Dementia, dass Nickerchen ein frühes Warnzeichen der Alzheimer-Krankheit sein können[21]. Natürlich verursachen Nickerchen nicht Alzheimer; aber das Eindösen während des Tages kann darauf hindeuten, dass bestimmte neuronale Netze beschädigt sind, die Sie wach halten sollten. Vor allem die Gehirnareale, die Wachheit fördern, degenerieren, wenn sich Tau-Protein ansammelt, und das kann unbemerkt schon früh beginnen. Das könnte auch erklären, warum Alzheimer-Kranke häufig eindösen, bevor die klassischen Symptome der gedächtnisraubenden Krankheit auftreten, zum Beispiel Vergesslichkeit und Verwirrung.

2. ***Seien Sie keine Nachteule.*** Die beste Zeit zum Schlafengehen ist gekommen, wenn Sie vor Mitternacht schläfrig werden. Im ersten Teil der Nacht dominiert in der Regel der Nicht-REM-Schlaf (REM steht für *rapid eye movements*, »schnelle Augenbewegungen«). Wenn die Morgendämmerung naht, übernimmt allmählich der traumreiche REM-Schlaf die Regie. Zwar sind beide Schlaftypen wichtig und haben ihre eigenen Vorteile, aber der Nicht-REM-Schlaf ist tiefer und erholsamer als der REM-Schlaf. Wenn Sie älter werden, verschiebt sich wahrscheinlich Ihre ideale Schlafenszeit. Je älter Sie sind, desto früher sollten Sie zu Bett gehen und desto früher werden Sie ganz natürlich aufwachen. Die Schlafdauer sollte sich jedoch nicht ändern.

3. ***Wachen Sie auf, wenn es draußen hell wird.*** Setzen Sie die Augen gleich am Morgen dem Sonnenlicht aus, um Ihre innere Uhr richtig einzustellen. Unsere gesamte Evolutionsbiologie und die Neurowissenschaften unterstreichen die Bedeutung des Morgens. Wir sind dafür geschaffen, früh aufzustehen und die aufgehende Sonne in uns aufzunehmen.

4. ***Bewegen Sie sich.*** Regelmäßige körperliche Aktivität fördert den guten Schlaf und kann zudem helfen, das Idealgewicht zu erreichen und zu behalten. Auch das verbessert den Schlaf.

5. ***Essen und trinken Sie vernünftig.*** Meiden Sie Koffein nach dem Mittagessen (auf jeden Fall nach 14 Uhr) und essen oder trinken Sie drei Stunden vor dem Schlafengehen nichts mehr, damit Sie nicht aufwachen, weil Sie zur Toilette müssen. Ein spätes schweres Abendessen kann den Schlaf ebenfalls stören. Seien Sie auch mit dem Alkohol vorsichtig. Er kann Sie zwar schläfrig machen, aber seine Wirkungen auf den Körper stören die normalen Schlafzyklen, besonders den erholsamen Tiefschlaf.

6. ***Achten Sie auf Ihre Medikamente.*** Verordnete oder frei verkäufliche Arzneimittel können Bestandteile enthalten, die den Schlaf stören. Viele Kopfschmerzmittel enthalten zum Beispiel Koffein. Manche Erkältungsmittel können abschwellende Substanzen enthalten (beispielsweise Pseudoephedrin), die auch anregend wirken. Die Nebenwirkungen in vielen häufig verwendeten Arzneien, zum Beispiel Antidepressiva, Kortison, Betablocker und Parkinsonmedikamente, können den Schlaf ebenso stören. Achten Sie darauf, was Sie einnehmen und ob es notwendige Medikamente sind. Prüfen Sie, ob Sie diese Mittel früher am Tag nehmen können, damit ihr Einfluss auf den Schlaf möglichst gering ist.

7. ***Kühl, ruhig und dunkel.*** Die ideale Temperatur zum Schlafen liegt zwischen 16 und 19,5 °C. Schlafen Sie im Dunkeln, und minimieren Sie Lichtquellen in der Nähe, auch das Licht von elektronischen Geräten (siehe Tipp 8). Probieren Sie eine Schlafmaske, wenn es nicht möglich ist, eine dunkle Umgebung zu schaffen, und eine Klangmaschine oder einen Generator für

weißes Rauschen, um Straßenlärm auszublenden, wenn Sie in der Stadt leben. Und lassen Sie keine Haustiere ins Schlafzimmer, vor allem dann nicht, wenn diese Ihren Schlaf stören, weil sie nachts herumstöbern oder laut sind.

8. ***Entfernen Sie elektronische Geräte.*** Das Schlafzimmer ist zum Schlafen da, nicht zum Starren auf einen Monitor oder ein Handy-Display. Fast jedes Licht – Sonnenlicht oder künstliches Licht aus Lampen, Fernsehbildschirmen, Computermonitoren und Smartphones – enthält auch blaues Licht, das die Produktion des Schlafhormons Melatonin stark hemmt und Sie zudem aufmuntert – ein doppelter Angriff auf den Schlaf. Im Jahr 2015 wiesen die Neurowissenschaftlerin Anne-Marie Chang und ihre Kollegen nach, dass lichtemittierende Geräte wie E-Reader das Einschlafen erschweren, weil die Benutzer nicht so leicht schläfrig werden. Außerdem verringern sie die Produktion des Schlafhormons Melatonin und verstellen die innere Uhr. Am folgenden Morgen sind die Benutzer weniger wach als Leute, die echte Bücher lesen[22]. Lichtemittierende Dioden (LED-Lampen) erzeugen ziemlich viel blaues Licht und sie sind in Fernsehern, Smartphones, Notebooks und Computern enthalten. Meiden Sie blaues Licht ein paar Stunden vor dem Schlafengehen, um die Melatoninproduktion zu optimieren. Verwenden sie LED-Lampen mit warmen Wellenlängen (2700 bis 3000 Kelvin). Wenn Sie hartnäckige Einschlafprobleme haben, kann Ihnen vielleicht eine Blaufilterbrille helfen. Achten Sie darauf, dass der Wecker, die Nachttischlampe, der Dimmer und andere Geräte rotes Licht (mit »warmem Schimmer«) ausstrahlen, kein blaues oder grünes. Rotes Licht stört die innere Uhr und die Melatoninproduktion am geringsten. Verwenden Sie Bildschirme mit Blaulichtfilter, vor allem wenn Sie im Bett lesen.

9. ***Führen Sie Schlafrituale ein.*** Versuchen Sie, sich mindestens 30 bis 60 Minuten vor dem Schlafengehen zu entspannen und den Körper durch Rituale daran zu erinnern, dass Sie bald zu Bett gehen werden. Tun Sie nichts Anregendes (arbeiten, am Computer sitzen, mit dem Handy telefonieren und so weiter). Beschränken Sie sich auf beruhigende Aktivitäten: Nehmen Sie ein warmes Bad, lesen Sie, trinken Sie Kräutertee oder hören Sie beruhigende Musik. Dehnen Sie sich oder tun Sie etwas, was Sie entspannt. Socken, die die Füße wärmen, können das Einschlafen ebenfalls erleichtern. Vermeiden Sie schwierige Gespräche und bleiben Sie vor dem Schlafengehen friedlich. Streit oder Diskussionen über heikle, strittige Themen sind ebenfalls schädlich (für sie scheint der Morgen ohnehin besser geeignet zu sein).

10. ***Achten Sie auf Warnsignale.*** Vielleicht leiden Sie an einer echten Schlafstörung und könnten von einer Therapie profitieren. Achten Sie auf folgende Symptome: mindestens drei Monate lang dreimal in der Woche Einschlaf- oder Durchschlafprobleme; häufiges Schnarchen; ständige Schläfrigkeit am Tag; Beschwerden im Bein, bevor Sie einschlafen; Ausagieren von Träumen im Schlaf; Zähneknirschen oder Kopfschmerzen oder Kieferschmerzen nach dem Aufwachen.

Wenn Sie das alles ausprobiert haben und immer noch nicht gut schlafen oder wenn Sie regelmäßig Schlafmittel einnehmen, sollten Sie mit Ihrem Arzt sprechen. Vielleicht empfiehlt er Ihnen eine Schlafuntersuchung, um nicht diagnostizierte Probleme wie zum Beispiel Schlafapnoe auszuschließen. Dabei verbringen Sie eine Nacht in einem Schlaflabor, wo ihr Schlaf überwacht und aufgezeichnet wird. Diese Labors sind nicht so ungewöhnlich, wie Sie vielleicht denken. Viele kleine und große Krankenhäuser bieten diese Dienste an.

Vergessen Sie nicht die Entspannung am Tag

Der Schlaf ist eine verjüngende Aktivität, nach der der Körper verlangt; aber es gibt einen Unterschied zwischen Schlaf und Ruhe. Wir brauchen beides und müssen uns auch tagsüber ausruhen und entspannen, um geistig fit zu bleiben. Unser seelisches Wohlbefinden hängt auch davon ab, und wir wissen, dass seelisches Wohlbefinden mit geringerem Demenzrisiko zusammenhängt. Das Gegenteil trifft ebenfalls zu: Manche Arten von Angst und Depression können Warnsignale für den kognitiven Abbau und eine Alzheimer-Krankheit sein. Darum ist es wichtig, Stress abzubauen und seelisch widerstandsfähig zu werden.

Ich bin ein großer Anhänger der Meditation und praktiziere jeden Tag die Form der sogenannten analytischen Meditation. Das habe ich mir angewöhnt, als ich vor einigen Jahren im Kloster Drepung in Mundgod, Indien, einige Zeit mit dem Dalai Lama verbrachte.

Anfangs hielt ich ehrlich gesagt nicht sonderlich viel davon. Ich hatte Angst! Wenn ich nur daran dachte, gemeinsam mit Seiner Heiligkeit zu meditieren, wurde ich schon nervös. Aber wer würde eine Meditation mit dem Dalai Lama ablehnen? Eines Morgens nahm ich all meinen Mut zusammen und schloss ich mich ihm in seiner Privatresidenz an[23].

Als ich mit gekreuzten Beinen neben ihm saß und versuchte, mich mit geschlossenen Augen auf meine Atmung zu konzentrieren, übermannte mich sofort meine Unsicherheit. Nach ein paar Minuten hörte ich seine tiefe, markante Baritonstimme: »Haben Sie Fragen?«

Ich hob den Kopf und sah sein lächelndes Gesicht. Gleich würde er in sein charakteristisches Lachen ausbrechen, bei dem meist sein ganzer Körper bebte.

»Das ist schwer für mich«, sagte ich.

»Für mich auch!«, rief er aus. »Ich mache das seit 60 Jahren, und es ist immer noch schwer.«

Ich war überrascht und fühlte mich getröstet, als er das sagte. Auch dem Dalai Lama, der ein buddhistischer Mönch und das geistliche Oberhaupt der Tibeter ist, kann das Meditieren schwerfallen!

»Ich glaube, eine analytische Meditation wird Ihnen gefallen«, sagte er. Er empfahl mir, mich nicht mehr auf ein ausgewähltes Objekt zu konzentrieren, sondern über ein Problem nachzudenken, das ich lösen wollte, oder über ein Thema, von dem ich kürzlich gelesen hatte, oder über eine der philosophischen Fragen, über die wir diskutiert hatten. Er wollte, dass ich das Problem von allen anderen absonderte, indem ich es in eine große, durchsichtige Blase schob. Mit geschlossenen Augen dachte ich an etwas, was mich plagte und was ich nicht ganz lösen konnte. Als ich die physische Verkörperung dieses Problems in die Blase verfrachtete, geschahen mehrere Dinge wie von selbst.

Das Problem schwebte jetzt schwerelos genau vor mir. Vor meinem geistigen Auge konnte ich es drehen oder auf und ab bewegen. Diese Übung hilft, sich völlig zu konzentrieren. Als die Blase aufstieg, streifte sie Anhängsel ab, zum Beispiel subjektive emotionale Erwägungen. Ich konnte beobachten, wie das Problem sich selbst isolierte und klar erkennbar wurde.

Viel zu oft lassen wir es zu, dass nebensächliche emotionale Dinge die eleganten und praktischen Lösungen vernebeln, die vor uns liegen. Das kann entmutigend und frustrierend sein. Durch analytisches Meditieren, erklärte mir der Dalai Lama, können wir Logik und Vernunft nutzen, um eine Frage klar zu formulieren, sie von unnützen Erwägungen zu trennen, Zweifel zu beseitigen und die Antworten in hellem Licht zu sehen. Es war einfach und vernünftig. Am wichtigsten war mir, dass es half.

Als Neurowissenschaftler hätte ich nie gedacht, dass ein buddhistischer Mönch, und sei er der Dalai Lama, mir beibringen würde, wie ich Deduktion und kritisches Denken besser in mein Leben integrieren konnte. Aber genau das geschah. Es veränderte mich und machte mich zu einem besseren Menschen. Ich übe die analytische Meditation jeden Tag aus. Die ersten zwei Minuten, in denen ich meine Gedankenblase forme und über mir schweben lasse, sind immer noch die schwersten. Danach erreiche ich einen Zustand, den man am besten als vollkommenen *Flow* beschreiben kann und in dem 20 bis 30 Minuten mühelos vergehen. Ich bin mehr denn je davon überzeugt, dass selbst die größten Skeptiker mithilfe der analytischen Meditation erfolgreich sein können.

Während der Feiertage verbrachte ich so viel Zeit wie möglich mit meinen Angehörigen und Freunden und lehrte sie die Prinzipien der analytischen Meditation, wie der Dalai Lama sie mir erklärt hatte. Kein anderes Geschenk war mir so wichtig, und nun bekommen Sie es ebenfalls. Es hilft Ihnen, während des Tages eine äußerst wichtige Ruhe zu finden, die sich vom Schlaf unterscheidet.

Achtsamkeitsübungen werden immer beliebter. Im Jahr 2018 veröffentlichten die Centers for Disease Control and Prevention einen Bericht, aus dem hervorging, dass die Teilnahme an Yogakursen zwischen 2012 und 2017 um 50 Prozent zugenommen hatte, nämlich von 9,5 auf 14,3 Prozent, und dass die Zahl der Meditierenden sich von 4,1 auf 14,2 Prozent mehr als verdreifacht hatte[24]. Yoga und Meditation haben ein gemeinsames Thema: Lebe im Augenblick und beobachte, was in deinem Leben geschieht. Wir hören oft, dass Achtsamkeitsübungen Stress abbauen können, und es ist wichtig zu wissen, dass diese Methode in der medizinischen Literatur gut dokumentiert ist. Yoga und Meditation werden sogar dort praktiziert, wo man es am wenigsten erwarten würde: im Krieg. Im

Jahr 2014 wurde beispielsweise eine Gruppe von Marinesoldaten in Techniken ausgebildet, die auf Achtsamkeitsübungen beruhten, und man stellte später fest, dass dies die Erholung des Herzens und der Lungen nach simulierten militärischen Aktivitäten unter hoher Belastung verbesserte[25].

Sie müssen kein Soldat sein, um von diesem Training zu profitieren. Eine Wirkung, die wir alle erfahren können, ist die verringerte Ausschüttung des Stresshormons Cortisol. Eine Metaanalyse, die im *Journal of the American Medical Association* veröffentlicht wurde und eine der umfassendsten und meistzitierten Studien auf diesem Gebiet ist, prüfte alle relevanten Studien zu diesem Thema und kam zu dem Ergebnis, dass Achtsamkeit Angst, Depression und Schmerzen signifikant lindert[26]. Eine andere Metaanalyse untersuchte die Wirkung der transzendentalen Meditation, einer Form der Achtsamkeitsübung, die mit Mantras arbeitet. An den 16 analysierten Studien nahmen insgesamt 1295 Menschen teil[27]. Auch diese Übersichtsarbeit kam zu dem Schluss, dass die Meditation eine signifikante Verringerung der Angst bewirkte, vor allem bei den Teilnehmern, die zunächst stark unter Angst gelitten hatten.

Die Meditation hat eine lange, reiche Geschichte und weckte erst vor Kurzem das Interesse der Wissenschaft. Forscher beginnen, zu verstehen, wie sie den Alterungsprozess beeinflusst. Im Jahr 2005 veröffentlichte Harvards Massachusetts General Hospital eine Bildgebungsstudie, die zeigte, dass bestimmte Regionen des Kortex einschließlich des präfrontalen Bereichs bei Menschen, die häufig meditierten, dicker waren[28]. Seither haben zahlreiche Nachfolgestudien derselben Gruppe und anderer Teams auf der ganzen Welt nachgewiesen, dass Menschen mit »dickem Hirn« im Durchschnitt klüger sind und ein besseres Gedächtnis haben. Diese Areale des Kortex fördern die Aufmerksamkeit und die Verarbeitung von Sinneseindrücken, außerdem nutzen wir sie für die Planung komplizierter kognitiver Vorgänge.

Die sogenannte Entspannungsreaktion lässt sich aber nicht nur durch Meditation auslösen, sondern auch durch Yoga, Tai-Chi, Atemübungen, progressive Muskelentspannung, geführte Imagination und sogar wiederholte Gebete. Warum ist beispielsweise tiefes Atmen so wirksam? Das liegt unter anderem daran, dass es eine Reaktion des parasympathischen Nervensystems auslöst, nicht aber des sympathischen Nervensystems, das empfindlich auf Stress und Angst reagiert. Unter Stress wird das sympathische Nervensystem aktiv und die Stresshormone Cortisol und Adrenalin werden in großen Mengen ausgeschüttet. Das parasympathische Nervensystem kann hingegen eine Entspannungsreaktion hervorrufen, und die tiefe Atmung ist eine der schnellsten Methoden, das zu erreichen. Im Zustand der tiefen Entspannung schlägt das Herz langsamer, die Atmung wird ruhiger und der Blutdruck sinkt.

Sie können überall und jederzeit tief atmen. Wenn Sie noch nie meditiert haben, sind solche Atemübungen, zweimal am Tag praktiziert, ein guter Anfang und eine Grundlage für die schwierigeren Techniken. Sie brauchen sich nur bequem auf einen Stuhl oder auf den Fußboden zu setzen, die Augen zu schließen und den ganzen Körper zu entspannen. Lösen Sie alle Spannungen im Hals, in den Armen, in den Beinen und im Rücken auf. Atmen Sie durch die Nase ein, solange Sie können, spüren Sie, wie das Zwerchfell und der Unterleib sich heben, wenn der Bauch sich nach außen schiebt. Atmen Sie noch ein wenig mehr Luft ein, wenn Sie glauben, dass Sie das volle Volumen der Lungen schon erreicht haben. Atmen Sie langsam aus und zählen Sie dabei bis 20. Stoßen Sie jedes Quäntchen Luft aus den Lungen hinaus. Wiederholen Sie diese Übung mindestens fünfmal.

Achtsamkeit lässt sich auf verschiedenen Wegen erreichen. Eine App kann Sie durch eine 15-Minuten-Übung geleiten. Ein Yoga-kurs und das japanische Waldbaden (*shinri-yoku*, »in Gegenwart von Bäumen sein«) sind ebenfalls geeignet. Waldbaden ist in letzter Zeit beliebt geworden, weil es die Herzfrequenz und den Blutdruck senkt und die Produktion von Stresshormonen verringert. Wenn Sie waldbaden und das »Aroma des Waldes« einatmen, nehmen Sie auch Substanzen auf, die man Phytonzide nennt. Sie schützen Bäume vor Insekten und anderen Stressoren. Wie wir im Laufe des vergangenen Jahrzehnts gelernt haben, können uns diese Substanzen auch schützen, indem sie die Zahl der natürlichen Killerzellen des Immunsystems erhöhen und den Cortisolspiegel senken[29]. Der Aufenthalt im Wald oder auf Grünflächen wird seit Langem empfohlen, um das seelische Wohlbefinden zu verbessern, aber heute verstehen wir, was das Aroma des Waldes wirklich für den Körper und das Gehirn tut. Sie brauchen nicht in ein fernes Waldgebiet zu reisen. Es genügt, wenn Sie im eigenen Garten arbeiten oder einen Park in der Nähe aufsuchen. Mir hat die uralte indische Lehre immer gefallen, wonach wir in Harmonie 100 Jahre alt werden können, wenn wir in der dritten Lebensphase (etwa zwischen 50 und 75 Jahren) in einem Wald leben, als Teil einer kontemplativen, friedlichen Lebensweise namens *vanprastha* (Leben als Waldbewohner). In einigen Studien wurde herausgefunden, dass Spaziergänge in der Natur im Gegensatz zum Gehen in der Stadt uns helfen können, Stress zu bewältigen, Grübeln zu beenden und Emotionen zu regulieren[30]. Laut mehrerer Studien fördern Grünflächen und Parks in Städten die seelische Gesundheit[31]. Ich verbringe viel Zeit in Gebäuden – und in fensterlosen Operationssälen –, deshalb freue ich mich, wenn ich im Freien herumstreifen und spielen und die Freuden der Natur in mich aufnehmen kann.

Hier sind ein paar weitere Freizeittipps, die das seelische Wohlbefinden fördern können:

Arbeiten Sie gemeinnützig in Ihrer Gemeinde. Wer sich für andere einsetzt, leidet seltener an Angst, Depression, Einsamkeit und sozialer Isolation und findet eher einen Sinn in seinem Leben. Die AARP-Studie aus dem Jahr 2018 stellte fest, dass Menschen, die 50 Jahre alt oder älter sind und mindestens einmal im Jahr gemeinnützig arbeiten, sich psychisch wohler fühlen als diejenigen, die das nicht tun[32]. Überlegen Sie, ob Sie eine führende Rolle in einer Gruppe oder Organisation, der Sie angehören, übernehmen können.

Drücken Sie Dankbarkeit aus. Beginnen oder beenden Sie Ihren Tag mit dem Gedanken: »Wofür bin ich dankbar?« Ein »Dankbarkeitstagebuch« kann dabei hilfreich sein. Studien belegen, dass Dankbarkeit Depressionen, Angst und Stress lindert und uns glücklicher und mitfühlender macht[33]. Es ist schwer, wütend oder gestresst zu sein, wenn Sie sich in Dankbarkeit üben. Meine Dankbarkeitsübung ist ein wichtiger Teil der Auszeit, die ich meinem Gehirn gönne. Sie ist wie eine große Rückstelltaste in meinem Gehirn und sorgt dafür, dass unwesentliche Probleme (die das Gehirn unnötig belasten) wegschmelzen. Ich praktiziere das jeden Tag allein und mit meiner Familie, wann immer es möglich ist.

Üben Sie sich in der Kunst des Verzeihens. Forscher aus dem Bereich der Positiven Psychologie haben herausgefunden, dass wir zufriedener sind und mehr Selbstachtung haben, wenn wir uns und anderen verzeihen[34].

Lachen Sie öfter. Schauen Sie lustige Filme oder Videos an oder lesen Sie lustige Bücher. Lachen fördert die Ausschüttung von »Wohlfühlhormonen« – Endorphine, Dopamin und Serotonin –, die Stress, Verspannungen, Angst und sogar Schmerzen lindern.

Verzichten Sie zwischendurch auf E-Mails und soziale Medien. Schalten Sie die Mitteilungen aus sozialen Medien ab. Legen Sie Ihr Smartphone in einen anderen Raum, und schalten Sie den Ton ab, damit Sie sich besser auf Ihre Arbeit oder häuslichen Pflichten konzentrieren können. Beschäftigen Sie sich nur zu festgelegten Zeiten mit sozialen Medien und meiden Sie das Smartphone beim Essen und bei Familientreffen. Schauen Sie nicht sofort am Morgen nach Ihren E-Mails. Der Morgen ist eine goldene Zeit; nutzen Sie ihn, um kreativ zu arbeiten.

Richten Sie sich mindestens einmal in der Woche eine Extrastunde ein. Wenn Sie sich an einem Tag eine Extrastunde einrichten möchten, müssen Sie sehr genau darauf achten, wie viel Zeit Sie vor einem Bildschirm (Computer, Tablet, Telefon, Fernseher) verbringen. Wenn Sie einen bildschirmlosen Tag in der Woche einführen, gewinnen Sie mindestens eine Stunde, in der Sie dann tun können, was Sie wollen.

Organisieren Sie ein Belohnungssystem für sich. Das Gehirn und der Körper mögen Belohnungen. Die Aussicht auf eine Belohnung kann einen kleinen Dopaminschub auslösen. Deshalb funktioniert die sogenannte Pomodoro-Technik. Sie ist eine erprobte Methode, das meiste aus Ihrer Zeit herauszuholen. Sie verwendet Minipausen in festgelegten Zeitabständen als Belohnungen. Es ist einfach: Stellen Sie einen Kurzzeitwecker auf 25 Minuten ein, und widmen Sie sich dann einer Aufgabe, am besten der wichtigsten des Tages. Arbeiten Sie ausschließlich an dieser Aufgabe, ohne sich ablenken zu lassen, bis der Wecker klingelt. Machen Sie dann fünf Minuten Pause, und wiederholen Sie diese Prozedur, solange es notwendig ist.

Meiden Sie Multitasking. Nehmen Sie Ihren Tag wie ein Chirurg in Angriff. Versuchen Sie nicht, mehrere Aufgaben gleichzeitig zu lösen. Ihr Gehirn mag das nicht. Natürlich können Sie gleichzeitig gehen und sprechen, während Sie Ihr Mittagessen verdauen; aber das Gehirn kann sich nicht auf zwei Aktivitäten konzentrieren, bei denen Sie intensiv denken, etwas verstehen, sich bewusst anstrengen oder eine besondere Fähigkeit nutzen müssen. Würden Sie mich an Ihrem Gehirn operieren lassen, während ich eine E-Mail schreibe und telefoniere? Das Gehirn widmet sich solchen Aufgaben der Reihe nach, aber es kann die *Aufmerksamkeit* zwischen verschiedenen Aufgaben hin und her springen lassen – so schnell, dass wir der Illusion verfallen, wir könnten mehrere Aufgaben gleichzeitig bewältigen. Wenn Sie also mit weniger Mühe mehr leisten wollen, müssen Sie Ihre Fähigkeit, aufmerksam zu sein, schulen: Konzentrieren Sie sich jeweils auf *eine* Aufgabe und vermeiden Sie Ablenkungen. Das kann eine überraschend angenehme Erfahrung sein, die ich jedes Mal erlebe, wenn ich im Operationssaal bin. Er ist einer der wenigen Orte, an denen Ablenkungen nicht erlaubt sind. Man reinigt sich gründlich und kann sich nicht ums Telefon kümmern, während man sich voll und ganz auf die bevorstehende Operation konzentriert. Es ist, als würden Sie Ihr Turbolader-Gehirn auf einer leeren, flachen Straße sausen lassen. Unser Gehirn steckt meist im Stop-and-Go fest, arbeitet hart und kommt dennoch nirgendwohin. Lassen Sie Ihrem Gehirn ab und zu freien Lauf. Dann gelingt Ihnen nicht nur mehr, als Sie für möglich halten, sondern Sie erleben auch ein Glücksgefühl, das kaum durch etwas anderes zu erreichen ist. Wenn Sie versuchen, im Multitasking zu agieren, dann denken Sie langsamer und brauchen länger für Ihre Arbeit. Das Gehirn aber arbeitet viel lieber in geordneten Abschnitten. Und das hilft auch dabei, geistig gesund zu bleiben.

Finden Sie heraus, welche Ihrer Aufgaben »Murmeln« und welche »Sand« sind, und planen Sie entsprechend. Wenn Sie einen Krug mit Murmeln und Sand füllen wollen, womit fangen Sie an? Mit den Murmeln. Das ist eine wichtige Metapher für die Tagesplanung und eine optimale Zeiteinteilung. Die Murmeln sind die Hauptblöcke Ihres Tages (Termine, Pflichten, Projekte, Sport, Schlaf) und der Sand ist alles andere (E-Mails, Telefonanrufe, Aufgaben, die nicht dringend sind). Bleiben Sie nicht im Sand stecken. Nehmen Sie sich vor, jeden Sonntagabend 30 Minuten für eine wöchentliche Bestandsaufnahme zu reservieren, und stellen Sie sich diese bedeutsame Frage: »Welche Ziele muss ich in den kommenden sieben Tagen erreichen, damit diese Woche ein Erfolg wird?«

Entrümpeln Sie Ihr Leben. Räumen Sie Schränke, den Keller, Lagerräume und die Garage auf. Spenden Sie alte Kleider und Bücher, die Sie nicht mehr interessieren. Werfen Sie alte Zeitschriften und Kataloge weg. Schreddern Sie Postsendungen, Rechnungen und Briefe, die Sie nicht mehr brauchen, oder werfen Sie das Zeug in den Papiermüll. Gewöhnen Sie sich an, alles sofort wegzuwerfen, was keine Bedeutung für Sie hat und unproduktiv ist. So bekommen Sie Ihre Umgebung in den Griff. Unordnung führt zu Stress und Chaos ist gleichbedeutend mit Ablenkung.

Nehmen Sie sich jeden Tag 15 Minuten Zeit für sich. Nutzen Sie diese Zeit für eine entspannende Tätigkeit, zum Beispiel für die Meditation, die sehr einfach sein kann: Setzen Sie sich ein paar Minuten still hin und konzentrieren Sie sich auf tiefes, beruhigendes Atmen. Apps und Webseiten für geführte Meditation können hilfreich sein. Oder schreiben Sie in Ihr Tagebuch. Vermeiden Sie alles, was Sie zu sehr anregt oder ablenkt, zum Beispiel das Scrollen durch soziale Medien oder Onlineeinkäufe. Wichtig ist, dass Sie sich selbst wirklich kennenlernen. Die meisten Menschen sind sich ihrer selbst nicht sonderlich gut bewusst. Das habe ich nicht beim Medizinstudium gelernt; dennoch ist es heute ein wesentlicher Teil meines persönlichen Kompasses. Jeder Mensch ist anders, und der beste Berater für Sie sind *Sie*.

Gestatten Sie sich Tagträume. Der Geist kann nicht den ganzen Tag lang im selben Gang fahren. Wir wollen das Gehirn oft zwingen, unsere Gedanken so oft wie möglich in eine bestimmte Richtung zu lenken, anstatt sie sich selbst zu überlassen. Tagträume können jedoch eine neuronale Rückstelltaste sein.

Scheuen Sie sich nicht, ärztliche Hilfe zu suchen, wenn Sie sich Sorgen um Ihre seelische Gesundheit machen. Angst, Depression und andere Störungen kommen häufig vor und lassen sich behandeln.

Übergänge im Leben

Es ist wichtig, sich einzugestehen, dass alle Menschen Lebensphasen durchmachen, die sie vor unterschiedliche Herausforderungen stellen. Das Alter bringt Übergänge mit sich, die durch wichtige Ereignisse gekennzeichnet sind: die Geburt eines Kindes, der Tod eines Angehörigen, Scheidung, eine neue finanzielle Situation, Rente, Unfälle, Krankheiten und vielleicht der (teilweise) Verlust der Selbstständigkeit, zum Beispiel der Fähigkeit, Auto zu fahren. Bei Menschen, die sich solchen Veränderungen und Erfahrungen anpassen können, normalisieren sich der seelische Zustand und die Gefühle schneller. Längere Traurigkeit oder anhaltender Kummer gehören nicht zur normalen Reaktion auf diese Übergänge und vergrößern das Risiko für kognitive Störungen.

Aber das Alter hat auch überraschende Lichtblicke zu bieten. Trotz der Verlustgefühle, die sich bei älteren Menschen oft einstellen, sind die Betroffenen nicht unbedingt weniger glücklich. Die meisten Menschen berichten von größerem seelischem Wohlbefinden, wenn sie Mitte 50 oder älter sind. Diese Tendenz, sich im Alter von 18 oder 21 Jahren als glücklich zu bezeichnen, lässt im frühen Erwachsenenalter und in der Lebensmitte nach und erlebt ungefähr im Alter von 50 Jahren einen deutlichen Aufschwung. Deshalb wird diese Glückskurve häufig als U-förmig beschrieben[35]. Die Menschen sind meist glücklicher, wenn sie jung oder alt sind, und weniger glücklich in der Lebensmitte. Mehrere Studien haben eine positive Wirkung des Älterwerdens festgestellt: Ältere Menschen erinnern sich mehr an positive Informationen als an negative und achten auch mehr auf sie[36].

Warum ist die Lebensmitte – zwischen 35 und etwa 55 Jahren – so deprimierend? Weil diese Zeit meist die stressigste ist. Sie müssen sich um ihre alternden Eltern und um abhängige Kinder kümmern, während Sie arbeiten, um Ihren Job zu behalten und Geld für Ihren Ruhestand zurückzulegen. Der beschriebene U-förmige Verlauf des Lebens wird jedoch von manchen Experten auch anders gesehen, und es ist schwer zu sagen, wie glücklich verschiedene Bevölkerungsgruppen während ihres Lebens sind. Ich erwähne diese Theorie dennoch, weil oft von ihr die Rede ist.

Behalten Sie Ihr seelisches Wohlbefinden unbedingt im Auge, und suchen Sie Hilfe, wenn Ihr Stresspegel gefährlich hoch wird. Die Wissenschaftler glauben zwar nicht, dass Depressionen, vor allem in der Lebensmitte, später zu Demenz führen; aber die Untersuchungen sind noch nicht abgeschlossen. Depression ist ein Risikofaktor für Demenz, doch wir wissen nicht, ob es sich um eine ursächliche Beziehung oder nur um eine Korrelation (also einen zufälligen Zusammenhang) handelt. Allerdings gibt es Belege dafür, dass Menschen, die in ihren späteren Jahren (über 50) depressiv sind, mehr als doppelt so häufig an vaskulärer Demenz erkranken wie diejenigen, die nicht depressiv sind[37]. Zudem treten bei Dementen, die schon einmal depressiv waren, oft etwa ein Jahrzehnt vor der Diagnose »Demenz« vermehrt neue Symptome der Krankheit auf.

Im Jahr 2019 wurde meine Sondersendung *One Nation under Stress* beim US-Sender HBO ausgestrahlt. Zuvor hatte ich zwei Jahre lang das ganze Land bereist, um herauszufinden, warum der »Tod aus Verzweiflung« durch Suizid oder Überdosen immer häufiger vorkommt. Zu viele Menschen leiden an gefährlich hohem (toxischem) Stress, der schwere Depressionen auslöst. Mit meinem Film wollte ich darauf aufmerksam machen, dass die Gesellschaft bessere Möglichkeiten braucht, das Auf und Ab des Lebens zu bewältigen. Heute schenkt man zwar der seelischen Gesundheit erfreulicherweise größere Beachtung, aber während meiner Reise durchs Land wurde mir klar, dass wir uns besser umeinander kümmern müssen.

Schlaf und stressreduzierende Aktivitäten am Tag können für das Gehirn und den Körper Wunder wirken; aber das genügt nicht, um bei scharfem Verstand und seelisch gesund zu bleiben. Wie Sie sehen werden, hat das, was wir auf unseren Teller legen, eine enorme Macht.

Kapitel 7

Gedankenfutter

Mark Twains Humor ist zeitlos. Seine witzige Bemerkung über die Gesundheit trifft vielleicht heute, mehr als ein Jahrhundert später, teilweise noch zu. Auf jeden Fall enthält seine geistreiche Äußerung eine verborgene Wahrheit: Es ist selbst in unserer modernen Zeit schwer herauszufinden, was wir essen sollen, um gesund zu bleiben. Ich bin amüsiert über die Zahl der Diätbücher und verwandter Ratgeber, die jedes Jahr auf den Markt kommen, oft um die Jahreswende, wenn die Menschen gute Vorsätze fassen. Trotzdem ist die Verwirrung groß, was die ideale Ernährung anbelangt, einerlei, ob wir (»mühelos«) abnehmen, Herzkrankheiten vorbeugen oder die Gehirnfunktion ankurbeln wollen oder ganz andere Ziele verfolgen.

Denken Sie an Ihre eigenen Erfahrungen. Wie oft haben Sie sich gefragt: Paläo, Keto, glutenfrei, kohlenhydratarm, cholesterinfrei, Fisch, fettarm, vegan ...? Das sind nur einige wenige der Diäten, von denen wir in den letzten Jahren gehört haben. Ärzte sprechen mit ihren Patienten selten über Ernährung. Wann hat Ihr Arzt Sie zum letzten Mal gefragt, was Sie essen, und wann hat er Ihnen Ratschläge gegeben, die wissenschaftlich fundiert sind? In einem Artikel, der 2017 in der Fachzeitschrift *JAMA* veröffentlicht wurde, sprechen Scott Kahan von Johns Hopkins und JoAnn Manson von Harvard dieses wichtige Thema an, das in Arztpraxen nicht erwähnt wird[1]. Die Folge ist ihrer Meinung nach, dass »Patienten ihre Informationen meist anderen, oft unzuverlässigen Quellen entnehmen«.

Sie schreiben, dass nur zwölf Prozent der Konsultationen beim Arzt eine Ernährungsberatung einschließen. Sie können sich also glücklich schätzen, wenn Ihr Arzt ein solches Gespräch mit Ihnen geführt hat (und Sie seine Fragen ehrlich beantwortet haben).

Etwa einmal im Jahr erregen verlockende neue Ernährungsratschläge die Aufmerksamkeit der Leute, und oft basieren sie auf einer schwachen oder zweifelhaften Hypothese und einseitig ausgewählten wissenschaftlichen Befunden. Das erklärt teilweise, warum wir so viele widersprüchliche Schlagzeilen über Ernährung lesen. Heute sollen uns Rotwein, Kaffee und Käse vor Demenz (und Herzkrankheiten und Krebs) schützen, morgen verkünden zwei neue Studien das Gegenteil. Das bringt mich zu der Frage, die ich beantworten möchte: Welche Ernährungsweise ist für mein Gehirn am besten? Gibt es sie? *Kann* es sie geben? Würde Mark Twain gerne im 21. Jahrhundert leben?

Um zum Kern des Problems zu gelangen, habe ich zahllose Stunden mit Experten aus ganz Amerika verbracht und viele Informationen zusammengetragen. Denn es gibt keine Übereinstimmung, was die Antwort auf unsere Frage anbelangt. Ein abschließendes Urteil zu fällen gliche dem Versuch, einen stumpfen Dartpfeil mit einem verletzten Arm auf ein sich bewegendes Ziel zu werfen. Ich war verblüfft darüber, wie hitzig die Debatte über die richtige Ernährung geführt wird, und auch darüber, dass das englische Wort *diet* (»Ernährung«, auch »Diät«) das Wort *die* (»stirb«) enthält. Viele der führenden Gehirnforscher sind sich uneins, wenn es um Antworten auf grundlegende Fragen geht, die ich für einfach und unbestreitbar hielt. Schadet Gluten dem Gehirn? Sind ketogene Diäten Humbug? Gibt es »Superfoods« für das Gehirn (und was ist ein Superfood?). Können wir mit Ergänzungsmitteln und Vitaminen Fehler in der Ernährung ausgleichen? Der verstorbene Senator Daniel Patrick Moynihan mahnte: »Jeder hat das Recht auf seine eigene Meinung, aber nicht auf seine eigenen Tatsachen.« Diese Aussage trifft auf die Ernährungsdebatte ganz besonders zu. Das Problem ist allerdings, dass wir nicht alle Tatsachen kennen. Selbst Experten können sich nicht einmal auf die Abgrenzung zwischen Meinung und Tatsache einigen.

Eines kann ich aber ohne Bedenken sagen: Wir haben Beweise dafür, dass die Ernährung viel zum Schutz des Gehirns beiträgt. Das hört sich simpel an, aber ich stütze mich dabei auf jahrzehntelange Forschungen, die endlich Früchte getragen haben. Manson bestätigt: »Ich bin beeindruckt von den überzeugenden Beweisen dafür, dass die Lebens- und Ernährungsweise das Risiko für die wichtigsten chronischen Krankheiten – Diabetes Typ 2, Herz-Kreislauf-Erkrankungen, Krebs und alle anderen – erheblich senken kann. Die Belege dafür sind mit der Zeit ausreichend vorhanden.«[2] Frau Mansons Überzeugung, dass diese Nachricht verbreitet werden muss, hat sie ermutigt, sich nicht mehr auf die Arbeit in der Klinik zu konzentrieren, sondern auf die Volksgesundheit und die Präventionsforschung. Sie möchte die Risikofaktoren für chronische Krankheiten entschärfen, anstatt nur Krankheiten zu managen.

Sie können erleichtert aufatmen: Ich rede nicht davon, dass Sie eine Diät befolgen müssen, die in der Werbung angepriesen wird; mir geht es um eine *Ernährungsweise* und um allgemeine Leitlinien. Das macht anscheinend den größten Unterschied aus, wenn es um die kurz- und langfristige Gesundheit geht. Als Sara Seidelmann, eine Kardiologin und Ernährungsforscherin im Brigham and Women's Hospital in Boston, die Essgewohnheiten von mehr als 447.000 Menschen auf der ganzen Welt untersuchte, stellte sie fest, dass es nicht optimal ist, ganze Nahrungsmittelgruppen zu meiden oder den Verzehr bestimmter Nahrungsmittel einzuschränken, um gesund zu bleiben. Dieser Grundsatz gilt ganz unabhängig davon, wo wir leben oder wie unsere tägliche Kost aussieht. Es mag eine

Weile hilfreich sein, aber es kann auch negative Folgen haben und das Leben verkürzen. Ihre Empfehlung, die sie 2018 in der Fachzeitschrift *Lancet* veröffentlichte, bestätigt einen alten, wenig spektakulären Rat: Alles mit Maßen[3]. Dem möchte ich noch etwas hinzufügen: Jeder Mensch ist anders und die ideale Ernährung für Sie kann ein wenig (oder erheblich) anders sein als für Ihre Mitmenschen. Ein Teil der Lösung besteht darin herauszufinden, was Sie am besten mit Energie versorgt, ohne Verdauungsbeschwerden oder Allergien auszulösen. Wenn Sie sich mehr mit den Nahrungsmitteln befassen, die Sie essen *sollten*, als mit denen, die Sie *nicht* essen sollten, nehmen Sie gute Kalorien zu sich und meiden die schlechten auf ganz natürliche Weise. Vergessen Sie strenge Diäten, die unrealistisch sind und die Willenskraft strapazieren. Ich habe diesem Kapitel aus gutem Grund den Titel »Gedankenfutter« gegeben. Es gibt Ihnen einen allgemeinen Rahmen an die Hand, der Ihnen hilft, Mahlzeiten zu bereiten, die Ihnen munden und das Gehirn gesund erhalten. Wenn Sie sich zu viele Sorgen über »gesunde Ernährung« machen, werden Sie ängstlich, und Ihr Cortisolspiegel steigt, was gefährlicher ist als mancher »Ernährungsfehler«. Ja, das Essen soll nahrhaft sein, aber es sollte auch ein Genuss sein. Ich verstoße ab und zu gegen meine Ernährungsprinzipien und habe dabei keine Schuldgefühle. Ein schlechtes Gewissen schadet dem Gehirn und dem Denkprozess.

Warum ist dieses medizinische Fachgebiet so verzwickt und kontrovers? Weil Studien ihre Grenzen haben. Es ist sehr schwierig, wenn nicht unmöglich, in der Wissenschaft eigentlich übliche, also randomisierte und kontrollierte Studien über Ernährungsweisen durchzuführen. Solche Studien kann man nicht mit den pharmazeutischen Studien vergleichen, weil wir keine echte Placebogruppe verwenden können, um essenzielle Nährstoffe zu untersuchen. Wir können den Menschen bestimmte Nährstoffe, die sie zum Leben brauchen, nicht vorenthalten, nur um eine Studie zu ermöglichen. Denken Sie auch daran, dass Nahrungsmittel eine enorme Zahl von unterschiedlichen Bestandteilen enthalten. Wenn wir Zusammenhänge zwischen einem bestimmten Nahrungsmittel und einer gesundheitlichen Wirkung finden, ist es schwierig oder unmöglich, genau den Bestandteil zu benennen, der die erwünschte Wirkung hat. Das verhindern die Komplexität der Nahrung und mögliche Wechselwirkungen zwischen den Nährstoffen. Genetische Faktoren der Konsumenten sind ebenfalls zu berücksichtigen. Zudem gibt es ein praktisches Problem: Kann sich eine Ernährungsstudie auf die ehrliche Erinnerung der Teilnehmer an ihr Essverhalten stützen? Erinnern Sie sich daran, was Sie vorige Woche am Donnerstag gegessen haben? Geben Sie zu, dass Sie gestern Abend ein üppiges Schokodessert genossen haben? Auch die Lebensweise spielt eine Rolle. Wie oft haben Sie vorige Woche schweißtreibenden Sport gemacht? Haben Sie geraucht? Wie viele Zigaretten? All diese Variablen und weitere müsste eine Studie berücksichtigen.

Im Jahr 2018 führten diese Probleme zur Rücknahme einer bahnbrechenden Studie, die 2013 im angesehenen *New England Journal of Medicine* veröffentlicht worden war und die die mediterrane Ernährung (Mittelmeerkost) befürwortet hatte, von der Sie bestimmt schon gehört haben. Sie ist reich an Olivenöl, Nüssen, pflanzlichem Eiweiß, Fisch, Vollkornprodukten, Obst, Gemüse und sogar Rotwein zum Essen. Eine der ersten Studien, die ein vorteilhaftes Licht auf diese Ernährungsweise warfen, war das Forschungsprojekt PERIMED (Prevención con Dieta Mediterránea), das Mitte der 2000er-Jahre in Spanien durchgeführt und in den *Annals of Internal Medicine* veröffentlicht wurde[4]. Die Autoren dieser Studie kamen zu dem Schluss, dass eine solche Ernährung das Risiko für Herz-Kreislauf-Krankheiten senken kann. Die Studie aus dem Jahr 2013 belegte, dass Menschen im Alter von 55 bis 80 Jahren, die eine Mittelmeerkost aßen, ihr Risiko für Herzkrankheiten und Schlaganfälle um bis zu 30 Prozent senkten, verglichen mit den Anhängern einer typischen fettarmen Ernährung. Im Jahr 2018 veröffentlichten die Autoren dieser Studie in derselben Fachzeitschrift eine neue Analyse ihrer Daten, deren Methodik kritisiert worden war[5]. Obwohl die ursprüngliche Studie ihre Schwächen hatte, vor allem weil sie die oben erwähnten Faktoren nicht berücksichtigt hatte, blieben die Autoren insgesamt bei ihren Schlussfolgerungen. Zahlreiche andere Studien haben ebenfalls gezeigt, dass Menschen, die sich an der Mittelmeerkost orientieren, im Alter ein größeres Gehirn haben als ihre Altersgenossen, die sich anders ernähren.

Martha Clare Morris, Professorin für Epidemiologie an der Rush University in Chicago und Direktorin des Rush Institute for Healthy Aging, war Gründungsmitglied des Global Council on Brain Health. Vor ihrem Tod 2020 konnte sie dank ihrer bahnbrechenden Forschungen wirksame Ernährungsratschläge formulieren, die der Alzheimer-Krankheit vorbeugen. Im Jahr 2015 veröffentlichte sie die »MIND-Ernährung« für ein gesundes Gehirn im Alter, gestützt auf jahrelange Forschungen über Ernährung, Altern und Alzheimer[6]. Ihr folgte das Buch *Diet für the MIND*[7]. Ihre Forschung konzentrierte sich auf Studien, die so weit wie möglich der wissenschaftlichen Methodik folgten, trotz der oben erwähnten inhärenten Grenzen der Ernährungsstudien. Als ich 2018 mit ihr über ihre Studie sprach, war sie davon begeistert, dass ihre Arbeiten zu den Ersten gehörten, die die Wirkung der Ernährung auf das Gehirn belegten. Obwohl sie einräumte, dass Ernährungsstudien ihre Grenzen haben, glaubte sie, dass wir jetzt endlich imstande sind, Ernährungsempfehlungen zu geben, die sich auf Daten stützen.

Die MIND-Ernährung entstand, weil sie die grundlegenden Erkenntnisse zweier bekannter Studien – der Mediterranean Study und der DASH Study *(Dietary Approaches to Stop Hypertension)* –

kombinierte und so modifizierte, dass sie wissenschaftlich begründete Ernährungsumstellungen einschloss, die die Gesundheit des Gehirns verbessern. MIND ist eine einprägsame Abkürzung für *Mediterranean-DASH Intervention for Neurodegenerative Delay*. Die Ernährungsweise ist keine Überraschung: Gemüse (vor allem grünes Blattgemüse), Nüsse, Beeren, Bohnen, Vollkornprodukte, Fisch, Geflügel, Olivenöl und, wenn gewünscht, Wein. Gemieden werden Fleisch, Butter, Margarine, Käse, Gebäck, Süßwaren, Gebratenes und Fast Food. Eines überrascht Sie vielleicht doch: Wie gut diese Kost wirkt. In einer recht gut kontrollierten Studie über diese Kost, an der fast 1000 Menschen zehn Jahre lang teilnahmen, wies Morris nach, dass diese Ernährungsweise dem kognitiven Abbau vorbeugen und das Alzheimer-Risiko senken kann. Bei den Teilnehmern, die sich weniger gut an das Programm hielten (und in dieser Hinsicht zum unteren Drittel der Versuchspersonen gehörten), verlief der kognitive Abbau am schnellsten. Teilnehmer, die das Programm am genauesten befolgten, bauten am langsamsten ab. Der Unterschied zwischen dem höchsten und dem unteren Drittel entsprach etwa 7,5 Jahre Alterung. Ich bin sicher, Sie würden sich über 7,5 gewonnene Jahre freuen. Bei den Teilnehmern im höchsten Drittel – die sich am genauesten an die Empfehlungen hielten – sank das Alzheimer-Risiko um 53 Prozent, und diejenigen im mittleren Drittel durften sich immer noch über eine Risikosenkung von 35 Prozent freuen.

Obwohl Ernährungsstudien schwierig sind, verfügen wir also über Daten, die die Wirkung der Ernährung auf das Gehirn belegen, und wir wissen immer besser, wie wir das Gehirn ernähren müssen. Die Ergebnisse der Studien mit Menschen und Mäusen sowie der epidemiologischen Studien ermöglichen uns bestimmte Aussagen über die optimale Kost. Aber tief im Innern wussten Sie ohnehin, dass Muffins mit einem Caffé mocha zum Frühstück Ihnen wahrscheinlich nicht guttun. Diäten mögen verwirrend sein, Speisen und Getränke nicht.

Mythos: Superfood wie Grünkohl, Spinat, Nüsse und Kerne schützen das Gehirn.

Wahrheit: Der Begriff »Superfood« hat keinerlei medizinische Bedeutung. Er unterstellt zwar, dass ein Nahrungsmittel der Gesundheit nützt, aber er ist ein Werbeslogan, mit dem die Industrie ihre Umsätze steigert. Einige Nahrungsmittel mit dem Etikett »Superfood« können supergut für Sie sein, zum Beispiel frische Heidelbeeren und eine Handvoll Macadamianüsse (die reich an Omega-3-Fettsäuren sind); aber seien Sie misstrauisch, wenn jemand behauptet, dass diese Produkte etwas Spezifisches für das Gehirn tun. Obstsäfte mit 100 Prozent Fruchtanteil bestehen hauptsächlich aus Zucker und haben das verloren, was Obst »super« macht: Ballaststoffe.

Was gut fürs Herz ist, das ist auch gut fürs Gehirn

Welchen Einfluss hat die Ernährung auf die Gesundheit? Die Antworten auf diese Frage haben sich im Laufe meines Berufslebens enorm verändert. Als die Wissenschaft sprach und die Ärzte zuhörten, entstand das Mantra »Was gut fürs Herz ist, das ist auch gut fürs Gehirn«. Diese Aussage umfasst nicht die ganze Wahrheit, aber sie ist kein schlechter Start. Zu den häufigen Krankheiten, die wir durch die Ernährung beeinflussen können, gehören Bluthochdruck, ein hoher Cholesterinspiegel und Diabetes. Sie alle schaden dem Herzen und dem Gehirn. Da Sie dieses Buch lesen, wissen Sie das wahrscheinlich bereits, vor allem wenn Sie an einer dieser Krankheiten leiden. Aber es trifft auch zu, dass eine herzgesunde Kost zugleich eine hirngesunde Kost ist.

In neueren Studien zur Häufigkeit von Demenz in großen Bevölkerungsgruppen wurde im Laufe mehrerer Jahrzehnte festgestellt, dass ein Rückgang der Herzerkrankungen mit einem Rückgang der Demenzerkrankungen einhergeht. Die Umfrage der AARP zur Gehirngesundheit und zur Ernährung, die 2017 durchgeführt und 2018 veröffentlicht wurde, kam ebenfalls zu dem Ergebnis, dass signifikant mehr Menschen ab 50 Jahren, die nicht an einer Herzerkrankung leiden, die Gesundheit ihres Gehirns und die Schärfe ihres Verstandes als »hervorragend« oder »sehr gut« einstufen, wenn man sie mit Herzkranken vergleicht[8]. Der Zusammenhang zwischen dem Herzen und dem Gehirn geht weit über die Tatsache hinaus, dass das Gehirn Blut vom Herzen erhält. Vergessen Sie nicht, dass das Gehirn einzigartig ist und oft unabhängig vom Rest des Körpers arbeitet. Die Blut-Hirn-Schranke ist eine Art Tor, das nur bestimmte Moleküle durchlässt, die wichtig für die Neuronen sind. Das macht das Gehirn in gewissem Umfang unabhängig.

Meine Suche nach mehr Erkenntnissen über Ernährung und Gehirngesundheit führte mich zu dem Neurologen Richard Isaacson, dem Direktor der Alzheimer's Prevention Clinic an der Weill-Forschungseinheit der Cornell University. Diese bahnbrechende Präventionsklinik steht an vorderster Front, was die Gesundheit des Gehirns anbelangt. Isaacson ist der Co-Autor des Buches *The Alzheimer's Prevention and Treatment Diet*[9]. Anfangs hielt der Dekan der medizinischen Fakultät Isaacson für verrückt, als dieser eine »Präventionsklinik« einrichten wollte, da die Alzheimer-Krankheit immer als unabwendbar gegolten hatte. Aber die Zeiten und die Einstellung haben sich geändert. Heute werden in klinischen Studien auf der ganzen Welt Veränderungen der Lebensweise untersucht, die bei Menschen mit erhöhtem Risiko für kognitiven Abbau und Demenz eine schützende Wirkung haben. Die Finnish Geriatric Intervention Study to Prevent Cognitive Impairment and Disability, auch FINGER-Studie genannt, wurde von Miia Kivipelto, einem Mitglied des Leitungsgremiums des Global Council on Brain Health, geleitet und 2014 beendet. Sie kam zu dem Schluss, dass eine zweijährige Kombinationstherapie, die unter anderem mit gesunder Ernährung und Sport arbeitet, in der Tat helfen kann, das Gehirn gesund zu erhalten. Die amerikanische Alzheimer-Gesellschaft leitet derzeit die U. S. Study to Protect Brain Health Through Lifestyle Intervention to Reduce Risk (U. S. POINTER), die ebenfalls zwei Jahre dauern wird. Und in New York springt Isaacson in dieses bisher unbekannte Gewässer.

Der Dekan der Cornell ging das Wagnis ein, weil Isaacsons Qualifikationen für einen so jungen Forscher eindrucksvoll waren (Isaacson war kaum 30 Jahre alt, als er sich für seine Klinik einsetzte). Deshalb war der Dekan bereit, ihm das »Screening-Ding« zu gestatten. Heute beaufsichtigt Isaacson Teams, die technische Geräte entwickeln, an seinen Forschungsprogrammen mitwirken und sich neue kognitive Tests ausdenken. Ende 2018 widmete *Alzheimer's & Dementia*, eine der angesehensten Fachzeitschriften und das Flaggschiff der Alzheimer-Gesellschaft, seiner Arbeit die Titelgeschichte[10]. Im folgenden Jahr stellte er seine bahnbrechende Studie bei der Jahreskonferenz der Alzheimer-Gesellschaft und in dieser Fachzeitschrift vor[11]. Diese Studie machte aus gutem Grund Schlagzeilen in der Schulmedizin: Isaacson wies nach, dass wir das Fortschreiten des kognitiven Abbaus als Folge des Alterungsprozesses mit einfachen Veränderungen der Lebensweise durchschnittlich um zwei bis drei Jahre verzögern können, selbst wenn Alzheimer in unserer Familie vorkommt. »Die Alzheimer-Krankheit beginnt im Gehirn Jahrzehnte vor dem Auftreten der ersten Symptome der Gedächtnisschwäche. Gefährdete Menschen haben also reichlich Zeit, Entscheidungen zu treffen, die das Gehirn gesund erhalten«, sagte mir Isaacson. »Unsere Studie zeigte, dass wir aktiv eingreifen und mit den Ärzten zusammenarbeiten können, um die Gehirnfunktion zu verbessern und das Risiko für Alzheimer und für Herz-Kreislauf-Krankheiten zu verringern. Im Durchschnitt erhielten die Studienteilnehmer 21 verschiedene Empfehlungen, die auf sie zugeschnitten waren. Angesichts der Ergebnisse dieser Studie und vorheriger Studien sollten die Menschen sich ermutigt fühlen, die Gesundheit ihres Gehirns von heute an in die eigene Hand zu nehmen. Einer von drei Alzheimer-Fällen könnte zu verhindern sein, wenn wir alles richtig machen. Ich glaube, dass ein personalisiertes Präventionsprogramm unser vielversprechendster Ansatz im Kampf gegen die Alzheimer-Krankheit ist.« Isaacsons Methoden lösen derzeit eine Revolution bei der Behandlung von Hirnerkrankungen aus. Im Gegensatz zu seinen Vorgängern, die sich nicht um die Wirkungen der Ernährung auf das Gehirn kümmerten, »verordnet« Isaacson seinen Patienten bestimmte Nahrungsmittel, weil er weiß, dass die Ernährung wichtig ist. Und er sieht Unterschiede bei den Behandlungsergebnissen. Isaacson nutzt auch andere grundlegende Strategien, die Teil der Lebensweise sind, zum Beispiel Sport, Schlaf und Stressabbau. Darauf werde ich am Ende von Teil 2 genauer eingehen. Ich bin sicher, dass er dabei ist, ein neues Modell für die Therapie von Gehirnkrankheiten im 21. Jahrhundert zu entwickeln. Menschen, bei denen zu Beginn dieser Studie eine leichte kognitive Störung diagnostiziert worden war und die mindestens 60 Prozent der Empfehlungen befolgten, verzeichneten eine Besserung ihrer kognitiven Leistung.

Isaacson geht neue Wege im Vergleich zum traditionellen Umgang mit der Krankheit, und er vergleicht seine Methoden mit der Prävention und Therapie anderer Krankheiten, zum Beispiel Bluthochdruck und Diabetes. Die Prävention und Therapie der Demenz erfordert einen personalisierten, also individuell angepassten Plan für jeden Patienten, weil jeder Mensch ein Individuum ist. Die Symptome und die messbaren Befunde mögen ähnlich aussehen, aber die Faktoren, die die Krankheit antreiben, und die individuellen Risikofaktoren können sehr unterschiedlich sein. Was bei einem Patienten wirkt, hilft einem anderen nicht unbedingt. Isaacsons Philosophie steht im Einklang mit den Zielen der künftigen Medizin. Diese wird eine Präzisionsmedizin sein, die mit spezifischen, umfassenden Programmen und Verordnungen arbeitet, die auf unsere Physiologie und unsere Bedürfnisse individuell zugeschnitten sind. Eine personalisierte Behandlung berücksichtigt die Gene, die Umwelt und die Lebensweise. Isaacson konzentriert sich gerne auf die Vorbeugung, weil er weiß, dass die Krankheit Jahrzehnte vor dem Auftreten äußerer Anzeichen beginnt. Um seine Mission zu unterstützen, hat er unter AlzU.com kostenlose Internetkurse eingerichtet, die Laien und Ärzten Wissen in allgemeinverständlicher Form über die Gesundheit des Gehirns und über die laufende Forschung vermitteln. In Teil 3 gehe ich genauer auf die erstaunlichen Ergebnisse seiner Interventionsstudien ein. Isaacson gehört zu den ersten Wissenschaftlern, die die nützlichen Wirkungen von Lebensgewohnheiten auf das Risiko für kognitiven Abbau und auf die Symptomlinderung dokumentiert haben. Und das Beste ist, dass er von Besserungen schon innerhalb von 18 Monaten nach Beginn des Programms berichten kann. Einige seiner Patienten sind Anfang 20 Jahre alt und weisen keine Anzeichen für kognitive Störungen auf; aber sie wollen einer Demenz im Alter vorbeugen.

Isaacson widmet einen Großteil seiner Arbeit der Risikosenkung (sowohl ihn als auch seinen Bruder hat die Krankengeschichte der Familie inspiriert, Neurologe zu werden). Eine echte Überraschung erlebte Isaacson mit seinem Onkel Bob. Als Isaacson drei Jahre alt war, fiel er ins Schwimmbecken seiner Tante und sank bis zum Boden. Onkel Bob, der damals in der Marine war, sprang hinein und rettete ihn. Als Isaacson in der Highschool war und sich für medizinische Ausbildungsprogramme bewarb, wurde bei Bob im Alter von 70 Jahren Alzheimer diagnostiziert. Isaacson war sehr bedrückt und fragte sich, ob er ein Verfahren entwickeln konnte, das dem Mann half, dem er sein Leben verdankte. Er hatte sein Lebensziel gefunden.

Dean Ornishs Mission ist im Wesentlichen die Gleiche. In seinem Forschungsinstitut für Präventivmedizin in der Bay Area (rund um San Francisco) führen er und seine Kollegen, unter ihnen Bruce L. Miller, der Direktor des UCSF Memory and Aging Center, randomisierte und kontrollierte klinische Studien durch, um herauszufinden, ob man das Fortschreiten einer frühen bis moderaten Alzheimer-Krankheit durch ein umfassendes medizinisches Programm mit Änderungen der Lebensweise umkehren kann – ohne Medikamente, Geräte oder Operationen. Den Kern seines Programms bildet die Ernährung, zusammen mit weiteren grundlegenden (nicht invasiven und preiswerten) Änderungen, die jeder Patient vornehmen kann. Ornish tritt seit Langem dafür ein, zahlreiche chronische Krankheiten durch gesunde Ernährung zu behandeln und bisweilen rückgängig zu machen, zum Beispiel Erkrankungen der Herzkranzgefäße, Diabetes Typ 2, Prostatakrebs im Frühstadium, Bluthochdruck, erhöhter Cholesterinspiegel und Fettleibigkeit. Der Autor zahlreicher Bücher – sein neuestes trägt den Titel *UnDo it!* (etwa: »Mach's rückgängig!«) – ist ein Pionier auf dem Gebiet der *lifestyle medicine* und hat sich vor Kurzem das Ziel gesetzt, die Alzheimer-Krankheit zu besiegen[12]. Er glaubt, dass wir heute über vergleichbare wissenschaftliche Belege verfügen wie vor

40 Jahren, als es um die koronare Herzkrankheit ging. Mit anderen Worten: Epidemiologische Daten, anekdotische klinische Befunde und Tierstudien zeigen, dass wir die Alzheimer-Krankheit mithilfe umfassender Änderungen des Lebensstils verhindern oder verlangsamen können.

Die Idee, dass wir Alzheimer verhindern oder sogar nach einer Diagnose Symptome lindern können, stammt aus diesem Jahrhundert. Nachdem ich mit Forschern auf der ganzen Welt gesprochen habe, glaube ich, dass wir dieses Ziel erreichen können, und wahrscheinlich müssen wir mit der Ernährung beginnen. Ihre tägliche Kost könnte heute und in Zukunft sehr wohl einer der wichtigsten Einflüsse auf die Gesundheit ihres Gehirns sein. Schließlich essen Sie jeden Tag und die Reaktionen Ihres Körpers auf Ihr Essen beeinflussen letztlich Ihren gesamten Stoffwechsel und Körperfunktionen – bis hinauf zum Gehirn.

Zwar ist kein einzelnes Nahrungsmittel der Schlüssel zur Gehirngesundheit, aber ein Gemisch aus gesunden Nahrungsmitteln trägt dazu bei, das Gehirn vor Angriffen zu schützen, und es ist nie zu spät, damit anzufangen. Denken Sie darüber nach. Das, was Sie essen, kann den Grundstein für den Schutz Ihres Gehirns in Ihren späteren Jahren legen.

Es dürfte Sie nicht überraschen, dass die typische westliche Kost – eine Menge Salz, Zucker, Kalorien und gesättigtes Fett – nicht hirnfreundlich ist. Studien belegen, dass eine Ernährung mit viel frischem, ganzem Obst und Gemüse, vor allem mit Beeren und grünem Blattgemüse, mit besserer Gesundheit des Gehirns einhergeht. Das haben Sie sicherlich viele Male gehört und vielleicht sind Sie schon ein wenig abgestumpft. Ich auch. Aber laut einer einfachen Statistik, die ich oft mit meinen Patienten bespreche, um sie zu überzeugen, gilt Folgendes: »Wenn Sie täglich nur eine Portion Obst zusätzlich essen, können Sie Ihr Risiko, an Herz-Kreislauf-

Krankheiten zu sterben, schätzungsweise um 8 Prozent verringern. Das bedeutet, dass allein in den USA 60000 und weltweit 1,6 Millionen Todesopfer weniger zu beklagen wären.«[13]

Erfreulicherweise können sehr kleine Änderungen eine enorme Wirkung haben. Wer kann sich über einen saftigen Apfel oder eine Handvoll leckerer Heidelbeeren beklagen? Denken Sie daran, dass wir über eine Ernährungsweise sprechen, nicht über ein stures »Iss das, nicht das!«. Nur zehn Prozent der Amerikaner essen täglich die empfohlene Menge Obst und Gemüse. Im Jahr 2018 wurde berichtet, dass mehr als ein Drittel der Menschen in den USA jeden Tag Fast Food zu sich nimmt[14]. Mindestens eine Mahlzeit am Tag kommt aus einer Pizzaschachtel oder einem Drive-in-Restaurant. Überraschend war, dass der Konsum von Fast Food mit dem Einkommen steigt.

Aber eine gesunde Kost besteht aus echten Nahrungsmitteln, nicht aus Tabletten und Ergänzungsmitteln. Wir alle würden gerne eine Kapsel mit allen notwendigen Mikronährstoffen schlucken; aber diese Methode funktioniert nicht und ist gar nicht möglich. Die Dose mit einem Brokkoli auf dem Etikett enthält keinen Brokkoli in einer Tablette. Mikronährstoffe wie Vitamine und Mineralien sind am wirksamsten, wenn wir sie als Teil einer ausgewogenen Kost zu uns nehmen, weil sie dank der anderen Bestandteile in gesunden Nahrungsmitteln gut resorbiert werden und ihre Aufgaben besser erfüllen. Es ist ähnlich wie in einem Mannschaftsspiel: In einem Team mögen ein paar Stars sein, aber diese haben ohne die anderen Spieler weniger Erfolg. Das heißt, es ist besser, wenn Sie Ihre B-Vitamine mit Eiern und Ihre Omega-3-Fettsäuren mit Fisch zu sich nehmen, nicht mit Nahrungsergänzungsmitteln.

Es wird einige Zeit dauern, bis Sie Ihre Ernährung so umgestellt haben, dass Ihr Gehirn gesund bleibt. Die meisten Menschen wissen ungefähr, was ihnen guttut und was sie mögen und nicht mögen. Vor einigen Jahren führte ich ein Ernährungstagebuch, um herauszufinden, was für mich am besten war. Fermentierte Nahrungsmittel, zum Beispiel in Essig eingelegtes (fermentiertes) Gemüse, sind für mich eine Geheimwaffe, aber vielleicht nicht für Sie. Ich nasche sie ab und zu, um meine Leistung zu verbessern. Finden Sie heraus, was Ihnen hilft, und essen Sie es regelmäßig. In Kapitel 9 finden Sie Tipps für einen Ernährungsplan, die Ihnen helfen, die richtigen Nahrungsmittel in Ihre Menüs einzubauen und den Plan Ihren Bedürfnissen anzupassen. Ich empfehle Ihnen, jeden Tag sieben echte Nahrungsmittel verschiedener Farbe (keine Geleebonbons) zu essen. Auf diese Weise sollten Sie alle Makro- und Mikronährstoffe bekommen, die Sie brauchen. Es könnte schwieriger werden, als Sie glauben. Können Sie sieben Nahrungsmittel mit verschiedenen Farben nennen?

In den letzten paar Jahren habe ich meine Ernährung so umgestellt, dass ich sie mühelos durchhalten kann, wenn ich unterwegs bin. Das setzt allerdings Planung und Willenskraft voraus. Versuchen Sie mir nachzueifern. Dazu müssen Sie sich vielleicht eine neue Einkaufsstrategie zulegen, damit Sie die besten und frischesten Nahrungsmittel für Sie und Ihre Familie finden und mit Ihrem Budget auskommen. Einen Rat sollten Sie aber sofort in die Tat umsetzen: Stellen Sie die äußeren Angriffe auf Ihr Gehirn ein. Konsumieren Sie weniger Zucker, Getränke mit künstlichem Süßstoff, Fast Food, industriell verarbeitetes Fleisch, stark gesalzene Produkte und Süßigkeiten. Das ist kein sanfter Vorschlag mehr, sondern ein Muss. Kaufen Sie keine Nahrungsmittel mehr, die ein Gärtner oder Bauer (oder Ihre Großmutter) nicht erkennen würde. Wenn Sie Kartoffelchips und fertige Käse-Dips durch Nüsse oder Möhren und Hummus ersetzen, nehmen Sie weniger Transfette und gesättigtes Fett zu sich und haben trotzdem einen sättigenden Imbiss. Das ist eine einfache Maßnahme, die für das Gehirn enorm hilfreich ist.

Der AARP-Studie aus dem Jahr 2017 zufolge berichten Menschen ab 50 Jahren, die in der Regel die empfohlene Menge Obst und Gemüse essen, über eine deutlich bessere Gesundheit des Gehirns, verglichen mit denjenigen, die nicht auf die empfohlene Menge kommen (70 gegenüber 61 Prozent)[15]. Die Studie zeigte, dass Männer und Frauen ihre Gehirngesundheit umso besser bewerten, je mehr Obst und Gemüse sie zu sich nehmen. Von denjenigen, die nach eigener Aussage kein Gemüse essen, schätzte weniger als die Hälfte (49 Prozent) die Gesundheit ihres Gehirns als »hervorragend« oder »sehr gut« ein.

Mein Leitfaden der gesunden Ernährung

Es gibt viele verschiedene Kulturen und Lebensgewohnheiten auf der Welt und daher auch viele unterschiedliche Ernährungsweisen. Meine drei Töchter haben verschiedene Vorlieben und einen anderen Geschmack als ich; aber wir alle nehmen uns Zeit, »echte« Nahrungsmittel zu essen, anstatt nach einer Schachtel oder einer Tüte oder einer Flasche zu greifen. Kein einzelnes Nahrungsmittel ist ein Wundermittel, das die Gesundheit des Gehirns verbessern oder bewahren kann, obwohl manche Nahrungsmittel als »Superfoods« gelten. Denken Sie daran, dass die Mischung aus Nahrungsmitteln und Nährstoffen über den gesundheitlichen Nutzen des Essens entscheidet. Damit Sie sich meine Empfehlungen leichter merken können, habe ich sie im Folgenden kurz zusammengefasst.

Meiden Sie Zucker und halten Sie sich an die wichtigen ABC-Grundsätze

Sie können die Tatsache nicht bestreiten, dass wir alle von einer Einschränkung unseres Zuckerkonsums profitieren würden. Das ist der einfachste Weg, gesünder zu essen und den Verzehr von Junk Food einzuschränken. Der Durchschnittsamerikaner konsumiert 163 Gramm raffinierten Zucker (652 Kalorien) am Tag und etwa 76 Gramm (302 Kalorien) davon entfallen auf stark verarbeitete Fruktose in Form von Glukose-Fruktose-Sirup[16]. Ich vermute, dass eine Menge dieser Fruktose in Getränken enthalten ist – in Limonade, Energy-Drinks, Säften, aromatisierten Tees und Ähnlichem – oder dass wir sie mit industriell verarbeiteten Nahrungsmitteln zu uns nehmen. Als ich Zuckerzusätze aus meiner Kost verbannte, nachdem ich in einer Fernsehsendung darauf hingewiesen hatte, wie schädlich Zucker ist, vermisste ich ihn eine Minute lang. Heute fällt es mir nicht mehr schwer, Produkte zu meiden, die meist mit Zucker (und anderen nutzlosen Zutaten) beladen sind. Es war in jeder Hinsicht ein Gewinn. Mein Gewicht bleibt stabil, selbst wenn ich eine Zeit lang inaktiv bin, und es gibt keinen Zweifel daran, dass eine zuckerreiche Kost die »Länge meines kognitiven Tages« beeinflusst. Ich kann nicht produktiv bleiben, wenn ich Zucker konsumiere, denn der Zusammenbruch kommt unweigerlich.

Zucker hängt auf vielerlei Weise mit der Gesundheit des Gehirns zusammen. Es wäre wahrscheinlich langweilig, ins Detail zu gehen. Trotzdem möchte ich ein paar Gründe dafür nennen, warum zu viel Zucker giftig für das Gehirn ist. Letztlich hat es mit dem Blutzuckerspiegel zu tun.

In Teil 1 habe ich erwähnt, dass wir Alzheimer heute als »Diabetes Typ 3« bezeichnen können; hierbei kann das Gehirn das Insulin nicht normal verwerten. Außerdem habe ich darauf hingewiesen, dass ein stabiler Blutzuckerspiegel gleichbedeutend mit einem gesunden Gehirn ist. Wie mehrere gut geplante Studien belegen, verläuft der kognitive Abbau bei Menschen mit hohem Blutzuckerspiegel schneller als bei denjenigen mit normalem Blutzucker, einerlei, ob der Blutzuckerspiegel als Diabetes gilt oder nicht. Bei Menschen mit normalem Gewicht bleibt ein hoher Blutzuckerspiegel mitunter unbemerkt, aber bei Übergewichtigen ist er nicht zu übersehen. Überschüssiges Fett führt zu Insulinresistenz, und das Fett selbst setzt Hormone und Zytokine frei, die Entzündungen fördern, im Körper und im Gehirn ein langsames Feuer entfachen und den kognitiven Verfall beschleunigen.

Wenn Sie Ihren Zuckerkonsum stark einschränken, stabilisieren Sie Ihren Blutzuckerspiegel und senken Ihr Risiko für Insulinresistenz und Demenz. Ich verlange nicht, dass Sie vollständig auf Zucker verzichten. Wir alle schätzen ein wenig Süßes im Leben. Aber Sie sollten weniger Zucker essen und wählerischer sein, was die Herkunft des Zuckers betrifft. Der Zucker in Milchschokolade oder in Fruchtsäften ist nicht der Gleiche wie der Zucker in dunkler Schokolade oder in einer Honigmelone. Wenn Sie ein bisschen Süßigkeit haben wollen, probieren Sie eine Prise natürliche Stevia, einen Honigfaden oder einen Esslöffel echten Ahornsirup.

Was ist mit künstlichen Süßstoffen? Tut mir leid, die sind kein guter Ersatz. Wir glauben zwar gerne, dass wir uns einen Gefallen tun, wenn wir statt raffiniertem Zucker einen Süßstoff wie Aspartam, Saccharin oder sogar halb natürliche Produkte wie Sucralose verwenden; aber ideal ist das nicht. Der menschliche Körper kann diese Substanzen nicht richtig verdauen. Deshalb haben sie keine Kalorien. Aber sie müssen trotzdem den Verdauungstrakt durchlaufen. Lange Zeit haben wir angenommen, künstliche Süßstoffe seien inaktive Zutaten, die unseren Stoffwechsel nicht beeinflussen. Doch 2014 wurde in *Nature* eine bahnbrechende Studie veröffentlicht, die seither häufig zitiert wird und in der nachgewiesen wurde, dass diese Süßstoffe der Darmflora (dem Mikrobiom) schaden, was zu Stoffwechselstörungen führen kann, zum Beispiel zu Insulinresistenz und Diabetes. Die Folge sind Übergewicht und Fettleibigkeit, also genau die Probleme, die sie der Werbung zufolge lösen sollen[17]. Wie Sie jetzt wissen, steigt dadurch das Risiko für kognitiven Abbau und schwere kognitive Störungen. Versuchen Sie, diese Zuckerersatzstoffe zu meiden. Generell lohnt es sich, auf Weißmehlprodukte, Zucker und künstliche Süßstoffe zu verzichten. Das heißt, Sie müssen Chips, Kekse, Backwaren, Muffins, gebackene Desserts, Bonbons, Frühstücksflocken und süße Brötchen von Ihrem Speiseplan streichen. Hüten Sie sich auch vor Produkten, auf deren Etikett »Diät«, »kalorienarm« oder »zuckerfrei« steht. Das bedeutet meist, dass sie künstliche Süßstoffe enthalten. Denken Sie daran, dass die besten Nahrungsmittel keine Nährwertangaben oder gesundheitsbezogene Behauptungen benötigen. Diese ganzen, echten Nahrungsmittel finden Sie in Lebensmittelgeschäften ebenfalls.

Kommen wir nun zum ABC der gesunden Ernährung. Das ist eine Methode, um hochwertige Nahrungsmittel (Gruppe A) von denjenigen zu unterscheiden, die Sie ebenfalls essen sollten (Gruppe B) oder die Sie einschränken müssen (Gruppe C). Ein Bericht des Global Council on Brain Health (2019) mit dem Titel *Brain Food: The GCBH Recommendations on Nourishing Your Brain* zählt die Nahrungsmittel aus der ganzen Welt auf, die für das Gehirn am gesündesten sind, und stellt damit einen nützlichen Rahmen zur Verfügung. Weiter unten gebe ich Ihnen auch einige Tipps für die Zubereitung von Mahlzeiten, damit Sie sehen, wie man dieses ABC im echten Leben anwenden kann. Es ähnelt übrigens der Mittelmeerkost.

Gruppe A: Nahrungsmittel, die Sie regelmäßig essen sollten

Frisches Gemüse (besonders grünes Blattgemüse wie Spinat, Mangold, Grünkohl, Rucola, Blattkohl, Speiserüben, Romanasalat, Senfgrün)
Ganze Beeren (kein Beerensaft)
Fisch und Meeresfrüchte
Gesunde Fette (z. B. natives Olivenöl extra, Avocados, ganze Eier)
Nüsse und Samenkerne

Gruppe B: Nahrungsmittel, die Sie ebenfalls essen sollten

Bohnen und andere Hülsenfrüchte
Ganze Früchte (zusätzlich zu den Beeren)
Zucker- und fettarme Milchprodukte (z.B. Naturjoghurt, Hüttenkäse)
Geflügel
Vollkornprodukte

Gruppe C: Nahrungsmittel, die Sie einschränken sollten

Gebratene Speisen
Gebäck und andere zuckerreiche Produkte
Industriell hergestellte Nahrungsmittel
Rotes Fleisch (z.B. Rindfleisch, Lammfleisch, Schweinefleisch, Ente)
Vollfette Milchprodukte mit viel gesättigtem Fett, zum Beispiel Käse und Butter[18]
Salz

Trinken Sie genügend Wasser

Wenn wir älter werden, nehmen wir Durst weniger gut wahr. Das erklärt zum Teil, warum Dehydrierung (Austrocknung, Wassermangel) bei älteren Menschen häufig vorkommt. Sie ist eine der Hauptursachen für die Einlieferung in Notaufnahmen und Krankenhäuser. In der Regel gilt, dass Sie bereits zu lange gewartet haben, wenn Sie durstig sind. (Und wenn Ihr Magen sich randvoll anfühlt, haben Sie bereits zu viel gegessen.)

Eines meiner Mantras lautet: »Trinke, anstatt zu essen.« Wir verwechseln oft Hunger und Durst. Selbst eine leichte Dehydrierung kann dem Körper und dem Gehirn Energie rauben. Und weil das Gehirn nicht genau zwischen Hunger und Durst unterscheiden kann, greifen wir meist zu, wenn wir etwas Essbares sehen. Die Folge ist, dass wir mit vollgestopftem Magen umherlaufen und chronisch dehydriert sind.

Der Zusammenhang zwischen Hydrierung, kognitiven Fähigkeiten und Stimmung ist anerkannt. Dehydrierung führt bei älteren Menschen oft zu kognitiven Störungen, die man einschätzen kann, indem man das Kurzzeitgedächtnis, den Umgang mit Zahlen, die psychomotorische Funktion und die Aufmerksamkeitsspanne prüft. Forscher haben festgestellt, dass schon eine moderate Dehydrierung mit Verwirrung, Desorientierung und kognitiven Defiziten einhergeht[19]. Wie stark das Denken gestört ist, hängt vom Ausmaß der Dehydrierung ab. Derzeit wird noch untersucht, in welchem Umfang die beobachtete kognitive Leistungsfähigkeit und die damit verbundene neuronale Aktivität wiederhergestellt werden kann. Bleiben Sie also hydriert, am besten mit Wasser. Ihren Kaffee oder Tee am Morgen dürfen Sie trotzdem trinken.

Die meisten Menschen decken ihren Bedarf an Antioxidantien mit Kaffee. Mehrere Studien haben einen Zusammenhang zwischen dem Kaffee- und Teekonsum und einem geringeren Risiko für kognitiven Abbau und Demenz festgestellt[20]. Wir wissen nicht genau, wie oder warum das der Fall ist. Wir wissen nur, dass die kurzfristigen Wirkungen des Koffeins die Aufmerksamkeit und die kognitive Leistung verbessern (aber auch die sportliche Leistung); doch die langfristigen Wirkungen sind weniger klar. Mehrere Studien deuten darauf hin, dass die kognitiven Funktionen bei Kaffeetrinkern über einen längeren Zeitraum besser sind als bei denjenigen, die weniger Kaffee trinken. Es könnte sein, dass das Koffein oder die Verbindungen im Kaffee und im Tee nicht die Ursache der Leistungssteigerungen sind; denn Tee- und Kaffeetrinker haben im Durchschnitt eine bessere Schulbildung und sind gesünder, was ihrer kognitiven Leistung und ihrem geringeren Demenzrisiko zugutekommt. Wie dem auch sei, Sie schaden Ihrem Gehirn nicht, wenn Sie Kaffee oder Tee trinken, es sei denn, Sie trinken zusätzlich eine Menge koffeinhaltiger Energy-Drinks (was Sie ohnehin nicht tun sollten). Achten Sie aber darauf, dass Ihr Koffeinkonsum nicht Ihren Schlaf stört. Die meisten Menschen sollten gegen Mittag weniger und nach etwa 14.00 Uhr kein Koffein mehr zu sich nehmen.

Alkohol hydriert nicht, aber er kann Teil einer gesunden Kost sein. Wir hören widersprüchliche Aussagen über den Nutzen (oder den fehlenden Nutzen) des Alkohols. Es gibt zwar klare Hinweise darauf, dass moderater Alkoholkonsum das Herz und die Kognition schützen kann, aber einige Studien lassen darauf schließen, dass Alkohol auch negative Wirkungen auf das Gehirn hat. Selbst geringe Alkoholmengen schaden bei manchen Menschen dem Gehirn. Und hier liegt der Unterschied: *bei manchen Menschen.* Vielleicht trägt ein Glas Wein am Tag bei Ihnen dazu bei, dass das Herz und das Gehirn über längere Zeit mehr leisten; bei Ihrem Freund kann das Gegenteil zutreffen. Das Problem mit dem Alkohol ist, dass er zum Missbrauch führen kann. Manche Trinker vertragen große Mengen davon und konsumieren ihn dann regelmäßig oder, schlimmer noch, sie werden davon abhängig. Mit exzessivem Alkoholkonsum sind sowohl kurzfristige als auch langfristige Risiken verbunden, unter anderem Lern- und Gedächtnisstörungen. Alkoholmissbrauch schadet jedem Organ des Körpers, und wenn wir älter werden, können wir Alkohol immer schlechter verstoffwechseln. Im Jahr 2017 enthüllte ein Bericht, der in *JAMA Psychiatry* veröffentlicht wurde, einen besorgniserregenden Trend: Der Alkoholmissbrauch nimmt bei älteren Menschen zu[21]. Als Ursachen vermuten die Forscher eine ganze Reihe von Faktoren, von allgemein größerer Angst unter Älteren bis hin zu fitten Senioren, die glauben, sie könnten die Trinkgewohnheiten ihrer Jugend fortsetzen.

Die Debatte über die Kosten-Nutzen-Analyse des Alkohols – und über die dazugehörigen Studien – wird bestimmt weitergehen; aber ich möchte Ihnen meine Meinung nicht vorenthalten: Wenn Sie keinen Alkohol trinken, sollten Sie nicht damit anfangen, um Ihr Gehirn zu schützen. Wenn Sie Alkohol trinken, dürfen Sie nicht übertreiben, weil es unklar ist, welche Menge dem Gehirn nützt. Mäßiger Konsum bedeutet bei Männern zwei Gläser am Tag (ein Glas entspricht 355 ml Bier, 148 ml Wein und einem Gläschen Schnaps), bei Frauen ein Glas. Diese Empfehlung gilt zum einen deshalb, weil Frauen kleiner als Männer sind, zum anderen vergrößert der Alkohol aber auch ihr Brustkrebsrisiko. Am besten trinken Sie Rotwein, wenn Sie Alkohol trinken, vor allem weil er Polyphenole enthält, Mikronährstoffe, die eine antioxidative Wirkung haben und in Spirituosen und Bier meist nicht enthalten sind.

Essen Sie mehr Omega-3-Fettsäuren

Heutzutage hört man viel über die Vorteile der Omega-3-Fettsäuren, der hirnfreundlichen Kleinode, die in Meeresfrüchten, Nüssen und Samenkernen enthalten sind. Leider enthält die amerikanische Kost extrem viele Omega-6-Fettsäuren, die in Pflanzenölen reichlich vorkommen und für viele verarbeitete, gebratene und gebackene Speisen benutzt werden. Die Folge ist, dass wir zu viele Omega-6-Fettsäuren konsumieren. Anthropologen haben herausgefunden, dass unsere Urahnen, die Jäger und Sammler, ebenso viele Omega-6-Fettsäuren wie Omega-3-Fettsäuren zu sich nahmen. Heute liegt das Verhältnis in den USA bei 12:1 bis 25:1. Wie Sie sich denken können, liegt das hauptsächlich daran, dass wir zu viele Omega-6-Fettsäuren konsumieren, während der Verzehr der gesünderen Omega-3-Fettsäuren, die die Leistung des Gehirns fördern, drastisch abgenommen hat.

Fetter Fisch ist eine vorzügliche Quelle für Omega-3-Fettsäuren (besonders Lachs, Makrelen und Sardinen) und sogar Wildfleisch (Rind, Lamm, Reh) enthält dieses gesunde Fett. Pflanzliche Quellen für Omega-3-Fettsäuren sind Leinsamen, einige Öle (Oliven-, Raps-, Lein- und Sojaöl) sowie Nüsse und Samenkerne (Chiasamen, Kürbiskerne, Sonnenblumenkerne). Nahrungsmittel – nicht Kapseln – sind die besten Quellen für Omega-3-Fettsäuren. Fischöl in Kapseln wird zwar als einfache Methode angepriesen, das Herz zu schützen, Entzündungen zu lindern und die geistige Gesundheit zu verbessern, aber die Beweise dafür sind dürftig. Dennoch geben die Amerikaner mehr als eine Milliarde Dollar im Jahr für Fischölkapseln aus.

Im Januar 2019 berichteten Harvard-Forscher in der Fachzeitschrift *New England Journal of Medicine*, dass Omega-3-Kapseln die Wahrscheinlichkeit eines Herzinfarkts bei Männern ab 50 Jahren nicht verringert. Das Gleiche gelte für Frauen ab 55 Jahren, die keine Risikofaktoren für Herzkrankheiten aufwiesen[22]. Andere Studien belegen ebenfalls, dass Fischöl in zu großer Menge – die mit Kapseln leicht zu erreichen ist – überraschend negative Nebenwirkungen haben kann, zum Beispiel einen höheren Blutzuckerspiegel, höhere Blutungsneigung wegen verringerter Blutgerinnung, aber auch Durchfall und Sodbrennen[23]. Wenn Sie kein echtes Defizit haben, sollten Sie Omega-3-Fettsäuren mit der Nahrung aufnehmen, nicht mit Kapseln. Fisch und Walnüsse überzudosieren ist wahrscheinlich eher schwierig! Und denken Sie daran, dass die Teilnehmer in fast allen Studien, in denen Omega-3-Fettäuren mit der Gesundheit des Gehirns in Zusammenhang gebracht wurden, keine Nahrungsergänzungsmittel zu sich genommen, sondern eben bestimmte Nahrungsmittel gegessen haben. Diese Tatsache allein spricht für sich.

Die Wirkung der Omega-3-Fettäuren auf das Gehirn ist ausgiebig untersucht worden und es gibt viele Informationen über den Zusammenhang zwischen ihnen und der gesunden Gehirnalterung. In Studien, in denen die Rolle von Omega-3-Fettsäuren untersucht worden ist, wurden meist die Fettsäuren als Gesamtheit unter die Lupe genommen, nicht spezifische Fettsäuren einzeln, wie EPA (Eicosapentaensäure), ALA (Alpha-Linolensäure) und DHA (Docosahexaensäure). DHA ist im Gehirn am häufigsten anzutreffen und spielt eine wichtige Rolle bei der Erhaltung der neuronalen Membranen. Fisch und Algen enthalten reichlich DHA. Es überrascht daher nicht, dass groß angelegten Studien zufolge Menschen, die wöchentlich Fisch oder andere Meeresfrüchte essen, von besserer Gehirngesundheit berichten als diejenigen, die weder Fisch noch Meeresfrüchte zu sich nehmen.

Ich denke, man kann guten Gewissens sagen, dass es uns allen besser ginge, wenn wir mehr Fisch essen würden. In manchen Regionen ist Fisch billiger als Fleisch. Sie sollten aber wissen, woher der

Fisch kommt. Meiden Sie Fisch aus verunreinigtem Wasser oder aus Gegenden, in denen Fisch zu viel Quecksilber enthält. Dieses Schwermetall schadet dem Gehirn und der Körper kann es schwer ausscheiden.

Mythos: Es ist gut, Vitamine, Omega-3-Fischöl und Vitamin in Form von Kapseln zu sich zu nehmen, um Nährstoffdefizite in der Ernährung auszugleichen.

Wahrheit: Ergänzungsmittel können nicht den Platz echter Nahrungsmittel einnehmen und manche können schaden. Leider werden die Produzenten kaum überwacht und sie müssen ihre Produkte nicht auf Wirksamkeit und Unschädlichkeit hin testen. Es gibt zwar einige seriöse Hersteller mit einer soliden und ethisch einwandfreien Erfolgsbilanz; dennoch sollten Sie Ergänzungsmittel nur nach Rücksprache mit einem Arzt einnehmen.

Wie verhält es sich mit anderen Nahrungsergänzungsmitteln, abgesehen von Fischöl? Eine Grundregel lautet: Wenn Sie sich gesund ernähren, brauchen Sie keine Ergänzungsmittel. Die tägliche Einnahme eines Multivitaminpräparats könnte zwar eine Placebo-Wirkung haben (weil Sie eben glauben, dass es Ihnen gut tut oder einen Nährstoffmangel ausgleicht), aber es trägt wahrscheinlich nicht dazu bei, einer Krankheit oder einem kognitiven Abbau vorzubeugen, sofern Sie nicht an einem echten Nährstoffmangel leiden. Obwohl Nährstoffmängel in der westlichen Welt extrem selten sind, empfehlen manche Neurologen bestimmte Ergänzungsmittel, jedoch abgestimmt auf die individuellen Umstände eines Patienten und seines Stoffwechsels. Die meisten Menschen essen eine »angereicherte« Kost. Sogar manche frischen Pilze werden heutzutage mithilfe spezieller Bestrahlung und dadurch mit Vitamin D »angereichert«. Wissenschaftler wie Pieter Cohen von der Harvard University weisen darauf hin, dass wir selbst bei der üblichen Ernährungsweise dank dieser Anreicherung wahrscheinlich nicht an Nährstoffmangel leiden. Das Problem ist eher, wie viel wir essen, nicht ein Nährstoffmangel.

Als ich an einem Film über die Produzenten von Nahrungsergänzungsmitteln arbeitete, war ich verblüfft darüber, wie nachlässig dieser Markt reguliert wird. Im Jahr 2019 schickte die FDA zwölf Warnungen an Unternehmen, die illegal 58 Ergänzungsmittel mit der Behauptung verkauften, sie könnten Alzheimer oder andere schwere Krankheiten verhindern, behandeln oder heilen. Diese Firmen müssen nicht nachweisen, dass ihr Produkt sicher oder wirksam ist, bevor sie es auf den Markt bringen. Wie Dean Sherzai von der Loma Linda University, der Co-Autor des Buchs *Die Alzheimer-Lösung*, erläutert, ist es noch schwerer, als man sich vielleicht vorstellt, Nahrungsmitteln »gute« Bestandteile zu entnehmen und diese in eine Kapsel zu stopfen[24]. Vielleicht kann man die aktiven Bestandteile isolieren oder sogar künstlich herstellen, aber echte Nahrungsmittel bestehen aus vielen verschiedenen Molekülen, und wir haben erst damit angefangen zu untersuchen, was sie bewirken. Einige scheinbar inaktive Moleküle können den aktiven Bestandteilen vielleicht als Vehikel dienen und ihnen helfen, durch den Körper transportiert zu werden. Andere Moleküle helfen möglicherweise dabei, Rezeptoren (Bindungsstellen an Zelloberflächen) zu öffnen, sodass die Moleküle ihre Ziele aktivieren können. Wie bereits erwähnt, lässt sich dank dieser Vorgänge teilweise erklären, warum echte Nahrungsmittel immer eine bessere Wahl sind als Ergänzungsmittel.

Die meisten Studien über den Nutzen von solchen Supplementen stützen sich auf Selbsteinschätzungen der Teilnehmer. Das lässt der Interpretation und der Voreingenommenheit reichlich Spielraum. Daran liegt es zum Teil, dass wir ständig von Studien hören, die einander widersprechen. Heute ist ein Mittel der Heilsbringer, morgen hat es dann wieder keine Wirkung. Wenn Sie sich überlegen, Nahrungsergänzungsmittel einzunehmen, sollten Sie es unter der Aufsicht eines Arztes tun, denn sie sollten auf Ihren Bedarf zugeschnitten sein.

Mythos: Ergänzungsmittel, die nach Angaben der Produzenten die Gesundheit des Gehirns verbessern – zum Beispiel Ginkgo biloba, Coenzym Q_{10} und Apoaequorin (ein Protein aus Quallen) –, sind eine sehr gute Möglichkeit, einer Demenz vorzubeugen.

Wahrheit: Wir alle würden gerne ein paar Kapseln am Tag schlucken, um unsere kognitiven Fähigkeiten zu behalten. Diese Ergänzungsmittel werden mit schlauen Werbesprüchen vermarktet, die sich überzeugend anhören. Wissenschaftlich begründet sind sie jedoch nicht. Kein Ergänzungsmittel verbessert das Gedächtnis oder verhindert einen kognitiven Abbau oder eine Demenz, einerlei, was die Hersteller im Internet, in Zeitungsanzeigen oder im Fernsehen behaupten. Für solche Präparate wird häufig mit Aussagen von Kunden geworben, um Leute anzusprechen, die sich Sorgen um die Gesundheit ihres Gehirns machen. Lassen Sie sich nicht für dumm verkaufen. Geben Sie das Geld, das Sie für Ergänzungsmittel vergeuden würden, lieber für etwas aus, was Ihrer Gesundheit nützt: ein gutes Paar Wanderschuhe oder ein neues Kissen für einen guten Schlaf.

Essen Sie kleinere Portionen

Diesen Rat kennen Sie schon: Achten Sie beim Essen auf die Größe der Portionen, wenn Sie Krankheiten verhindern oder ein anderes gesundheitliches Ziel erreichen wollen. Wir in den westlichen Ländern lieben unsere riesigen Teller und Berge von Speisen. Denken Sie nur an Thanksgiving oder an den Super Bowl in den USA (insgesamt essen die Amerikaner an einem Super-Bowl-Sonntag mehr als an jedem anderen Tag des Jahres). Gelegentliches Schlemmen wird Sie (oder Ihr Gehirn) nicht umbringen; aber an jedem Tag dazwischen müssen Sie genau auf Ihre Kalorienzufuhr achten. Alle Experten, mit denen ich für dieses Buch gesprochen habe, finden es wichtig, die Größe der Portionen und die Kalorienzufuhr unter Kontrolle zu haben.

Das geht am einfachsten, wenn Sie Ihre Mahlzeiten zu Hause selbst zubereiten, genau abmessen und auf Nachschlag verzichten. Dann wissen Sie, was Ihre Mahlzeiten enthalten, und sind über Zutaten und Portionsgrößen besser informiert. Das bestätigt auch die Forschung: Häufige Essenszubereitung zu Hause führt in der Tat zu gesünderem Essen, verbessert die Gesundheit und normalisiert das Gewicht. An einen Aspekt denken wir jedoch oft nicht: nämlich auf die Zubereitungsmethoden und ihren Einfluss auf die Nährstoffe. Beispielsweise hat langsames Kochen bei niedriger Temperatur – wie beim Sautieren – einige Vorteile im Vergleich zum schnellen

Zubereiten bei hoher Temperatur, etwa beim Braten. Beim Braten können gefährliche chemische Substanzen entstehen, die Entzündungen anfachen und dem Gehirn schaden. Bevorzugen Sie, wann immer es möglich ist, Kochen, Pochieren, Dämpfen oder Backen. Das ist ein weiterer Grund, Mahlzeiten öfter zu Hause zuzubereiten. Dort können Sie selbst entscheiden, welche Garmethode Sie anwenden. Wenn wir auswärts essen, greifen wir meist zu gebratenen oder gegrillten Speisen. Zu Hause können Sie nicht nur Ihre Garmethode wählen, sondern auch seltsame Öle, Soßen und Zusatzstoffe vermeiden. Wenn Sie wenig Zeit und genug Geld haben, können Sie einen Lieferservice nutzen.

Wie steht es mit dem Fasten? Das Intervallfasten ist seit einigen Jahren wieder populär geworden, weil es die Kalorienzufuhr senkt. Das ist ebenfalls ein Thema, auf das ich oft stieß, als ich für dieses Buch recherchierte. Es gibt zwei verbreitete Methoden des Fastens. Eine besteht darin, dass wir an bestimmten Tagen sehr wenige Kalorien konsumieren und dann wieder normal essen. Die andere verlangt, dass wir nur zu einer bestimmten Stunde und dann den ganzen Tag nichts mehr essen. Ich kenne viele Kollegen, die nur zwei Mahlzeiten am Tag zu sich nehmen und längere Zeit nichts essen. Sie fasten über Nacht vom Abendessen bis zum Mittagessen am folgenden Tag, also zwölf bis 16 Stunden am Stück. Dadurch senken sie ihre Kalorienaufnahme (außer sie vertilgen riesige Portionen, wenn sie essen). Zwar fehlen noch große Langzeitstudien zum Nutzen des Fastens, aber Tierversuche liefern einige Indizien dafür, dass Fasten das Fortschreiten bestimmter altersbedingter Krankheiten verlangsamen und das Gedächtnis und die Stimmung verbessern kann. Außerdem verbessert es nachweislich die Insulinsensitivität, was dem Stoffwechsel und letztlich auch dem Gehirn nützt[25].

Mark Mattson ist Professor für Neurowissenschaften an der Johns Hopkins University und Leiter des Labors für Neurowissenschaften im National Institute on Aging. Er widmet einen großen Teil seines Lebens dem Studium des Gehirns und der Wirkungen, die eine Verringerung des Kalorienkonsums durch Fasten – bis zu mehreren Tagen in der Woche – auf das Gehirn hat[26]. In Laborversuchen haben Mattson und seine Kollegen herausgefunden, dass Intervallfasten – nach seiner Definition die Reduzierung der Kalorienzufuhr an mindestens zwei Wochentagen – dazu beiträgt, die neuronalen Verbindungen im Hippocampus zu verbessern und gleichzeitig die Neuronen vor der Ansammlung der gefährlichen Amyloid-Plaques zu schützen[27]. Seiner Theorie zufolge fordert Fasten das Gehirn heraus und bringt es dazu, adaptive Stressreaktionen auszulösen, die ihm helfen, mit Krankheiten fertig zu werden. Aus einem evolutionären Blickwinkel ergibt das Sinn. Eines wissen wir genau: Wenn wir richtig fasten, wird mehr BDNF gebildet. Dieses Protein schützt und stärkt neuronale Verbindungen und fördert das Wachstum neuer Gehirnzellen. Körperliche Anstrengung und kognitives Training können den BDNF-Spiegel ebenfalls erhöhen.

Fasten ist nicht für alle geeignet, und manche brauchen Zeit, um sich daran zu gewöhnen (ähnlich wie an den Sport, wenn man viel Zeit im Sitzen verbringt); ich werde Ihnen aber in Kapitel 9 ein paar Tipps geben, wenn Sie es probieren wollen und mit Ihrem Arzt gesprochen haben. Ich habe mehrere Male gefastet und nach dem ersten Mal wurde es viel leichter als erwartet.

Vorausplanung

Vermeiden Sie Hunger, damit Sie sich nicht auf Junk Food stürzen (einfache Kohlenhydrate ohne Ballaststoffe, aber mit gesättigten Fetten). Essen gibt es überall, vor allem wertloses, und wenn Sie hungrig und nicht darauf vorbereitet sind, treiben angeborene tierische Instinkte Sie in die falsche Richtung. Dann greifen Sie zu allem, was schnell verfügbar, lecker und sättigend ist (hallo Cheeseburger, Pommes und Limo!).

Planen Sie Ihre Mahlzeiten ein- oder zweimal in der Woche voraus und kaufen Sie dementsprechend ein. Achten Sie darauf, dass diese Mahlzeiten mehr Ballaststoffe enthalten, darunter ganze Früchte und Gemüse (Bananen, Äpfel, Mangos und Beeren sind ballaststoffreich; Gemüse enthält umso mehr Ballaststoffe, je dunkler es ist), Bohnen und andere Hülsenfrüchte, Vollkornprodukte, Samenkerne (zum Beispiel wilden und braunen Reis). Über Ballaststoffe habe ich bisher wenig gesprochen, aber sie sind wichtig für die Gesundheit des Gehirns, weil sie die chemische Zusammensetzung einer Mahlzeit verändern. Wenn Ballaststoffe fehlen, werden die Kohlenhydrate im Essen schneller resorbiert, sodass der Zucker- und der Insulinspiegel rasch steigen, was Entzündungen fördert. Es ist seit Langem nachgewiesen, dass Ballaststoffe durch unterschiedliche biologische Mechanismen dabei helfen, Depression, Bluthochdruck und Demenz vorzubeugen[28]. Außerdem werden sie mit gesundem Altern im Allgemeinen in Verbindung gebracht. Es gibt zwei Arten von Ballaststoffen: lösliche und nicht lösliche. Lösliche Ballaststoffe lösen sich in Wasser auf, wobei eine Art Gel entsteht, das den Cholesterin- und den Blutzuckerspiegel senkt. Man findet sie in Hafer, Erbsen, Bohnen, Äpfeln, Möhren und Zitrusfrüchten (zum Beispiel in Orangen). Nicht lösliche Ballaststoffe sorgen dafür, dass der Speisebrei sich schneller durch den Verdauungskanal bewegt. Diese Ballaststoffe sind unter anderem in Nüssen, Vollkornprodukten, Weizenkleie und grünen Bohnen enthalten. Sie werden im Darm nicht abgebaut und daher nicht in den Blutstrom aufgenommen.

Es gibt keinen einfacheren Weg, mehr Ballaststoffe zu essen, als eine Vorausplanung der Mahlzeiten. Achten Sie auf mehr faserreiche Pflanzen auf Ihrem Teller und meiden Sie die ballaststofffreien Speisen, die Sie in Restaurants bekommen oder aus einer Schachtel holen.

Zusätzliche Tipps

Bioprodukte? Weidetiere?

Im Gegensatz zu Berichten in den Medien gibt es keine klaren Beweise dafür, dass Bioprodukte uns mehr Nährstoffe liefern als konventionelle Produkte. Die meisten Leute, die darüber nachdenken, glauben, dass Pestizide, Herbizide und Spuren von Hormonen und Antibiotika gesundheitsschädlich sind; doch selbst das ist nicht hinreichend bewiesen. Wenn mich jemand fragt, ob es ideal ist, nur Bioprodukte zu essen, weise ich darauf hin, dass dies nach dem derzeitigen Stand der Wissenschaft meist nicht notwendig ist. Wenn Sie sich Sorgen wegen der Chemikalien machen, die die konventionelle Landwirtschaft verwendet, sollten Sie versuchen, keine Produkte zu kaufen, die auf der *Dirty-Dozen*-Liste stehen, die die Environmental Working Group (EWG) jedes Jahr herausgibt. Diese Liste basiert auf Untersuchungen des US-Landwirtschaftsministeriums, die Auskunft darüber geben, welche konventionell angebauten Produkte am wahrscheinlichsten Pestizidrückstände enthalten: Erdbeeren, Spinat, Nektarinen, Äpfel, Weintrauben, Pfirsiche, Kirschen, Birnen, Tomaten, Stangensellerie, Kartoffeln und süße Paprikaschoten. Obst und Gemüse mit dickeren Häuten sind weniger mit Pestiziden belastet, weil die dicke Haut das Innere schützt. Entfernen Sie die Haut oder die Schale, so wie Sie es mit Bananen und Avocados machen; dann sind Sie einen Großteil der Rückstände los. Die EWG gibt noch eine andere Liste von Nahrungsmitteln heraus, *Clean 15* (»Saubere

15«) genannt: Avocados, Zuckermais, Ananas, Kohl, Zwiebeln, Speise-Platterbsen, Papayas, Spargel, Mangos, Auberginen, Honigmelonen, Kiwis, Zuckermelonen, Blumenkohl und Brokkoli.

Wenn Sie gelegentlich mit einem guten Steak schlemmen wollen, dann ist Fleisch von Weidetieren besser als das von Stalltieren. Das Fleisch von Weidetieren, die kein Getreide (zum Beispiel Mais) als Futter bekommen, hat eine andere Zusammensetzung. Das Fleisch enthält weniger Gesamtfett, mehr Omega-3-Fettsäuren (die dem Herzen und dem Gehirn guttun), mehr konjugierte Linolsäure (ebenfalls ein gesundes Fett) und mehr antioxidative Vitamine wie zum Beispiel Vitamin E. Eine andere Methode, die ich mit Erfolg anwende, ist der Verzicht auf Fleischvorräte im Haus. Ich esse Fleisch nur im Restaurant. Das hilft mir, eine eher vegetarische Kost mit wenig rotem Fleisch zu bevorzugen.

Mehr Würze im Essen

Die Speisen in Indien, dem Land meiner Vorfahren, sind reich an Gewürzen. Vor allem Kurkuma gilt als eine der sieben unentbehrlichen indischen Gewürze. Aber die Gelbwurz ist nicht nur ein Liebling der traditionellen indischen Küche, sondern sie ist auch in der Wissenschaft ein aufstrebender Star. Curcumin, der Hauptbestandteil dieses Gewürzes, macht den indischen Curry hellgelb und wird derzeit von Forschern intensiv untersucht, vor allem deshalb, weil es dem Gehirn nützt. In der traditionellen chinesischen und indischen Küche wird es seit Jahrtausenden verwendet. Laborstudien belegen immer wieder, dass Curcumin ein Antioxidans und ein Entzündungshemmer ist und gegen Pilze und Bakterien wirkt. Die Ursache dafür kennen wir zwar noch nicht genau, aber die starke Wirkung des Curcumins hat das Interesse von Wissenschaftlern in aller Welt geweckt, unter anderem auch der Epidemiologen, die nach einer Erklärung dafür suchen, dass Demenz in Ländern, in denen reichlich mit Kurkuma gewürzt wird, sehr viel seltener vorkommt.

Im Jahr 2018 machte eine Studie wegen ihrer erstaunlichen Ergebnisse Schlagzeilen. Der Leiter war Gary Small, ein führender Mediziner und Erforscher des alternden Gehirns. Die Studie zeigte, dass sich bei Menschen mit leichten Gedächtnisstörungen, die 18 Monate lang zweimal am Tag 90 Milligramm Curcumin einnahmen, das Gedächtnis und die Aufmerksamkeit deutlich verbesserten[29]. Zudem hellte sich ihre Stimmung auf. Es handelte sich um eine gut geplante, placebokontrollierte Doppelblindstudie, an der 40 Erwachsene im Alter von 50 bis 90 Jahren teilnahmen. Dreißig von ihnen wurden einem PET-Scan unterzogen, um herauszufinden, wie viel Amyloid und Tau-Protein sich zu Beginn der Studie und nach 18 Monaten in Gehirn befanden. (Tau-Proteine sind mikroskopisch kleine Komponenten der Gehirnzellen, die für die Neuronen lebenswichtig sind. Wenn sie sich jedoch chemisch verändern, verklumpen sie sich und werden schädlich.) Nach der Studie fand man in Gehirn-Scans signifikant geringere Anzeichen für Amyloid und Tau-Proteine in Gehirnregionen, die für das Gedächtnis und die Emotionen zuständig sind, verglichen mit den Teilnehmern, die Placebos bekommen hatten. Bis jetzt gibt es noch keine zugelassenen Medikamente mit der gleichen Wirkung. Die Forscher haben bereits mit einer Anschlussstudie mit einer größeren Zahl von Teilnehmern begonnen.

Kurkuma ist eines von vielen Gewürzen, die Speisen schmackhafter machen. Sie ist auch eines meiner Lieblingsgewürze und wir verwenden sie zu Hause oft. Neben den klassischen Gewürzen und Kräutern sind auch Flüssigwürzen und Würzsoßen häufige Zutaten. Sie können den Geschmack und den Nährstoffgehalt verbessern; aber eine Warnung ist angezeigt: Sie können auch Zucker, Salz, gesättigtes Fett und andere Substanzen enthalten, die wir einschränken sollten. Das gilt vor allem für bestimmte Würzmittel, Fertigsoßen und Salatdressings. Lesen Sie die Liste der Zutaten.

Die Gluten-Debatte

Ich bin ziemlich sicher, dass Sie schon von Gluten gehört haben, genauer gesagt von der glutenfreien Diät. Gluten ist der Haupteiweißbestandteil des Weizens, des Roggens und der Gerste. Man findet es in vielen Nahrungsmitteln, unter anderem im Brot, in Nudeln, in Keksen und in Frühstücksflocken (und es ist oft der Grund dafür, dass diese Produkte eine besonders leckere Konsistenz haben). Wahrscheinlich kennen Sie auch Menschen, die Gluten aus unterschiedlichen Gründen meiden, etwa um abzunehmen oder das Verdauungssystem gesund zu erhalten. Eine glutenfreie Diät ist die einzige erwiesenermaßen wirksame Therapie gegen Zöliakie, eine Autoimmunkrankheit, von der fast ein Prozent der amerikanischen Bevölkerung betroffen ist. Bei diesen Menschen löst Gluten eine Immunreaktion aus, die den Verdauungstrakt schädigen kann. Betroffene müssen Gluten meiden, um schweren Gesundheitsschäden vorzubeugen, zum Beispiel Bauchschmerzen, Durchfall und sogar Beschwerden, die gar nichts mit dem Magen-Darm-Trakt zu tun haben, wie Kopfschmerzen, Osteoporose und chronische Erschöpfung. Offenbar haben viele Patienten mit Zöliakie, die versehentlich Gluten zu sich genommen haben, auch von vorübergehenden kognitiven Problemen, zum Beispiel von Wortfindungs- und Gedächtnisstörungen, berichtet. Dieses Phänomen, häufig »Brain Fog« (wörtlich: »Gehirnnebel«) genannt, ist noch nicht ganz erklärbar, und wir wissen auch nicht, wie Gluten diese kognitiven Symptome hervorruft.

Auch manchen Menschen, die zwar nicht an Zöliakie, aber an Symptomen wie »Brain Fog« leiden, geht es besser, wenn sie Gluten meiden. In diesem Fall spricht man von einer Weizensensitivität. Da es keinen eindeutigen Test gibt, um diese Störung zu diagnostizieren, wird die Diagnose oft gestellt, nachdem ein Zöliakietest negativ ausgefallen ist. Obwohl immer wieder behauptet wird, Gluten trage zu kognitiven Störungen in der Allgemeinbevölkerung bei, gibt es keine Belege dafür, dass Gluten bei Menschen ohne Zöliakie und ohne Weizensensitivität eine Wirkung auf die geistigen Fähigkeiten hat. Und weil das, was gut für das Herz ist, auch dem Gehirn guttut, möchte ich hinzufügen, dass auch kein Zusammenhang zwischen einer glutenreichen Kost und einem erhöhten Herzinfarktrisiko gefunden wurde. Eine glutenarme Kost, die wenig nützliche Vollkornprodukte enthält, kann das Risiko für koronare Herzkrankheiten sogar vergrößern[30]. Hinzu kommt, dass Menschen, die behaupten, sich bei einer glutenfreien Diät viel besser zu fühlen, häufig ihre Ernährung so umstellen, dass sie in der Tat besser wird, obwohl das Gluten dabei keine Rolle spielt. Sie essen eben bekömmliche, frische Nahrungsmittel, und sie legen größeren Wert auf andere gesunde Aktivitäten, zum Beispiel auf Sport. Und wenn sie dann noch abnehmen und mehr Energie haben, sind sie motiviert, ihre gesündere Lebensweise beizubehalten.

Sie müssen sich nicht glutenfrei ernähren, wenn Sie nicht an Zöliakie leiden. Aber Sie sollten glutenhaltige Nahrungsmittel sorgfältig auswählen. Meiden Sie das glutenhaltige Weißmehl in Weißbrot, Kräckern, Chips und Gebäck, da es wenig Nutzen hat, und essen Sie stattdessen Vollkornprodukte, die mehr Ballaststoffe enthalten und das Herz und dadurch auch das Gehirn stärken.

Gehirnnahrung

- Wenn man kleinere Teller benutzt, gelingt es leichter, auch die Portionen kleiner zu bemessen.
- Essen Sie mindestens einmal in der Woche Fisch (nicht gebraten).
- Achten Sie auf den Natriumgehalt der Fertignahrung. Brot und anderes Gebäck, Dosensuppen und tiefgefrorene Fertigprodukte enthalten meist viel Salz. Vielleicht ist Ihnen gar nicht klar, dass Ihr Essen eine Menge Salz enthält.
- Meiden Sie Fertigmahlzeiten aus der Kühltheke, und kaufen Sie stattdessen tiefgefrorenes Obst und Gemüse – das meist wenig Salz, aber viele Nährstoffe enthält –, um frische Mahlzeiten zuzubereiten.
- Essen Sie viele Gemüsearten unterschiedlicher Farbe. Die Nährstoffe, die beispielsweise grünen Paprikaschoten ihre Farbe verleihen, unterscheiden sich von den Substanzen in roten und orangefarbenen Schoten. Wenn Sie »einen Regenbogen essen«, nehmen Sie eine Vielfalt von Nährstoffen zu sich, von denen viele gehirnfreundliche Antioxidantien sind. Versuchen Sie, auch neue Gemüsesorten zu essen.
- Würzen Sie Ihr Essen mit Essig, Zitronen, aromatischen Kräutern und Gewürzen, um es ohne Salz schmackhafter zu machen.
- Lesen Sie die Etiketten von Gewürzmischungen, um zu prüfen, ob Salz enthalten ist.
- Verwenden Sie einfach und mehrfach ungesättigte Fette zum Kochen, zum Beispiel natives Olivenöl extra, Rapsöl, Färberdistelöl und Sesamöl. Probieren Sie Avocadoöl für stark erhitzte Speisen.

- Meiden Sie teilweise gehärtete Öle. Das sind Transfettsäuren, die zwar langsam vom Markt verschwinden, aber immer noch in vielen industriell verarbeiteten, gebratenen (z.B. Donuts) und gebackenen (Kuchen, Tiefkühlpizza, Kekse) Produkten sowie in Margarine und anderen Streichfetten enthalten sind. Transfette erhöhen den schädlichen LDL-Spiegel und senken den gesunden HDL-Spiegel; obendrein vergrößern sie das Risiko für Herzkrankheiten, Schlaganfälle und Diabetes Typ 2. Alle diese Krankheiten schaden dem Gehirn und vergrößern die Gefahr eines kognitiven Abbaus.
- Bereiten Sie Mahlzeiten zu Hause zu, damit Sie selbst bestimmen können, wie viel Salz, Zucker und Fett sie enthalten. Wenn Sie Fertigprodukte kaufen oder im Restaurant essen, ist das schwieriger.

Mein letztes Wort der Ernährungsweisheit lautet *Zahnseide.* Gary Small erwähnte sie in unserem Gespräch, und es lohnt sich, darauf hinzuweisen. Wenn Sie die Zähne zweimal täglich mit der Zahnbürste und mit Zahnseide reinigen, entfernen Sie Nahrungsreste und Bakterien, die letztlich Zahnfleischentzündung hervorrufen und das Schlaganfallrisiko vergrößern. Wie das mit dem Gehirn zusammenhängt? Krankes Zahnfleisch entzündet sich. Parodontitis ist eine Infektion des Zahnfleisches, des weichen Gewebes an der Basis der Zähne und am Kieferknochen. Wenn die natürliche Barriere zwischen den Zähnen und dem Zahlfleisch schwindet, gelangen Bakterien ins Blut und können dort die Bildung von Plaques in den Arterien verstärken, was wiederum zu Blutgerinnseln führen kann. Die Reinigung mit Zahnseide ist daher auch gut für ein gesundes Gehirn.

Kapitel 8

Gemeinsam sind wir stark

Als Helens Mann nach mehr als 40 Jahren Ehe plötzlich an Herzversagen starb, ging es mit ihrer Gesundheit und mit ihren kognitiven Fähigkeiten innerhalb weniger Monate jäh bergab. Ihr Mann war ihre wichtigste Bezugsperson gewesen, und ohne ihn hatte sie keine Gelegenheit mehr, mit anderen Kontakt zu knüpfen. Sie hatte sehr wenige Freunde, und es war lange her, dass sie Geselligkeit außerhalb des Hauses gesucht hatte. Sie wurde immer einsamer und depressiver, lebte alleine in einem großen, unaufgeräumten Haus und hatte kaum mehr zu tun, als auf dem Sofa zu sitzen und fernzusehen.

Wenn ihre Kinder nicht vehement darauf bestanden hätten, dass sie in eine Seniorensiedlung umzog, um gemeinsam mit anderen Menschen in ihrem Alter ein aktives Leben zu führen, wäre Helen ganz alleine geblieben und vielleicht seelisch noch weiter verkümmert und früh gestorben.

Die Gesundheit eines Ehepartners ist für die Gesundheit des anderen wichtig. Der Einfluss einer engen Beziehung, vor allem einer Ehe, auf die Gesundheit eines Menschen wurde sowohl von Medizinern als auch von Psychologen untersucht. In den ersten sechs Monaten nach dem Verlust eines Ehepartners steigt das Sterberisiko der Witwe oder des Witwers um 41 Prozent. Das liegt zweifellos zum Teil am Ende der Partnerschaft. Eine gute Beziehung zu einem anderen Menschen bringt Liebe, Glück und Trost ins Leben. Aber Beziehungen fördern nicht nur das seelische Wohlbefinden; sie beeinflussen nachweislich auch das Herz und den Kreislauf, das Hormonsystem und das Immunsystem.

Viele Studien bestätigen, dass wir soziale Kontakte brauchen, damit es uns gut geht, vor allem was die Gesundheit des Gehirns anbelangt. Ein Blick auf die Daten zeigt, dass enge Bande zwischen Freunden und Angehörigen und die Teilnahme an sinnvollen sozialen Aktivitäten dazu beitragen, dass der Verstand und das Gedächtnis scharf bleiben[1]. Aber es geht nicht nur um die Zahl der sozialen Kontakte. Die Art, die Qualität und der Zweck Ihrer Beziehungen beeinflussen Ihre Gehirnfunktionen ebenfalls. Selbst der Familienstand beeinflusst die Risiken. Wissenschaftler der Michigan State University fanden heraus, dass Verheiratete im Alter seltener an Demenz erkranken und dass Geschiedene etwa doppelt so häufig dement werden wie Verheiratete. Bei Verwitweten und Ledigen liegen die Risikoprofile zwischen Verheirateten und Geschiedenen[2].

Möglicherweise sind sinnvolle soziale Kontakte und Interaktionen ein Puffer gegen die schädlichen Folgen, die Stress auf das Gehirn hat. Ich sehe die anekdotischen Beweise für dieses Ursache-Wirkung-Verhältnis jeden Tag bei meiner Arbeit als Neurochirurg und als Journalist. Unter den Menschen, denen ich begegne, sind diejenigen am lebhaftesten und fröhlichsten, die Freundschaften, liebevolle familiäre Kontakte und einen großen, dynamischen Bekanntenkreis pflegen. Sie genießen offenbar ihr Leben trotz ihres hohen Alters. Ich bin traurig, wenn ich einen Patienten treffe, der keine nahen Angehörigen und keine engen Freunde hat. Nichts ist betrüblicher, als einen Menschen zu beobachten, der an einer schweren Krankheit leidet oder dessen Leben dem Ende zugeht und der allein ist.

Soziale Isolation und Einsamkeit nehmen in unserer Gesellschaft zu. Das ist das Paradoxon dieser Ära: Wir sind dank der digitalen Medien ständig miteinander verbunden und entfernen uns dennoch immer mehr voneinander. Wir leiden an Einsamkeit, weil wir keine echten Beziehungen mehr haben. Dieser Mangel ist epidemisch, und die Medizin hat erkannt, dass er ernste körperliche, seelische und emotionale Folgen hat, besonders bei älteren Menschen. Etwa ein Drittel der Amerikaner ist älter als 65 Jahre und die Hälfte derjenigen über 85 Jahre lebt heutzutage allein[3]. Eine neue Umfrage des Global Council on Brain Health zu sozialen Kontakten und zur Gesundheit des Gehirns bei Vierzigjährigen und Älteren kam zu dem Schluss, dass die meisten Menschen zwar sozial engagiert sind, zumindest ein wenig (im Durchschnitt gehören 19 Personen zu ihrem sozialen Netz), dass aber überraschende 37 Prozent von ihnen berichteten, es fehle ihnen an guten Kontakten. Außerdem fiel es 35 Prozent der Teilnehmer schwer, Kontakte zu knüpfen, und fast 30 Prozent fühlten sich einsam[4]. Unter dem Strich enthüllte die Umfrage, dass 20 Prozent der Menschen über 40 Jahren sozial isoliert waren. Das ist wichtig, weil diejenigen, die mit ihren Freunden und mit ihren sozialen Aktivitäten glücklich waren, häufiger berichteten, ihr Gedächtnis und ihr Denkvermögen seien in den vergangenen fünf Jahren besser geworden. Die Teilnehmer, die mit ihrem sozialen Leben unzufrieden waren, berichteten das Gegenteil: dass ihre kognitiven Fähigkeiten abgenommen hätten. Michelle C. Carlson, Professorin an der Johns Hopkins Blomberg School of Public Health in Baltimore und Expertin für Öffentlichkeitsarbeit des Global Council on Brain Health, die an der Umfrage mitgearbeitet hat, bezeichnet diese Tatsachen als »Problem der öffentlichen Gesundheit«. Sie hat recht.

Menschen mit wenigen sozialen Kontakten leiden unter Schlafstörungen, Störungen des Immunsystems, häufigeren Entzündungen und einer stärkeren Ausschüttung von Stresshormonen. Eine Studie fand 2016 heraus, dass Einsamkeit das Risiko für Herzkrankheiten um 29 Prozent und das Schlaganfallrisiko um 32 Prozent vergrößert[5]. Eine Metaanalyse, die Daten aus 70 Studien mit 3,4 Millionen Teilnehmern zusammenfasste, kam zu dem Ergebnis, dass das Risiko, innerhalb der nächsten sieben Monate zu sterben, bei Menschen, die meist allein waren, um 30 Prozent größer war und dass dieser Effekt sich im mittleren Alter (jünger als 65 Jahre) am deutlichsten auswirkte[6]. Vor allem Einsamkeit beschleunigt nachweislich den kognitiven Verfall bei älteren Menschen[7]. Ich nehme diese Befunde ernst. Sie fordern mich auf, meine Beziehungen ebenso zu pflegen, wie ich durch gute Ernährung und Sport meine Gesundheit pflege. Offenbar sind gute soziale Kontakte mit den Vitalwerten vergleichbar.

Bildgebende Verfahren (Neuroimaging) sind auf diesem neuen Gebiet der Gehirnforschung besonders aufschlussreich. Das AARP Foundation Experience Corps vermittelt Kindern, deren Lesefähigkeit noch nicht ausreichend ist, ältere Menschen als Tutoren. Auf diese Weise machen sich die Senioren in ihrer Gemeinde nützlich, und die Kinder lernen, was sie in der Schule brauchen. Erstaunlicherweise zeigte die fMRT, dass sich die kognitiven Fähigkeiten bei den Senioren, die an dem Programm teilnahmen, im Laufe von zwei Jahren besserten und dass das Gehirnvolumen in den Regionen, die anfällig für Demenz sind (z.B. im Hippocampus) sogar zunahm[8]. Eine andere randomisierte Studie, Synapse Project genannt, nutzte ebenfalls die Methode der fMRT, um zwei Gruppen von älteren Menschen miteinander zu vergleichen. Gruppe eins beschäftigte sich mit anspruchsvollen Tätigkeiten wie z.B. Steppdecken zu nähen oder digitale Fotoarbeiten zu machen. Die zweite Gruppe beschränkte sich auf ein geselliges Beisammensein[9]. Eine fMRT zeigte, dass sich bei den Teilnehmern in der ersten Gruppe die kognitiven Fähigkeiten und die Gehirnfunktionen verbesserten, während die zweite Gruppe keine derartigen Fortschritte machte. Das Memory and Aging Project der Rush University wies zudem nach, dass Menschen mit einem größeren sozialen Netz besser vor demm kognitiven Abbau geschützt waren, der mit Alzheimer einhergeht, als diejenigen mit einem kleineren Freundeskreis[10]. Den größten Schutz bieten offenbar anspruchsvolle Tätigkeiten in einer größeren Gruppe sozialer Kontakte.

Die schädlichen Wirkungen sozialer Isolation beginnen früh. Einsame Kinder sind 20 Jahre später deutlich weniger gesund, selbst wenn man andere Faktoren herausrechnet. Die Geschichten, die ich während meiner eigenen Forschungen über Einsamkeit gehört habe, haben mich schockiert, zum Teil deshalb, weil ich nie erwartet hätte, sie von den Menschen zu hören, die vor mir standen – Menschen ohne äußere Hinweise auf ein Problem –, vor allem aber, weil die Schilderungen ihrer Einsamkeit so verstörend waren: »Sie hört nie auf, sie vergiftet dich. Es ist grausam.« Oder: »Ich fühle mich unsichtbar.« Oder: »Es ist, als lebe man mit einem Loch in der Brust. Man fühlt sich hohl.« Oder: »Meine Einsamkeit vergrößert jeden Schmerz in meinem Körper.« Oprah Winfrey bat mich, darüber für ihre Zeitschrift beziehunsgweise ihr Internetforum zu einen Beitrag zu senden und zu schreiben[11]. In jedem Moment leiden mindestens 20 Prozent oder etwa 60 Millionen Amerikaner an Einsamkeit und fast die Hälfte der Bevölkerung fühlt sich ständig allein oder ausgeschlossen[12]. Sie erleben akute Anfälle von Melancholie, aber es fehlt ihnen auch langfristig an Intimität, was dazu führt, dass sie sich nach einem besonderen Menschen in ihrem Leben sehnen.

Der Schmerz des Alleinseins fesselte meine Aufmerksamkeit. In einer bemerkenswerten Studie unter der Leitung von Naomi Eisenberger, einer außerordentlichen Professorin für Sozialpsychologie an der UCLA, wurde festgestellt, dass bei Einsamkeit einige derselben Gehirnregionen aktiv werden, die auch körperlichen Schmerz wahrnehmen[13]. Das Gefühl, ausgeschlossen zu sein, macht einsam. Aus evolutionärer Sicht ergibt das Sinn. Wer nahe bei seinem

Stamm blieb, hatte einen Unterschlupf und Zugang zu Nahrung, Wasser und Schutz. Die Trennung von der Gruppe bedeutete Gefahr. Einsamkeit ist nicht wählerisch; sie befällt Städter ebenso wie Menschen in ländlichen Gebieten.

»Schalte dein *Moai* ein«

In Okinawa, Japan, wo ungewöhnlich viele Menschen in einem Alter über 100 Jahre leben (deshalb gilt die Insel als »Blaue Zone«, als Region mit den ältesten Menschen der Welt), gehört *moai* zu den ältesten Traditionen, die Langlebigkeit fördern. Es handelt sich um soziale Unterstützungsgruppen, die in der Kindheit beginnen und sich durchs ganze Leben hindurchziehen. Der Begriff entstand vor Hunderten von Jahren im Zusammenhang mit der finanziellen Hilfsorganisation eines Dorfs. Moais wurden eingerichtet, um Geld für öffentliche Bauarbeiten und andere Projekte einer Gemeinde zu sammeln. Wer beispielsweise Geld brauchte, um Land zu kaufen oder einen Notfall zu bewältigen, konnte das Moai um Hilfe bitten. Heute umfasst das Moai auch soziale Hilfsnetze, eine kulturelle Tradition inmitten einer Gemeinschaft. Die Menschen treffen sich, um zu beraten, um Hilfe zu erbitten und um die letzten Neuigkeiten auszutauschen. Ja, Klatsch kann in Gruppen nützlich sein; er ist ein Tor zu einem Sicherheitsnetz aus Freunden und war schon in Stammesgesellschaften gängige Praxis.

Die geheime Soße für ein langes, glückliches Leben

Seit über 80 Jahren untersuchen Wissenschaftler im Rahmen der heute berühmten Harvard Study of Adult Development, wie zwischenmenschliche Kontakte sich auf die Gesundheit auswirken. Sie begannen 1938 während der Großen Depression, die Gesundheit von 268 Studenten im zweiten Studienjahr an der Harvard University zu beobachten und was sie herausfanden, ist für uns alle lehrreich. (Von der ursprünglichen Gruppe leben nur noch 19; unter den ursprünglichen Teilnehmern waren John F. Kennedy und Ben Bradlee, der langjährige Chefredakteur der *Washington Post*. Frauen nahmen an der ursprünglichen Studie nicht teil, weil in Harvard damals nur Männer studierten; seither haben die Forscher ihren Teilnehmerkreis erweitert und auch die Nachkommen der ursprünglichen Gruppe aufgenommen.) Derzeit ist Robert Waldinger, ein Psychiater im Massachusetts General Hospital und Professor für Psychiatrie an der Harvard Medical School, der Leiter der Studie. Sein TED-Talk zum Thema »Was ist ein gutes Leben?« wurde bisher mehr als 29 Millionen Mal aufgerufen[14].

Waldingers Befunde sind interessant, weil sie verbreitete Mythen über Gesundheit und Glück widerlegen. Sie basieren auf einer umfassenden Analyse des Lebens und des gesundheitlichen Zustands der Teilnehmer. Sie beantworteten Fragebögen, ihre Krankenakten wurden analysiert, man führte Blutuntersuchungen und Hirn-Scans durch und ihre Angehörigen wurden befragt. Wichtig ist, dass Gesundheit und Glück nicht vom Wohlstand, vom Ruhm oder von härterer Arbeit abhängen. Entscheidend sind gute Beziehungen. »Wir haben drei große Lektionen über Beziehungen gelernt«, erklärt Waldinger. »Erstens tun soziale Kontakte uns wirklich gut und Einsamkeit kann tödlich sein. Wie sich herausgestellt hat, sind Menschen, die enger mit Angehörigen, Freunden und der

Gemeinschaft verbunden sind, glücklicher und körperlich gesünder; sie leben länger als Menschen mit weniger Kontakten. Und Einsamkeit hat sich als Gift herausgestellt. Menschen, die stärker isoliert sind, als sie sein wollen, halten sich für weniger glücklich, ihre Gesundheit verschlechtert sich in der Lebensmitte früher, ihre Gehirnfunktionen lassen früher nach und sie leben nicht so lange wie Menschen, die nicht einsam sind.«[15]

Die Studie zeigte außerdem, dass nicht die Zahl der Freunde entscheidend ist und dass es nicht unbedingt darauf ankommt, ob wir in einer festen Beziehung leben. Wichtig ist vielmehr die Qualität der engen Beziehungen. Was das Gehirn anbelangt, »hat eine stabile, gute Beziehung bei etwa 80-Jährigen eine schützende Wirkung.« In seinem TED-Talk führte Waldinger aus: »Einer der wichtigsten Faktoren war, dass Menschen, die spüren, dass sie sich bei Bedarf wirklich auf den Partner oder die Partnerin verlassen können, länger ein klares Gedächtnis behalten. Und bei denjenigen, die spüren, dass sie nicht auf den Partner oder die Partnerin zählen können, setzen die Gedächtnisstörungen früher ein. Übrigens muss eine gute Beziehung nicht immer reibungslos laufen. Einige unserer Paare im Alter um die 80 Jahre zankten sich tagein, tagaus; doch solange sie das Gefühl hatten, sich in schweren Zeiten auf den anderen oder die andere verlassen zu können, nahm ihr Gedächtnis keinen Schaden.«[16]

Waldinger ermuntert die Menschen, Beziehungen mit Angehörigen, Freunden und der Gemeinde zu pflegen. Bisweilen genügt es, mehr Zeit mit der Familie zu verbringen oder auf jemanden zuzugehen, mit dem Sie seit Jahren nicht mehr gesprochen haben und der dennoch einen Platz in Ihrem Herzen hat. Und Sie können immer neue Freundschaften schließen, unabhängig von Ihrem Alter. Natürlich lösen sich im Alter auch Beziehungen auf, weil Menschen sterben, die uns nahestehen, weil wir nicht mehr so mobil sind oder weil wir umziehen. Unser soziales Netz kann schrumpfen, weil wir in Rente gehen oder krank werden. Wenn wir neue Kontakte knüpfen, können wir diese Entwicklung aufhalten.

Mythos: Geld und Ruhm machen dich ein Leben lang glücklich.

Wahrheit: Enge Beziehungen schützen vor Unzufriedenheit, verzögern den körperlichen und kognitiven Abbau und führen eher zu einem langen, glücklichen Leben als die soziale Schicht, der IQ, das Vermögen oder sogar die Gene.

Die sozialen Medien können einsam machen, aber bei richtigem Gebrauch bieten sie älteren Menschen auch neue Gelegenheiten, Kontakte zu knüpfen. Mehr als 80 Prozent der Amerikaner, auch die älteren, nutzen das Internet jeden Tag. Zweifellos sollte dieses digitale Engagement die persönliche Kommunikation nicht ersetzen, sondern ergänzen; aber E-Mails, Chatrooms, die Webseiten der sozialen Netzwerke, Online-Communities und Blogs können helfen, mit Angehörigen und Freunden in Kontakt zu bleiben und unsere soziale Welt zu vergrößern. In Studien zu Online-Communities für ältere Menschen berichten die Mitglieder von zahlreichen Vorteilen, darunter intellektuelle Anregung, Spaß und emotionale Hilfe.

Soziales Engagement dieser Art kann für ältere Menschen, die weit entfernt von ihren Freunden leben oder nicht unter die Leute kommen, besonders wertvoll sein. In gewissem Umfang können virtuelle Beziehungen verlorene Beziehungen ersetzen, von belastenden Umständen ablenken und Trost spenden. Dank der

Anonymität, der Unsichtbarkeit und der Möglichkeit, jederzeit Posts zu lesen und zu beantworten, versetzt das Internet Menschen in die Lage, leichter mit anderen zu kommunizieren und Gefühle, Meinungen und Fähigkeiten auszutauschen. Das führt zu größerem Selbstvertrauen und stärkt das Gefühl, sein Leben im Griff zu haben – und das alles kommt der Gesundheit zugute.

Ich habe auf meinen Reisen viel Ungleichheit erlebt. Abgesehen von lebensnotwendigen Dingen, ist der Zugang oder Nichtzugang zum Internet die größte Quelle der Ungleichheit. Sicherlich ist es besser, wenn manche Gemeinschaften nicht mit der modernen Technik in Berührung kommen. Ich rate den eingeschworenen Stammesgesellschaften am Amazonas nicht, WLAN zu installieren. Aber die große Mehrheit der Menschen in den Industrieländern profitiert davon, wenn sie Internetzugang hat und neue Computerkenntnisse erwirbt. Wenn ich ältere Menschen treffe, die lernen, mit einem Computer umzugehen, E-Mails zu schreiben und soziale Medien und Suchmaschinen zu nutzen, fühlen sie sich offenbar selbstständiger und meist auch zufriedener als diejenigen, die offline bleiben. Ich weiß, dass viele Leute eine andere Einstellung zur modernen Technik haben, aber viele Studien bestätigen meine Erfahrungen. Das Internet bietet zahlreiche Chancen, zu lernen und sich mit anderen zu verbinden. Es gibt sogar einige Hinweise darauf, dass soziale Medien positive Wirkungen auf die kognitiven Fähigkeiten im Alter haben, ebenso sehr wie persönliche Kommunikation. Die Autoren einer australischen Studie, an der mehr als 5000 ältere Männer teilnahmen, kamen zu dem Schluss, dass Computernutzer die Diagnose »Demenz« im Vergleich mit Nichtnutzern um bis zu 1,5 Jahre später gestellt bekommen[17], und eine experimentelle Studie in den USA belegte, dass ältere Menschen bei Gedächtnistests um etwa 25 Prozent besser abschnitten, nachdem sie gelernt hatten, Facebook zu nutzen[18].

So bleiben Sie sozial engagiert

- Konzentrieren Sie sich auf Beziehungen und Aktivitäten, die Ihnen am meisten Freude machen, zum Beispiel Mannschaftssport, Interessengruppen oder politisches Engagement.
- Bitten Sie andere um Unterstützung, wenn Sie Schwierigkeiten mit sozialen Beziehungen haben, etwa weil Sie wegen körperlicher Probleme wenig mobil sind oder weil Sie nicht mehr Auto fahren.
- Treffen Sie sich regelmäßig mit Angehörigen, Freunden und Nachbarn. Auch Internetkontakte sind wichtig.
- Behalten Sie soziale Beziehungen mit Menschen in unterschiedlichem Alter bei, also mit Menschen, die älter oder jünger sind als Sie.
- Arbeiten Sie ehrenamtlich in einer Schule oder im Gemeindezentrum.
- Halten Sie Ausschau nach Programmen in Ihrer Gemeinde, die Ihre Fähigkeiten nutzen können. Vielleicht können Sie kochen oder Sporttraining anbieten. Finden Sie heraus, welche Aktivitäten in Ihrer Gemeinde angeboten werden, zum Beispiel in Vereinen und in der Volkshochschule.
- Versuchen Sie, mindestens einen Menschen zu finden, dem Sie vertrauen und mit dem Sie sich regelmäßig (zum Beispiel wöchentlich) treffen können.
- Suchen Sie einen neuen Kontakt oder eine neue Aktivität. In Alltagssituationen – zum Beispiel in Geschäften oder Parks – treffen Sie andere Menschen und können sich mit ihnen anfreunden.

- Probieren Sie organisierte Clubs aus, zum Beispiel Reise- und Buchclubs.
- Überlegen Sie, ob für Sie ein Haustier in Betracht kommt. Die Sorge für eine Katze, einen Hund oder einen Vogel kann ein Katalysator für soziale Kontakte sein und Ihrem Tag einen Sinn und eine Struktur geben. Der Umgang mit einem Haustier kann Depressionen, Angst und Einsamkeit lindern, den Blutdruck und das Risiko für Herzinfarkte senken und Ihnen mehr Bewegung verschaffen. Hunde sind bisweilen soziale Eisbrecher, weil sie Gespräche zwischen Fremden oder Gelegenheitsbekanntschaften erleichtern. Wenn Sie mit einem Hund spazieren gehen, knüpfen Sie häufiger soziale Kontakte und unterhalten sich öfter mit anderen Menschen.
- Wenn Sie sich einsam fühlen, sollten Sie kompetente Leute um Hilfe bitten, zum Beispiel einen Priester oder Pfarrer, die Telefonseelsorge oder einen Therapeuten.

Als ich mit Gary Small von der University of California in Los Angeles (UCLA) sprach (er hält viel von Zahnseide), empfahl er eine »Dreierkombination«: Machen Sie mit einem Freund oder Nachbarn einen Spaziergang und reden Sie mit ihm über Ihre Sorgen. Die Kombination aus Bewegung, persönlichem Kontakt und einem Gedankenaustausch über Ihre Probleme ist ein Wundermittel für das Gehirn. Dan Johnston von BrainSpan hat ebenfalls einen guten Rat, wenn es um Beziehungen im Allgemeinen geht: »Du brauchst ein gutes Gehirn, um gute Beziehungen zu haben.« Gute Beziehungen bringen das Gehirn in Schwung, und ein gesundes Gehirn bringt Beziehungen in Schwung.

Allerdings wissen Menschen mit Demenz im Frühstadium, dass das Gehirn nicht rasiermesserscharf sein muss, um gute Beziehungen zu ermöglichen. Zu viele Menschen fürchten, stigmatisiert zu werden, wenn ihr Gedächtnis oder ihre kognitiven Fähigkeiten nachlassen; deshalb ziehen sie sich zurück oder verlieren lebenslange Beziehungen, weil ihre alten Freunde nicht wissen, worüber sie mit ihnen reden sollen. Das ist eine gute Gelegenheit, mit Beziehungen dem Gehirn und mit dem Gehirn den Beziehungen zu helfen. Für Menschen mit Demenz und ihre Betreuer ist es besonders wichtig, dass andere auf sie zugehen, damit sie Beziehungen bewahren und neue aufbauen können. Denken Sie daran: Sie können sich nicht mit Demenz anstecken und ein Lächeln oder Lachen ist vielleicht die beste aller Arzneien.

Zu guter Letzt: Unterschätzen Sie die Macht der Berührung nicht. Das Händehalten verringert nachweislich die Ausschüttung des Stresshormons Cortisol. Eine freundliche Berührung kann auch beruhigen. Mit anderen Worten: Eine bloße Berührung ist ein Weg, sich mit anderen zu verbinden und sich – und sie – zu schützen.

Kapitel 9

Alles fügt sich zusammen

In zwölf Wochen zu schärferem Denken

Ende der 1990er-Jahre hatte ich die Gelegenheit, ein paar Tage mit Stephen Hawking zu verbringen. Ich arbeitete im Weißen Haus und half, eine Reihe von Abenden für den Präsidenten und seine Frau zu planen. Als wir überlegten, wie wir die Wissenschaft feiern sollten, kamen wir beide auf die Idee, den berühmten Experten der theoretischen Physik einzuladen. Wegen seiner Erkrankung an amyotropher Lateralsklerose (ALS) tippte Hawking (mit einem Finger) seinen gesamten Vortrag in seinen Computer und spielte diesen ab, als er an der Reihe war. Wir hatten sogar die Frage-und-Antwort-Runde des Abends im Voraus geplant. Ich wusste, dass das Publikum von Hawkings Ruhm in der Welt der Physik angetan sein würde; aber was ich noch 20 Jahre danach im Gedächtnis behalten habe, ist seine Lebensgeschichte. Hawkings Krankheit beraubte ihn allmählich seiner Fähigkeit, zu gehen, zu sprechen und so wie die meisten anderen Menschen am Leben teilzunehmen. Aber er hatte einen Geist, den ihm nichts und niemand nehmen konnte. Er blieb bis zu seinem friedlichen Tod bei klarem Verstand, an dem Tag, an dem Einstein 139 Jahre alt geworden wäre.

Seit meiner Jugend schätze ich den Gedanken, dass wir unser Gehirn »besitzen«. Und wie Hawking habe ich mein Gehirn nie für selbstverständlich gehalten. Als ich ein Kind war, wurde mein Vater überfallen und ausgeraubt. Das war ein Schock für alle in der Familie, und mir war damals nicht klar, wie sehr ich das Gefühl verinnerlicht hatte, dass meine Familie gewalttätig verletzt worden war. Es war beinahe so, als wäre ich selbst verwundet worden, als habe der Täter mir etwas gestohlen. Als ich mit einem Lehrer darüber sprach, deutete er auf seinen Kopf und sagte: »Sie können dir alles wegnehmen, was du besitzt, aber *das hier* nicht.«

Das stimmt. Es gibt immer Ganoven, die versuchen, unser Eigentum zu stehlen und unser Leben zeitweilig durcheinanderzubringen; doch unseren Geist können sie nicht rauben. Unser Geist gehört uns allein und unsere Wahrnehmung der Welt ist einzigartig. Sobald wir Sinnesreize empfangen – durch den Geruchssinn, die Augen, die Ohren, den Tastsinn oder den Geschmackssinn –, durchlaufen sie Hunderte von Relaisstationen, und jede verändert den Reiz ein wenig, sodass die letzte Interpretation des Reizes äußerst individuell ist. Deshalb ist unser ganzes Leben unverwechselbar. Ich habe vor, so lange wie möglich ein einzigartiges Leben zu führen, voller Abenteuer und Entdeckungen. Dadurch wird mein Geist einem Fingerabdruck ähnlich, der sich von dem aller anderen Menschen unterscheidet. Ich hoffe, dass Ihnen das Gleiche gelingt.

In diesem Teil des Buchs habe ich Ihnen eine Menge Informationen gegeben und Ihnen gezeigt, wie Sie einen scharfen Verstand behalten. Jetzt stelle ich Ihnen ein 12-Wochen-Programm vor, mit dem Sie meine Vorschläge in die tägliche Praxis umsetzen können. Vergessen Sie nicht, dass das Gehirn außergewöhnlich plastisch ist. Es kann sich selbst durch Ihre Erfahrungen und Gewohnheiten neu vernetzen und umformen und ein großer Teil dieser Umformung ist innerhalb von zwölf Wochen erreichbar. Es ist, als würden sie einen neuen Muskel aufbauen.

Vielleicht fühlen Sie sich überwältigt von diesem Programm oder Sie geraten sogar in Panik, weil Sie auf einige Ihrer Lieblingsspeisen verzichten oder künftig Sport treiben müssen, obwohl Sie lange Zeit fast nur im Sitzen verbracht haben. Es kann sein, dass Sie meditieren lernen und öfter das Haus verlassen müssen, um Kontakte zu pflegen. Mir ist klar, dass es manchen Menschen schwerfällt, eine Zuckersucht zu überwinden und öfter schweißtreibenden Sport zu treiben. Jede Veränderung ist schwierig, und es ist mühsam, fest verwurzelte Gewohnheiten zu ändern. Darum fragen Sie sich, ob Sie das wirklich praktisch umsetzen können, auch wenn Ihre Willenskraft nicht so stark ist.

Ich versichere Ihnen, dass Sie es schaffen können. Wagen Sie den Sprung und erleben Sie die ersten Fortschritte. Ich prophezeie Ihnen, dass Sie innerhalb weniger Wochen weniger ängstlich sein, besser schlafen und mehr Energie haben werden. Ihr Geist wird klarer, Sie sind weniger launisch und bewältigen den alltäglichen Stress besser. Mit der Zeit nehmen Sie wahrscheinlich ab, und Labortests werden zeigen, dass sich die biochemischen Vorgänge in Ihrem Körper in vielerlei Hinsicht verbessert haben – von den Prozessen im Gehirn bis zur Funktion des Immunsystems und des Stoffwechsels.

Es ist ratsam, mit Ihrem Arzt zu sprechen, bevor Sie mit diesem neuen Programm beginnen, vor allem wenn Sie gesundheitliche Probleme haben, zum Beispiel Diabetes. Setzen Sie keines Ihrer Medikamente ab und befolgen Sie die Ratschläge Ihres Arztes weiter. Aber lassen Sie nach Absprache mit Ihrem Arzt einige wichtige Blutwerte bestimmen, um zu prüfen, wo Sie Risiken verringern können, die den Stoffwechsel betreffen. Wie Sie jetzt wissen, beeinflussen der Blutdruck, der Cholesterinspiegel, der Blutzucker und Entzündungen das Risiko für den kognitiven Verfall. Sie können gegen ungünstige Werte kämpfen und sie in den Normbereich bringen, entweder durch Veränderungen der Lebensweise allein oder in Kombination mit Medikamenten. Bei regelmäßigen Check-ups wird ein Blutbild erstellt, das Sie noch mehr motivieren kann. Das nachfolgend beschriebene Programm hilft Ihnen, Probleme anzupacken, und ich ermuntere Sie, Ihre Blutwerte erneut messen zu lassen, nachdem Sie das Programm bewältigt haben. Ich vermute, dass Sie Fortschritte bemerken werden.

Nehmen Sie täglich nur eine Veränderung vor. Sie müssen das Programm nicht exakt befolgen; aber Sie sollten tun, was Sie können, um sich während der folgenden zwölf Wochen wenigstens eine neue Gewohnheit pro Woche zuzulegen.

Im Laufe der zwölf Wochen werden Sie fünf wichtige Ziele erreichen:

1. Bewegen Sie sich im Alltag mehr und treiben Sie mehr Sport.
2. Regen Sie Ihr Gehirn durch Lernen und durch geistige Herausforderungen an.
3. Sorgen Sie für erholsamen Schlaf, und nutzen Sie Techniken, die Stress abbauen.
4. Stellen Sie Ihre Ernährung um.
5. Pflegen Sie Kontakte und ein dynamisches gesellschaftliches Leben.

Während der ersten Woche beginnen Sie jeden Tag mit fünf neuen Gewohnheiten, die auf den fünf Pfeilern basieren. In der folgenden Woche wiederholen Sie die Reihe der neuen Gewohnheiten. In der dritten Woche nehmen Sie weitere Gewohnheiten an, bis Sie sich in der zwölften Woche einen ganz neuen Rhythmus angewöhnt haben. Es kann etwas länger dauern, sich diese gesunden Verhaltensweisen vollständig anzueignen und sie dann beizubehalten; aber die ersten zwölf Wochen sind ein Anfang – Ihre Startrampe. Sie brauchen keine Vorbereitung; Sie können heute beginnen. Ein wenig Planung ist zwar notwendig, zum Beispiel für den Sport, fürs Einkaufen oder für Zusammenkünfte mit Freunden am Wochenende, aber Sie können diese Empfehlungen nach Belieben in Ihr Leben integrieren.

Ich werde Sie nicht auffordern, etwas zu kaufen, damit Sie dieses Programm erfolgreich bewältigen können. Ich möchte, dass Sie in sich selbst investieren, zum Beispiel indem Sie einen Kurs in kreativem Schreiben oder einen Yoga-Kurs belegen, falls Sie daran Interesse haben. Schneiden Sie das Programm auf Ihre Bedürfnisse und Neigungen zu. Wenn ich etwas empfehle, was Ihnen nicht gefällt, dann lassen Sie es weg oder ersetzen Sie es durch etwas anderes. Ich möchte, dass dieses Programm flexibel, praktikabel und für Sie maßgeschneidert ist. Zweifeln Sie nicht an Ihrer Fähigkeit, dabei Erfolg zu haben. Ich habe das Programm so zusammengestellt, dass es praxisnah und leicht zu befolgen ist. Das Wichtigste ist, dass Sie letztlich Ihr ganz persönliches Programm daraus machen.

1. und 2. Woche: Stellen Sie die fünf Säulen auf

In den nächsten zwei Wochen können Sie sich fünf Lebensbereichen zuwenden und anfangen, ein besseres Gehirn zu formen.

Mehr Bewegung

Wenn Sie bereits regelmäßig Sport treiben, dann bleiben Sie dabei; aber probieren Sie diese Woche einen anderen Sport aus, um Ihren Körper zu überraschen und andere Muskeln einzusetzen. Wenn Sie Jogger sind, dann versuchen Sie es mit Schwimmen oder Radfahren. Trainieren Sie nach und nach mindestens 30 Minuten am Tag und mindestens an fünf Tagen in der Woche. Vergessen Sie auch nicht das Krafttraining an zwei oder drei Tagen dieser Woche. Trainieren

Sie aber nicht an zwei Tagen nacheinander, damit Ihre Muskeln sich erholen können. An manchen Tagen wollen Sie sich vielleicht nicht anstrengen. Machen Sie dann einen langen Spaziergang oder nehmen Sie an einem erholsamen Yoga-Kurs teil.

Falls Sie sich längere Zeit kaum bewegt haben, wird es Zeit. Wenn Sie Ihre Tage fast nur sitzend verbracht haben, beginnen Sie mit hochintensiven Übungen, die fünf bis zehn Minuten dauern: 30 Sekunden maximale Belastung und 90 Sekunden Erholung. Streben Sie 20 Minuten täglich mindestens dreimal in der Woche an. Sie haben dafür viele Möglichkeiten: spazieren gehen und das Tempo und die Intensität an Steigungen erhöhen; klassische Fitnessgeräte wie Laufband, Crosstrainer oder StairMaster (ein innovativer Stepper); Internet-Fitnesskurse, zum Beispiel bei Daily Burn oder Booya Fitness, für das bequeme Training zu Hause (die meisten kosten etwas, aber sie bieten ein Probetraining an, sodass Sie sich aussuchen können, was Ihnen am besten gefällt). Holen Sie Ihren Terminkalender und tragen Sie Ihre körperlichen Aktivitäten ein.

Wenn Sie an einem Tag wirklich keine Zeit für ein kontinuierliches Training haben, können Sie in diesem Tag trotzdem mehr körperliche Aktivitäten unterbringen. Die meisten Leute gehen, stehen und bewegen ihren Körper nicht regelmäßig, obwohl sie dadurch dem Schaden entgegenwirken könnten, der durch langes Sitzen entsteht. Zahlreiche Studien bestätigen, dass zehnminütige hochintensive Übungen den gleichen Nutzen haben können wie ein einzelner 30-Minuten-Workout. Wenn Ihre Zeit einmal knapp ist, durchbrechen Sie Ihre Routine und kombinieren Sie das Training mit anderen Aktivitäten. Halten Sie beispielsweise eine Arbeitsbesprechung mit einem Kollegen bei einem Spaziergang im Freien ab oder schalten Sie Ihre Lieblingssendung ein, während Sie auf dem Fußboden eine Serie von Yogahaltungen üben. Schränken Sie das Sitzen ein. Fragen Sie jedes Mal, wenn

Sie sich setzen wollen: »Kann ich dabei auch stehen und umhergehen?« Gehen Sie hin und her, während Sie telefonieren; nehmen Sie die Treppe anstatt den Aufzug; parken Sie ein Stück von Ihrem Haus und Ihrer Firma entfernt. Stehen Sie jede Stunde auf und gehen oder joggen Sie fünf Minuten auf der Stelle. Je mehr Sie sich während des Tages bewegen, desto größer ist der Nutzen für Ihren Körper und Ihr Gehirn.

Begeistern Sie sich fürs Lernen

In Kapitel 5 habe ich darauf hingewiesen, wie wichtig kognitiv anregende Aktivitäten sind. Wie oft lesen Sie Bücher und lernen etwas über Themen, die außerhalb Ihrer beruflichen Interessen liegen? Möchten Sie eine neue Sprache erlernen oder an einem Koch- oder Malkurs teilnehmen oder sich einer Schreibgruppe anschließen, um endlich Ihren Roman fertigzustellen? Jetzt ist es Zeit dafür. Ich erwarte nicht, dass Sie sich sofort einschreiben; aber beginnen Sie damit, die Möglichkeiten in Ihrer Gemeinde zu erkunden. Vielleicht können Sie Kurse an der Universität oder in der Volkshochschule besuchen. Wahrscheinlich können Sie einen großen Teil Ihrer Hausaufgaben online erledigen.

Schlafhygiene

In Kapitel 6 habe ich Ihnen eine Menge Ratschläge für eine gute Schlafhygiene gegeben. Wenn Sie nachts weniger als sechs Stunden schlafen, sollten Sie diese Zeit zunächst auf sieben Stunden verlängern. Dies ist das Minimum, wenn Sie eine normale, gesunde Körperfunktion vom Gehirn bis zu den Füßen haben wollen. Wenn

Sie nicht wissen, wo Sie mit besseren Schlafgewohnheiten beginnen sollen, helfen Ihnen die folgenden Tipps:

- ***Essen Sie abends nicht zu spät.*** Zwischen dem Abendessen und dem Schlafengehen sollten etwa drei Stunden liegen, damit Ihr Magen seine Arbeit erledigt hat und für den Schlaf bereit ist.
- ***Machen Sie aus Ihren Schlafgewohnheiten eine Routine.*** Gehen Sie jeden Tag etwa zur gleichen Zeit zu Bett und stehen Sie zur gleichen Zeit auf. In der Stunde vor dem Schlafengehen tun Sie am besten etwas Beruhigendes: Nehmen Sie ein warmes Bad oder lesen Sie ein Buch. Das Schlafzimmer sollte ruhig, dunkel und frei von elektronischen Geräten sein.

Wählen Sie außerdem eine Stress reduzierende Methode aus und wenden Sie sie einmal am Tag mindestens 15 Minuten lang an. Geeignet sind Übungen zur tiefen Atmung, Meditation oder Tagebuch schreiben. Nur 15 Minuten.

Essen wie Sanjay

Ich versuche, nur zu essen, wenn die Sonne scheint. Manche nennen das Chrono-Essen. »Chrono« spielt auf das Zeitgefühl des Körpers und seine innere Uhr an. Ihr Körper folgt während des 24-stündigen Sonnentags seinem Schlaf-Wach-Rhythmus. Ich glaube, es ist auch wichtig, *wann* Sie essen, nicht nur, *was* Sie essen. Ich frühstücke wie ein König, speise mittags wie ein Fürst und esse abends wie ein Bauer. Offenbar tut es mir gut, den Großteil meiner Kalorien morgens aufzunehmen. Studien zeigen, dass wir insgesamt weniger essen, wenn wir konsequent sind. Ich verzichte fast durchweg auf

Zwischenmahlzeiten, die für die meisten Menschen nur eine Freizeitbeschäftigung oder eine Form des Frustessens sind.

Als ich im Sommer 2017 mehrere Tage lang beim Stamm der Tsimané im Amazonas-Regenwald lebte, war das eine der wildesten Erfahrungen meines Lebens. Wir flogen von La Paz in Bolivien nach Rurranbaque, eine Kleinstadt am Rande des Amazonas. Von dort fuhren wir mit einem Geländewagen so weit in den Regenwald, wie wir konnten. Dann stiegen wir in Einbäume und verbrachten Stunden auf den Flüssen und Nebenflüssen des Amazonas, bis wir den Stamm fanden. Ich ging auf die Reise, weil ich gehört hatte, bei den Tsimané seien Herzkrankheiten, Diabetes und Demenz fast unbekannt. Das ist außergewöhnlich, wenn man bedenkt, dass wir in den USA jeden Tag eine Milliarde Dollar für Herzkrankheiten ausgeben und dass sie trotzdem die Haupttodesursache bei Männern und Frauen sind. Mitten im Amazonasurwald gab es nicht einmal ein Gesundheitssystem, und die Indianer schienen etwas gefunden zu haben, was uns in einem der reichsten Länder der Welt entgangen war. Ich wollte ihre Gesundheitsgeheimnisse aufdecken. Also ging ich mit einem Stammesmitglied speerfischen. Er glaubte, 84 Jahre alt zu sein, wusste es aber nicht genau. Sein Hemd hatte er ausgezogen, und er balancierte auf dem Kanu, schaute ins Wasser und spießte Fische auf. Sein Sehvermögen war perfekt, ebenso sein Gehör. Der ganze Stamm war ihm sehr ähnlich. Ich fand heraus, dass sie in der Regel 70 Prozent Kohlenhydrate (nicht raffiniert und nicht verarbeitet), 15 Prozent Fett und 15 Prozent Eiweiß aßen. Diese Prozentsätze strebe ich ebenfalls an.

Die Tsimané gehen gewöhnlich etwa 7000 Schritte am Tag (sie laufen nicht), sitzen selten und schlafen jede Nacht neun Stunden. Wenn der Hahn kräht, wachen sie auf. Ihre Lebenserwartung ist nicht höher als unsere, weil sie oft an Verletzungen sterben: an Unfällen, an Schlangenbissen, bei der Entbindung und so weiter. Aber sie sind bis zu ihrem Todestag meist sehr gesund.

Wenn Sie mit meinem Programm beginnen, dürfen Sie in den ersten zwei Wochen nicht auswärts essen, damit Sie sich auf die Ernährungsempfehlungen konzentrieren können. Das bereitet Sie auf den Tag vor, an dem Sie sich wieder in ein Restaurant wagen und gute Entscheidungen treffen müssen. In den ersten beiden Wochen wird auch Ihr Heißhunger drastisch nachlassen; deshalb ist die Versuchung geringer, wenn Sie die vielen Gerichte auf der Speisekarte sehen, die dem Gehirn schaden. Wenn Sie wenig Zeit und keinen Zugang zu einer Küche haben, was am Arbeitsplatz während der Mittagspause oft der Fall ist, packen Sie sich eine Mahlzeit ein. Tipps für die Zusammenstellung einer Mahlzeit finden Sie in Kapitel 7:

- Meiden Sie Zucker.
- Trinken Sie genügend Wasser.
- Essen Sie kleinere Portionen.
- Essen Sie mehr Omega-3-Fettsäuren.
- Planen Sie Mahlzeiten im Voraus.

Die folgenden Tipps helfen Ihnen beim Zusammenstellen einer Mahlzeit:

Besser frühstücken

Probieren Sie diese einfachen Rezepte aus, anstatt Gebäck, Donuts, Bagels oder Frühstücksflocken zu essen:

- Eierfrittata mit viel buntem Gemüse und einer Scheibe Vollkorntoast, mit Mandelbutter bestrichen, als Beilage.

- Hafergrütze mit Zimt, Heidelbeeren, gehackten rohen Walnüssen und etwas Honig.
- Griechischer Joghurt (natur, zwei Prozent Fett), mit Leinsamen und frischen Beeren bestreut und mit einem Esslöffel echtem Ahornsirup beträufelt (kein Fruktose-Glukose-Sirup).
- Vollkornwaffeln oder -pfannkuchen mit Heidelbeeren und gehackten Walnüssen, mit einem Esslöffel echtem Ahornsirup beträufelt.

Verzichten Sie auf Säfte, Smoothies und Frappuccinos und trinken Sie stattdessen ein großes Glas Wasser, schwarzen Kaffee oder Tee. Ich trinke meist nicht viele Säfte und Smoothies, trotz ihrer Beliebtheit. Da die Verdauung im Mund beginnt, werden Säfte und Smoothies – auch die supergesunden – nicht gut resorbiert, weil sie durch den Magen und den ersten Abschnitt des Dünndarms fließen, noch bevor die Verdauung richtig begonnen hat. Deshalb nehmen Sie die guten Wirkstoffe nicht so leicht auf. Denken Sie daran, dass wir vor allem trinken, um hydriert zu sein, nicht so sehr, um uns Kalorien oder Nährstoffe zuzuführen. Die bekommen wir mit dem Essen.

In den letzten paar Jahren habe ich einen kaubaren Saft namens Chuice »getrunken« (es sind auch einige andere Marken auf dem Markt). Mit Nüssen und ganzen Pflanzen im Getränk sind Sie zum Kauen gezwungen. Dabei wird Amylase freigesetzt und die Verdauung beginnt. Da Sie kauen, sind der Magen und der Verdauungskanal auf diesen Nahrungsbrei vorbereitet und die Resorption ist viel effizienter und vollständig. Wenn Sie also Säfte und Smoothies mögen – sie können sehr nützlich sein, wenn Sie unterwegs frühstücken müssen –, halten Sie am besten nach kaubaren Sorten Ausschau. Achten Sie auf einen geringen Zuckergehalt.

Besser zu Mittag essen

Statt Fast Food oder ein industriell verarbeitetes Mittagessen zu kaufen, sollten Sie Folgendes probieren:

- Grüner Blattsalat mit Sorten in vielen Farben und einer Portion gesundem Eiweiß, zum Beispiel Huhn, Lachs oder Tofu, mit Kernen und Nüssen bestreut und mit etwas nativem Olivenöl extra und Balsamessig beträufelt.
- Sandwich mit Truthahn oder gegrilltem Huhn auf Vollkornbrot oder Sauerteig mit grünem Blattgemüse als Beilage.

Verzichten Sie auf Ihren täglichen Softdrink und auf zuckerreiche Energiegetränke. Trinken Sie stattdessen Wasser, ungesüßten Tee oder Kombucha-Tee. Wenn Sie ein wenig Süßes als Nachtisch mögen, essen Sie eine Portion Obst oder zwei Stückchen dunkle Schokolade.

Mein Abendessen

Meiden Sie wieder Fast Food und bemühen Sie sich um lebhafte Gespräche mit Freunden oder Angehörigen am Tisch. Probieren Sie diese Gerichte:

- Truthahn-Chili mit einem gemüsereichen Salat.
- Gegrillter Fisch oder gegrilltes Huhn mit Gewürzen Ihrer Wahl (wie Sie wissen, bevorzuge ich Kurkuma) und Beilagen aus geröstetem Gemüse und wildem Reis.
- Ein einfaches Nudelgericht mit selbst gemachtem Pesto und Salatbeilage.

Bleiben Sie beim Wasser als Getränk. Wenn Sie mögen, dürfen Sie zusätzlich ein Glas Wein trinken, am besten Rotwein. Lassen Sie, wenn möglich, den Nachtisch weg.

Bonus: Wenn Ihr Arzt Ihnen grünes Licht für das Intervallfasten gibt, können Sie ein- oder zweimal in der Woche eine nicht so strenge Version anwenden: Essen Sie nach 19 oder 20 Uhr nichts mehr und frühstücken Sie erst um 9 oder 10 Uhr am nächsten Morgen. Das ist ein zwölfstündiges Fasten, das Sie hauptsächlich mit Schlafen verbringen. Eine rigorosere Version dauert 16 Stunden. Dafür lassen Sie auch das Frühstück weg. Achten Sie wieder darauf, dass Ihre Gesundheit das Fasten erlaubt. Wenn Sie Diabetiker sind, sollten Sie vorher Ihren Arzt konsultieren.

Knüpfen Sie Kontakte

In Kapitel 8 erfahren Sie, wie Sie geselliger leben können. Wenn Sie bereits ein gesellschaftlich aktiver Mensch sind, umso besser. Bleiben Sie dabei. Falls Sie sich einsam fühlen, rufen Sie jemanden an, mit dem Sie seit längerer Zeit nicht mehr gesprochen haben, und laden Sie eine Freundin oder einen Freund zu sich zum Abendessen ein.

3. und 4. Woche

Verbessern Sie Ihre neue Routine, indem Sie mindestens zwei der folgenden Optionen auswählen:

- ☐ Machen Sie an den meisten Tagen der Woche nach dem Mittagessen einen flotten Spaziergang.
- ☐ Laden Sie Nachbarn, Freunde oder Familie zum gemeinsamen Abendessen ein.

- ☐ Essen Sie jede Woche mindestens zwei Mahlzeiten mit Kaltwasserfisch, zum Beispiel Lachs oder Forelle.
- ☐ Laden Sie eine Meditations-App herunter, wenn Sie es noch nicht getan haben, und nutzen Sie sie jeden Tag.
- ☐ Wenn Sie immer noch Softdrinks (light oder normal) trinken, sollten Sie versuchen, darauf zu verzichten und nur noch Wasser zu trinken. Sie dürfen auch kohlensäurehaltiges aromatisiertes Wasser trinken, sofern es keinen Zucker und keine künstlichen Süßstoffe enthält. Morgens sind Kaffee und Tee eine gute Wahl.

5. und 6. Woche

Verbessern Sie Ihre neue Routine, indem Sie mindestens zwei der folgenden Optionen auswählen:

- ☐ Beginnen Sie jetzt, ein Dankbarkeitstagebuch zu führen, wenn Sie es noch nicht getan haben. Nehmen Sie sich dafür jeden Morgen fünf Minuten Zeit, und stellen Sie eine Liste mit mindestens fünf Menschen oder Situationen zusammen, denen Sie dankbar sind. Tun Sie das draußen in der frischen Luft und im Sonnenlicht, wenn das Wetter es erlaubt. Sie dürfen Eintragungen aus früheren Listen übernehmen. Überlegen Sie, was am Tag zuvor geschehen ist und was Sie Ihrer Liste hinzufügen können. Vielleicht sind Sie dankbar dafür, dass Sie Ihre Tagesziele erreicht haben.
- ☐ Verlängern Sie Ihr Training um weitere 15 Minuten.
- ☐ Probieren Sie einen Yoga- oder Pilates-Kurs aus oder gehen Sie mit einer Freundin oder einem Freund wandern.
- ☐ Meiden Sie alle industriell verarbeiteten Nahrungsmittel.

- ☐ Ergänzen Sie Ihre Schlafroutine um eine entspannende Tätigkeit. Nehmen Sie zum Beispiel ein warmes Bad mit einem Badezusatz oder machen Sie eine Achtsamkeitsübung, bei der Sie sich einfach an einen bequemen, ruhigen Platz setzen und Ihre Gedanken und Gefühle registrieren. Das ist alles! Nicht urteilen, keine Probleme lösen, keine Listen anfertigen. Sie sitzen einfach eine Weile still da und konzentrieren sich auf die Atmung.

7. und 8. Woche

Verbessern Sie Ihre neue Routine, indem Sie alle folgenden Ideen übernehmen:

- ☐ Arbeiten Sie ehrenamtlich in Ihrer Gemeinde oder in der Schule Ihrer Kinder oder Enkel. Nehmen Sie sich dafür Zeit, es lohnt sich.
- ☐ Gehen Sie auf einen Bauernmarkt und kaufen Sie frische Nahrungsmittel.
- ☐ Vereinbaren Sie eine Kontrolluntersuchung bei Ihrem Arzt, falls Sie innerhalb eines Jahres noch keine hatten. Sprechen Sie auch über die Medikamente, die Sie zurzeit einnehmen, und freimütig über Ihre Risikofaktoren für einen kognitiven Abbau.
- ☐ Schreiben Sie von Hand einen Brief an ein jüngeres Familienmitglied, und beschreiben Sie darin etwas, was Sie in Ihrem Leben gelernt haben und nun als wichtige Lektion weitergeben wollen.
- ☐ Lesen Sie ein Buch mit einem Thema, das Sie interessiert, mit dem Sie sich aber kaum beschäftigt haben. Wenn Ihnen beispielsweise das Schauspiel Gaslicht gefallen hat, lesen Sie

die Biografie des Autors Patrick Hamilton von Ron Chernow, auch wenn Sie sonst meist Krimis lesen.

9. und 10. Woche

An diesem Punkt möchte ich Sie ermuntern, sich folgende Fragen zu stellen und Ihr Programm anzupassen, wenn die Antworten es nahelegen:

- ☐ Treibe ich mindestens an fünf Tagen in der Woche mindestens 30 Minuten Sport, einschließlich Krafttraining oder Muskelübungen gegen Widerstand an mindestens zwei Tagen in der Woche?
- ☐ Lerne ich etwas grundlegend Neues, was meinen Geist herausfordert und die Entwicklung verschiedener Fähigkeiten verlangt?
- ☐ Schlafe ich regelmäßig und erholsam und kann ich jetzt besser mit Stress umgehen?
- ☐ Ernähre ich mich gesünder (siehe Kapitel 7)?
- ☐ Habe ich regelmäßig mit Freunden und Angehörigen Kontakt?

Wenn Sie auf diese Fragen nicht mit *Ja* antworten können, lesen Sie noch einmal das betreffende Kapitel durch und überlegen Sie, wie Sie die notwendigen Änderungen an Ihrer Lebensweise vornehmen können. Wenn sich dann immer noch keine positiven Ergebnisse einstellen, ist es vielleicht Zeit, fachkundige Hilfe zu suchen. Wenn Sie beispielsweise immer noch schlecht schlafen, fragen Sie Ihren Arzt, ob eine Untersuchung im Schlaflabor sinnvoll wäre und prüfen, ob Medikamente, die Sie einnehmen, den Schlaf stören. Wenn chronischer Stress ein Problem ist oder wenn Sie glauben, depressiv zu sein, sollten Sie einen qualifizierten Psychiater oder Therapeuten oder beide konsultieren.

Ihre Umgebung beeinflusst Ihre Gewohnheiten mehr als alles andere, einschließlich der Gene. Achten Sie also besonders darauf. Im Jahr 2019 wurden zwei vielversprechende klinische Arzneimitteltests, die sich in Phase 3 befanden, abrupt abgebrochen, weil sie bei den Patienten nicht besser wirkten als ein Placebo. Ein Alzheimer-Medikament sollte schädliche Amyloid-Plaques beseitigen. Das war eine Enttäuschung, die einmal mehr unterstrich, wie komplex die Krankheit ist. Vielleicht gibt es kein Wundermedikament, das uns rettet. Viele Gehirne werden jedoch vor der Krankheit gerettet werden, wenn wir uns auf die Vorbeugung konzentrieren und auf Faktoren, die wir innerhalb unserer Umgebung in den Griff bekommen können. Schauen Sie sich um, vor allem dort, wo Sie am meisten Zeit verbringen. Fördert Ihr Umfeld ein gesundes Leben?

11. Woche

Denken Sie in dieser Woche darüber nach, wie Ihre Angehörigen mit der Diagnose »Demenz«, einschließlich Alzheimer, umgehen sollen. Das ist ein heikles Thema, mit dem sich nicht alle Menschen befassen möchten. Aber es ist wichtig, solche Gespräche rechtzeitig zu führen, damit wir vorbereitet sind. Maria Shriver erinnerte mich daran, dass Krankheiten wie Alzheimer eine emotionale, finanzielle und körperliche Reise sind. Sprechen Sie mit Ihren Kindern. Schreiben Sie Ihre Wünsche auf, und erklären Sie so genau wie möglich, was sie tun sollen, wenn etwas Unerwartetes geschieht. Weitere Tipps dazu gebe ich Ihnen in Teil 3, damit Sie wissen, welche Möglichkeiten Sie im Ernstfall haben.

12. Woche

Herzlichen Glückwunsch. Sie befinden sich in der letzten Woche. Halten Sie in Form einer Liste fest, was Sie in den vergangenen paar Wochen anders gemacht haben, und fragen Sie sich: *Was hat geholfen? Was hat nicht geholfen? Wo kann ich besser werden?* Nutzen Sie diese Woche dann, um vorauszuplanen. Machen Sie einen flotten Spaziergang mit einer Freundin oder einem Freund, und besprechen Sie, was Ihnen Sorgen bereitet.

Legen Sie fest, was nicht verhandelbar ist und was Sie regelmäßig tun wollen. Zum Beispiel: jeden Tag Sport treiben, jeden Abend zur gleichen Zeit zu Bett gehen und gesund essen. Sie können Apps verwenden, die die Zahl Ihrer Schritte am Tag zählen und Ihnen zeigen, wie gut Sie schlafen. Diese Hilfsmittel eignen sich nicht für jeden, aber vielleicht finden Sie ein paar Programme, die Ihnen helfen, so zu leben, dass Ihr Gehirn gesund bleibt. Bleiben Sie flexibel, aber konsequent. Verurteilen Sie sich nicht, wenn Sie zwischendurch vom Programm abweichen; kehren Sie einfach auf den rechten Weg zurück. Suchen Sie sich Ziele, die Sie stark motivieren können, und schreiben Sie sie auf. Es kann Gehen, Laufen oder ein Ökoausflug mit der Familie sein. Menschen, die sich vornehmen, mehr auf ihre Gesundheit zu achten, haben oft bestimmte Gründe dafür, zum Beispiel: »Ich will produktiver sein und mehr Energie haben.« Oder: »Ich will nicht so sterben, wie meine Mutter starb.« Denken Sie immer an das große Bild; das hilft Ihnen, Ihre gesunde Lebensweise beizubehalten oder auf die Erfolgsspur zurückzukehren, wenn Sie mal etwas gemogelt haben. Es ist zwar ein Klischee, aber es stimmt: Fortschritt ist besser als Perfektion.

Teil 3

Die Diagnose

Was Sie tun müssen und wie Sie Erfolg haben

Laut einer Umfrage des Marist Institute for Public Opinion löst die Diagnose »Alzheimer« mehr Furcht aus als jede andere lebensbedrohliche Krankheit einschließlich Krebs und Schlaganfall. Jeder von uns kennt jemanden, der mit einer Demenz lebt, sei es ein Angehöriger, ein Freund oder wir selbst, und die Diagnose ist wahrscheinlich die schlimmste, die der Betroffene je erhalten hat. Wer von dieser Diagnose erfährt, lernt auch bald die schreckliche Statistik rund um Alzheimer kennen: Es gibt kein Heilmittel und seit 15 Jahren wurden in den USA keine neuen Medikamente für die Behandlung von Alzheimer-Symptomen zugelassen. 99,6 Prozent der Arzneimittelstudien scheitern und mehr als 400 Sackgassen haben Milliarden von Dollar gekostet. (Die FDA prüft ständig experimentelle Medikamente, und wenn Sie diese Zeilen lesen, könnte eines von ihnen bereits zugelassen sein.)

Wir kennen die Alzheimer-Krankheit seit über einem Jahrhundert und können sie nicht leicht behandeln, geschweige denn heilen. Es ist eine schwierige, komplexe Krankheit, die immer noch tödlich ist. Demenz fordert zudem einen verheerenden emotionalen, finanziellen und körperlichen Zoll von den Familien der Alzheimer-Kranken. Im Jahr 2016 leisteten in den USA fast 16 Millionen Angehörige und Freunde mehr als 18 Milliarden unbezahlte Arbeitsstunden für Menschen mit Alzheimer und anderen Arten von Demenz.

Das alles sind zweifellos schlechte Nachrichten, aber während ich dieses Buch schrieb, erinnerten mich viele Menschen an die Zeichen der Hoffnung, die nach und nach sichtbar werden. Denken Sie daran, dass jede Art Krebs vor 40 Jahren unheilbar war; aber heute überleben die Patienten. Im Jahr 1981 tauchte das HIV auf und selbst diesen Erreger können wir heute überleben. Manche würden sagen, AIDS ist beinahe heilbar. Wissenschaftler glauben fest daran, dass wir in naher Zukunft nicht nur neue Therapien bei Demenz sehen werden, sondern auch neue diagnostische Verfahren, mit denen wir Probleme früh aufspüren und viel früher und mit größerem Erfolg behandeln können. Sie rechnen mit einer Zeitenwende, die sowohl die Länge als auch die Qualität der Demenzkranken verbessern wird. Demenz muss nicht das Ende der Kommunikation sein. Die alte Redensart »Nach der Diagnose Ende der Chose« muss neu formuliert werden. Das Leben endet für Demenzkranke nicht. Ganz im Gegenteil: Viele Menschen finden nach der Diagnose einen neuen Sinn im Leben und neue Lebenslust, wenn auch die meisten zuerst eine Trauerphase durchmachen müssen, bevor sie ihre Diagnose akzeptieren und ihre Zukunft planen können. Jeder Mensch geht auf seine eigene Reise, aber jeder kann sie so gestalten, dass sie auf seine einzigartigen Bedürfnisse und Fähigkeiten zugeschnitten ist.

In diesem letzten Teil des Buchs wende ich mich der Diagnose und Therapie der Gehirnkrankheiten zu, vor allem den Demenzerkrankungen. Außerdem erkläre ich, wie wir das, was wir schon wissen, optimal nutzen können, um mit diesen schwierigen Diagnosen umzugehen und weiter ein erfülltes Leben zu führen. Demenz muss kein Todesurteil sein und sich auch nicht so anfühlen, weder für den Patienten noch für den Betreuer. Ich hoffe, Sie bleiben hoffnungsvoll. Schon in zehn Jahren werden die ersten Millennials 50 Jahre alt, die Angehörigen der Generation X werden nach und nach 65 und die ersten Babyboomer werden 84. Das ist das Alter, in dem Demenz am häufigsten vorkommt. Es ist Zeit, dieser Krankheit ein Ende zu machen.

Kapitel 10

Das erkrankte Gehirn: Diagnose und Behandlung

Als ich in die Welt des Journalismus eintrat, wollte ich über Gesundheitspolitik und die Entwicklung des Gesundheitssystems berichten. Genau das hatte ich im Weißen Haus getan und es war zu Beginn meiner Laufbahn der Schwerpunkt meiner Arbeit. Doch so sehr ich mein Leben auch plante, die entscheidenden Momente kamen plötzlich und völlig unerwartet. Im August 2001 begann ich bei CNN und drei Wochen später wurde der Anschlag auf das World Trade Center verübt. Und schon war ich der erste Arzt bei einem internationalen Nachrichtensender während der folgenden Krisenzeit. Kurze Zeit später schrieb ich über den Konflikt in Afghanistan, die Anthrax-Attacken und den Irakkrieg. Es war ein berufliches und persönliches Schleudertrauma.

Da ich aus einer winzigen Stadt im ländlichen Milwaukee kam und keine Erfahrung mit Kriegszonen und Militär hatte, war es eine Herausforderung, ganz in eine fremde Welt einzutauchen, wo so viel auf dem Spiel stand und die persönliche Sicherheit eine reale Sorge war. Ich war sofort beeindruckt von den Sanitätern, Krankenschwestern und Ärzten, die so oft herbeieilten, um anderen Menschen das Leben zu retten, obwohl sie sich dabei selbst in Gefahr brachten. Ich werde den Tag nie vergessen, an dem ich zum ersten Mal Menschen traf, die völlig und aufrichtig selbstlos waren. Die

Verletzten, die sie retteten, waren meist Fremde und manchmal gefangene Feinde. Dennoch sagten sie sich: *Heute bin ich bereit, mein Leben zu riskieren, um jemanden zu retten, den ich nicht einmal kenne.* Bis heute war das der menschlichste Bericht, den ich je geschrieben habe. Damals gab ich mir das Versprechen, immer die Geschichten der Ersthelfer zu erzählen, und im Laufe der letzten zwei Jahrzehnte war das der Grund dafür, dass ich über fast jeden Krieg, jede Naturkatastrophe und jede Epidemie auf der Welt berichtet habe. Sogar Mitten in der Verwüstung und Dunkelheit wollte ich die Geschichten der hellen Lichter erzählen, die uns an unsere Menschlichkeit erinnern.

Das Schreiben dieses Buchs über Gesundheit des Gehirns unterschied sich nicht vom Schreiben über meine Erlebnisse auf dem Schlachtfeld oder in Gebieten, die von Katastrophen heimgesucht wurden. Was Demenz anbelangt, befinden wir uns im Krieg. Manche Leute schrecken vor Metaphern zurück, die an eine Schlacht denken lassen. Aber ich habe selbst erlebt, dass die Krankheit in den Familien ebenso viel Zerstörung und Finsternis heraufbeschwört wie jedes andere Unglück. Alle neurodegenerativen Krankheiten lassen Verwundete zurück. Nicht nur der einzelne Patient leidet, sondern alle Menschen in seinem Umfeld – von den Angehörigen und Freunden bis zum medizinischen Personal. Es ist eine emotionale und körperliche Belastung. Und alles kostet eine Menge Zeit und Geld. Hinzu kommt die Frustration angesichts der Tatsache, dass die Wissenschaft kaum Fortschritte macht und keine Therapie findet, die wirklich an der Ursache der Krankheit ansetzt. Die Opfer schmoren in der Vorhölle einer Krankheit, die Jahre oder gar Jahrzehnte dauern kann, ohne Hoffnung auf Heilung. Gespräche schwanken immer zwischen Hoffnung und Ehrlichkeit hin und her. Doch wie ich später zeigen werde, ändert sich die Behandlung der Demenz allmählich. Gespräche müssen nicht mehr nur in Verzweiflung enden. Stattdessen können wir über bessere Versorgung, frühzeitige Diagnosen und frühes Eingreifen sprechen und den Patienten und ihren Betreuern zeigen, dass man mit der Krankheit gut leben kann, bis das bisher noch unbekannte Heilmittel gefunden ist.

Vor Kurzem hatte ich Gelegenheit, mit Bill Gates über die Alzheimer-Forschung zu sprechen. Er erzählte mir, dass er die Bemühungen, eine Therapie zu finden, finanziell unterstütze. Wie ich erfuhr, ist Gedächtnisverlust eine seiner größten Ängste – wie bei den meisten Menschen. Zu den Themen, die wir am ausführlichsten besprachen, gehörten der Weg, den die Gehirnforschung eingeschlagen hat, und Möglichkeiten, ihn zu verbessern. Besonders im Hinblick auf die Alzheimer-Demenz haben Forscher viel Energie eingesetzt, um ein Heilmittel zu finden. Das ist verständlich, aber dafür haben wir einfachere Ziele etwas vernachlässigt, zum Beispiel die Früherkennung und Bewältigungsstrategien, die ebenfalls wichtig sind. Denken Sie daran, dass die Amyloid-Ablagerung im Gehirn schon Jahrzehnte vor dem Auftreten von Symptomen beginnt. Das bedeutet leider auch, dass die Krankheit schon ziemlich fortgeschritten und viel schwerer zu behandeln ist, wenn sich dann erste deutliche Symptome entwickeln. Aber es bietet auch die Chance, zu verhindern, dass die Krankheit zu deutlichen Symptomen führt, selbst wenn sie noch nicht wirklich heilbar ist. Dann läge eine »asymptomatische Alzheimer-Krankheit« vor. Ich bin fasziniert von dieser Möglichkeit. In der Welt der Neurochirurgie erinnern wir uns immer wieder selbst an unser Ziel: Es geht nicht darum, dass der Gehirn-Scan eines Patienten besser aussieht, sondern darum, dass es dem Patienten besser geht. Selbst wenn ein Mensch zwar Amyloid-Plaques im Gehirn, aber weder Gedächtnisstörungen noch andere Symptome hätte, wäre das ein sehr erwünschter Erfolg. Wir wissen, dass bei vielen Menschen trotz Amyloid und Tau im Gehirn nie Demenzsymptome auftreten. Wissenschaftler beginnen erst, zu erforschen, warum das so ist; aber der nachgewiesene Nutzen einer gesunden Lebensweise – sie verzögert das Auftreten von Symptomen oder lindert sie – spricht dafür, dass jeder Einzelne *sofort* damit beginnen sollte, sein Demenzrisiko zu senken. Zunächst schlage ich vor, dass die Gehirnforschung sich vor allem um die Patienten kümmert, selbst wenn das nicht zu einer sensationellen neuen Therapie führt. Ja, die Patienten wollen eine wirksame Therapie oder gar ein Heimmittel haben, aber wir sollten auch allmähliche Fortschritte in der Hirnforschung anstreben und feiern.

Beim Schreiben dieses Buchs wurde mir klar, wie sehr die wissenschaftliche Forschung unter Gruppendenken leiden kann. Sobald ein anerkannter Wissenschaftler eine Theorie vorgelegt und Fördergelder bekommen hat, um die Theorie zu beweisen, beginnen viele andere Labors, ihm nachzueifern. Die meisten dieser Studien konzentrieren sich dann auf den gleichen Mechanismus, also etwa auf das Amyloid im Gehirn, wenn es um Alzheimer geht. (Das war auch bei den HIV-Studien zu beobachten: Zeitweise versuchten Forscher in fast einem Dutzend der größten und teuersten klinischen Studien, das Gleiche zu beweisen, und scheiterten.) Jetzt unterstützen aber die AARP und Bill Gates den Dementia Discovery Fund, den größten der Welt, der sich allein damit beschäftigt, revolutionäre Therapien für Demenz zu entdecken und zu entwickeln, und daher bekommen auch ungewöhnliche Ansätze eine faire Chance, zum Beispiel die Idee, dass Gliazellen möglicherweise das Immunsystem aktivieren oder dass die Energieproduktion und Lebensdauer der Neuronen – oder etwas völlig anderes – zur Krankheit beitragen. Die AARP stellte 60 Millionen Dollar zur Verfügung und inspirierte das Unternehmen United Health und Quest Diagnostics, sich ebenfalls zu beteiligen. Am wichtigsten ist wohl eine Forschungsplattform, die einen Datenaustausch ermöglicht –

andernfalls folgen womöglich alle den gleichen oder den falschen Theorien – und eine Art Sicherheitsnetz bereitstellt, das es Forschern erlaubt, größere Risiken einzugehen. An diesem speziellen Problem arbeiten derzeit verschiedene Personen und Institutionen, darunter auch Bill Gates und die AARP.

Als Neurochirurg und Journalist verbringe ich oft Zeit mit den Menschen hinter all den Zahlen. Es ist wichtig, das zu tun und wirklich zu verstehen, wie das Leben der Alzheimer-Patienten sich anfühlt. Manchmal erlebe ich eine Überraschung, aber jede Erfahrung beeinflusst immer die Ansichten und Gedanken darüber, wie diese Krankheit am besten zu behandeln sein könnte. Das habe ich vor allem Sandy Halperin zu verdanken.

Es gibt Hoffnung

»Unsere Gedanken und unser Gehirn sind letztlich alles, was wir sind«, sagte mir Sandy. Es war Frühling 2013 und er lebte mit seiner Frau Gail selbstständig in einer Rentnersiedlung in Florida. Das überraschte mich, weil man bei ihm im Jahr 2010, als er 60 Jahre alt war, eine Alzheimer-Krankheit mit frühem Beginn (präsenil) diagnostiziert hatte. Er konnte nicht wissen, dass sein Gehirn wahrscheinlich schon langsam dement zu werden begann, als er erst 35 Jahre alt war. Das ist wichtig, weil die Krankheit bereits fortgeschritten war, als die Diagnose gestellt wurde. Er hatte immer öfter Wörter vergessen oder nicht mehr gewusst, was er gerade hatte tun wollen. Sandy räumt ein, dass seine Symptome ein paar Jahre vor der Diagnose unauffällig begonnen hatten, aber er habe das nicht zugeben wollen und seine Familie habe die Anzeichen nicht erkannt.

Es ist nicht ungewöhnlich, dass Symptome ignoriert und Arztbesuche hinausgeschoben werden. Aus Daten der CDC (Centers for Disease Control and Prevention in den USA) geht hervor, dass fast 13 Prozent der Amerikaner nach eigener Aussage von zunehmender Verwirrung und Gedächtnisschwäche im 6. Lebensjahrzehnt berichteten. Die meisten – 81 Prozent – hatten wegen ihrer kognitiven Störungen jedoch keinen Arzt aufgesucht[1]. Die meisten Menschen halten Gedächtnisaussetzer für banal, aber es lohnt sich, das Problem mit dem Arzt zu besprechen. Wenn sie der Beginn einer Alzheimer-Krankheit sind, tickt die Uhr bereits seit Jahren. Verlieren Sie also nicht noch mehr kostbare Zeit, die Sie nutzen könnten, um das Fortschreiten der Krankheit zu hemmen und manche Symptome zu lindern, manchmal zusammen mit Medikamenten.

»Schmerzen sind keine da«, berichtete Sandy 2016. Ich hatte ihn danach gefragt, weil neuere Studien zeigen, dass Entzündungen im Gehirn zu den Hauptfeinden gehören, wenn die Demenz sich langsam bemerkbar macht. Sandy musste sich anstrengen, um die richtigen Worte zu finden. Es fühle sich an, als hätte jemand Baumwolle in seinen Kopf gestopft, sagte er. Er begann, dieses Gefühl eloquent und mit der Präzision eines Assistenzprofessors der Zahnmedizin zu beschreiben, der er einst in Harvard gewesen war. Dann hielt er inne, weil er völlig vergessen hatte, worüber wir sprachen. Er schaute mich ausdruckslos an. »In Ihrem Kopf«, ermunterte ich ihn behutsam. »Richtig«, sagte er und war wieder bei klarem Verstand, wenn auch nur ein paar Minuten lang.

Sandy hat sein Leben und sein Gehirn der Wissenschaft gewidmet. Er will Teil der transformativen Fortschritte sein, die wir derzeit rund um die Alzheimer-Krankheit beobachten, selbst wenn er von ihnen nicht mehr profitieren kann. Wir verstehen Demenz heute besser und können sie wirksamer behandeln. Sandy war nicht bereit, sich wegen seiner Diagnose an den Rand drängen zu lassen oder in einem Pflegeheim dahinzusiechen. Deshalb trat er aktiv dafür ein, die Forschung stärker zu unterstützen und Schamgefühle abzulegen. Außerdem ermutigte er Betroffene, ebenso aktiv und gesellig zu bleiben wie er. Solange er konnte, unterhielt er ein LinkedIn-Netzwerk für Patienten, Patientenschützer und Ärzte, bis ihn seine Gesundheit schließlich zwang, den Stab abzugeben. Sandys Geschichte hat vielleicht kein gutes Ende, aber er hinterlässt ein großes Erbe.

Als Sandy im Gesundheitsministerium des Staates Florida arbeitete, fiel ihm eine Gedächtnisstörung auf. Er verlor seine Schlüssel und vergaß Namen. Aber das war nicht alles. Er hatte die Aufgabe, Rechtsanwälte zu beraten, die mit Zahnbehandlungen befasst waren, Beschwerden von Patienten zu prüfen, die im Ministerium eingingen, und schriftliche oder mündliche Stellungnahmen abzugeben. Diese Arbeit verlangte Aufmerksamkeit für Details. Eines Tages war seine Erinnerung an einen Fall, den er frisch im Gedächtnis haben sollte, einfach verschwunden. Als das Problem immer häufiger auftrat, kämpfte Sandy dagegen an. Wenn ein Anwalt in sein Büro kam, um über einen Fall zu diskutieren, entschuldigte er sich für eine Weile und versuchte, sein Gedächtnis aufzufrischen. Aber dieser verzweifelte Kampf sollte nicht lange dauern. Sandy konnte seine Symptome nicht mehr verbergen[2].

Als ich dieses Buch schrieb, befand Sandy sich im ernsteren Stadium der Krankheit und versuchte, die Demenzsymptome so gut es ging zu bewältigen und mit seinen durch andere Krankheiten bedingten chronischen Schmerzen umzugehen. Seine Familie unterstützt ihn dabei: die Frau, mit der er seit über 40 Jahren verheiratet ist, seine beiden erwachsenen Töchter und seine Enkelinnen (in den USA sind 60 Prozent der pflegenden Angehörigen Frauen). Einer der eindringlichen Ratschläge, die er hinterlassen möchte, lautet: »Wir alle sind endlich ... Ich sterbe vielleicht früher, aber jetzt muss ich mein Leben bewältigen. Ich möchte den Leuten sagen, dass alle, bei denen Demenz diagnostiziert wird, trotzdem ein gutes Leben haben können. Alle sollen wissen, dass sie immer noch eine Lebensqualität genießen können.«

Das ging mir nicht mehr aus dem Sinn. Zu viele Menschen geben nach einer Diagnose auf. Aber es ist überraschend, wie viel Einfluss Hoffnung und Optimismus auf einen Krankheitsverlauf oder eine Prognose haben können. In all meinen Jahren als Arzt und Journalist ist mir aufgefallen, dass Menschen besser – und länger – leben, wenn sie Hoffnung haben. Sie lassen sich nicht unterkriegen und kümmern sich oft auch um andere. Genau das tat Sandy Halperin.

Vorbeugen ist besser als heilen

Der Schlüssel zur Demenztherapie ist die Vorbeugung, und zufällig sind die Maßnahmen, die Sie treffen können, um Ihr Demenzrisiko zu verringern, auch diejenigen, die Ihre Lebensqualität verbessern, wenn Sie mit der Krankheit leben. Das ist einer der wichtigsten Hinweise, die Richard Isaacson uns gibt: Alzheimer beginnt im Gehirn 20 bis 30 Jahre vor dem Auftreten von Symptomen. Ich erwähne das immer wieder, weil es enorm wichtig ist (und weil es uns zwingt, an unsere Kinder zu denken). Wir haben die Chance, die Alzheimer-Krankheit zu verzögern oder sogar zu verhindern. Vergessen Sie das nicht. Jeder Experte, mit dem ich bei meinen Recherchen gesprochen habe, erwähnte den zeitlichen Abstand zwischen den Veränderungen im Gehirn und dem Auftreten der Symptome. Dieser präklinischen Phase widmen Isaacson und viele andere einen Großteil ihrer Aufmerksamkeit.

Wie bereits erwähnt, legte Isaacson 2019 auf der internationalen Jahreskonferenz der Alzheimer's Association International einen

Bericht vor, in dem er als einer der Ersten nachwies, dass die drastische Änderung der Lebensweise, die er empfiehlt, schon innerhalb von 18 Monaten eine Besserung bewirkt. Seine Programme sind individuell angepasst und basieren auf medizinischen Untersuchungen und Befunden; doch alle enthalten ähnliche Strategien, die auf verschiedene modifizierbare Lebensbereiche einwirken. Dazu gehören Ernährung, Sport, Schlaf, Supplemente und notwendige Medikamente, intellektuelle Anregung und Stressabbau – alles, was ich in Teil 2 beschrieben habe. Bei einigen Menschen, die zu Beginn seines Programms keine Anzeichen für Gehirnerkrankungen aufwiesen, zeigt sich das Gehirn am Ende des Programms in manchen Messergebnissen um bis zu drei Jahre jünger. Das Wichtigste ist, dass er messbare Besserungen bei Patienten mit Gedächtnisschwäche, die bereits die Diagnose »Alzheimer« erhalten haben, nachweisen kann. Er geht davon aus, dass er ihnen hilft, die Uhr zurückzudrehen. Und die Patienten, deren Gehirn zwar bereits die Erkrankung aufweist, die aber noch keine Symptome aufweisen, können ihre Krankheit möglicherweise um Jahre hinausschieben. Und wenn man die Entwicklung der Krankheit auch nicht ganz verhindern kann, ist man zumindest imstande, sie so lange wie möglich aufzuhalten. Wie ich in Kapitel 7 erwähnt habe, gab Isaacson den 176 Patienten, die an seiner Studie teilnahmen (sie waren 25 bis 86 Jahre alt), durchschnittlich 21 individuelle Empfehlungen. Einige Ratschläge waren ganz einfach: Essen Sie bestimmte Fischarten, mehr Beeren zu Ihren Mahlzeiten und treiben Sie Sport. Das sind die »Medikamente«, mit denen die Natur die Krankheit besiegt. Und die Tatsache, dass Patienten, die bereits Anzeichen für eine leichte kognitive Störung aufweisen, eine Besserung erreichen, wenn sie nur 60 Prozent des Programms befolgen, spricht Bände.

Alle Teilnehmer waren familiär vorbelastet, hatten aber zu Beginn der Studie keine oder nur minimale kognitive Probleme.

Isaacson bezeichnet sein Programm als »ABC der Alzheimer-Prävention«: A steht für anthropometrische Daten wie Körperfett und Muskelmasse, B steht für Blutbiomarker wie Cholesterin und Entzündungen, Blutzucker und Gentests; C steht für kognitive Leistungstests, bei denen das Gedächtnis, die Verarbeitungsgeschwindigkeit, die Aufmerksamkeit und das Sprachvermögen gemessen werden. Auf der Basis dieser Untersuchungsergebnisse stellt er individuelle Programme zusammen. Er beurteilt dieses ABC alle sechs Monate neu und nimmt bei Bedarf Änderungen vor.

Für Isaacson und für mich in meiner Arbeit sind die Behandlungsergebnisse die wichtigsten wissenschaftlichen Kriterien. Er sagt: »Das Revolutionäre an meinem Ansatz ist, dass ich mir als Kliniker mit familiärer Vorbelastung die Zeit nehme, um zum Kern der Sache zu gelangen und einen Plan zu erstellen. Menschen, die zuerst ihre Organfunktionen (die »Physiologie«) in Ordnung bringen, sprechen viel eher auf typische Therapien an. Dafür braucht man kein Neurologe zu sein. Jeder Arzt ist dazu imstande.« Er hat recht. Niemand sollte eine hoch spezialisierte Klinik aufsuchen müssen, um das Wesentliche über die Prävention des kognitiven Abbaus zu lernen oder grundlegende Änderungen an seiner Lebensweise vorzunehmen, die den Ausbruch einer Krankheit verhindern oder wenigstens die bereits vorhandenen Symptome lindern. Viele Methoden, die Isaacson befürwortet und in seiner Klinik »verordnet«, lernen Sie auch in diesem Buch kennen.

Auch Dean Ornish ist ein Pionier. Seine randomisierten, kontrollierten Studien mit Kollegen der Universität San Francisco habe ich bereits erwähnt. Sie zeigen, dass eine Umstellung der Lebensweise den Verlauf der Alzheimer-Krankheit ändern kann. Er verwendet sogar die Worte »rückgängig machen«, wenn er über die Möglichkeit spricht, die Krankheit im Frühstadium im Keim zu ersticken. Sein Programm unterscheidet sich nicht allzu sehr von meinem 12-Wochen-Plan und schließt Folgendes ein: eine überwiegend pflanzliche Kost aus ganzen Nahrungsmitteln mit wenig Fett und wenig Zucker, moderatem Sport, Stressbewältigung, zum Beispiel durch Meditation, psychosoziale Unterstützung. Er nimmt auch die Hilfe anderer Wissenschaftler in Anspruch, um während seiner Studie ein Gesamtbild zu erhalten. Der bekannte Genetiker David Sinclair von Harvard misst die Veränderungen der Genexpression. Rob Knights Labor an der Universität San Diego untersucht Veränderungen des Mikrobioms. Elizabeth Blackburns Labor an der Universität San Francisco dokumentiert Veränderungen der Telomerlänge (Telomere sind Chromosomenabschnitte, die mit der Alterung zusammenhängen). Und Steve Horvath von der UCLA misst Veränderungen im Uhrwerk der DNA. Alle diese Daten helfen uns, eine komplexe Krankheit wie Alzheimer besser zu verstehen und neue Wege der Therapie und Prävention zu finden.

Soll ich mich auf »Alzheimer-Gene« testen lassen?

Wir kennen mehrere Gene, die das Alzheimer-Risiko vergrößern. Obwohl bei einem Viertel der Patienten eine starke familiäre Vorbelastung besteht, erbt nur ein Prozent oder weniger eine Genmutation, die eine präsenile Erkrankung verursacht. Bei diesen Menschen können Anzeichen für die Krankheit schon ab einem Alter von 30 Jahren auftreten. Viele von ihnen beteiligen sich an klinischen Studien, damit die Wissenschaft die Krankheit besser verstehen lernt. Eine andere Gengruppe kann das Risiko für die häufigere Spätform vergrößern; aber das ist kein unabwendbares Schicksal. Wer Träger dieser Gene ist, muss also nicht unbedingt erkranken. Eines der häufigsten Gene dieser Art ist das ApoE-Gen, von dem es drei Allele gibt: ApoE2, ApoE3 und ApoE4. Jeder Mensch besitzt zwei Kopien des Gens, und die Kombination, mit der Sie geboren werden, bestimmt Ihren ApoE-Genotyp: E2/E2, E2/E3, E2/E4, E3/E3, E3/E4 oder E4/E4. Das E2-Allel ist die seltenste ApoE-Form und schon eine Kopie scheint das Alzheimer-Risiko des Trägers um bis zu 40 Prozent zu senken[3]. ApoE3 ist das häufigste Allel und beeinflusst das Risiko anscheinend nicht. Das ApoE4-Allel, das bei etwa zehn bis 15 Prozent der Menschen vorkommt, erhöht das Alzheimer-Risiko, auch das der Frühform. Wenn Sie Träger einer E4-Kopie sind (E3/E4), kann Ihr Risiko zwei- bis dreifach erhöht sein; zwei Kopien (E4/E4) können das Risiko um den Faktor 12 erhöhen. Es gibt zwar einen Bluttest für ApoE4, aber dieser wird hauptsächlich in klinischen Studien benutzt, um Menschen mit höherem Risiko zu identifizieren.

Diese Genmutation zeigt jedoch nur ein größeres Risiko an; sie liefert keine genaue Aussage darüber, ob ein Mensch an Alzheimer erkrankt ist oder jemals erkranken wird. Wenn ich Experten frage, ob es sinnvoll ist, den eigenen ApoE-Genotyp zu kennen, erhalte ich unterschiedliche Antworten. Manche sagen, es sei am besten, sein Risiko zu kennen, damit man alles tun könne, um der Krankheit vorzubeugen. Andere meinen, dieses Wissen könne eine Last sein und es gebe keine gute genetische Beratung zur Unterstützung. Ein qualifizierter Berater kann Gentests interpretieren und Erkrankungsrisiken einschätzen. Ich persönlich möchte meinen genetischen Status kennen, empfehle aber jedem, der sich testen lässt, einen Arzt oder Berater zu konsultieren.

Noch einmal: Ihre Lebensweise beeinflusst das Schicksal Ihres Gehirns mehr als Ihre Gene.

Die drei Stadien der Alzheimer-Krankheit

Sandy Halperins Erfahrungen bestätigen einmal mehr, dass die Zeit von großer Bedeutung ist, wenn das Schicksal will, dass Sie an Demenz erkranken. Wie bei einer Krebsdiagnose wollen Sie bestimmt nicht warten, bis die Krankheit sich im Spätstadium befindet und es kaum noch möglich ist, ihren Verlauf zu verlangsamen. Die Alzheimer-Krankheit entwickelt sich meist langsam in drei allgemeinen Stadien: leicht (Frühstadium), moderat (mittleres Stadium) und schwer (Spätstadium). Manche zerlegen die Stadien in sieben Phasen von 1 (keine Störung) bis 7 (sehr schwerer Abbau), aber ich übernehme hier die Kategorien der Alzheimer's Association[4]. Jeder Kranke erlebt diese Stadien unterschiedlich. Wie früh ein Betroffener Symptome aufweist, wie schwer diese sind und wie schnell er sich durch die Stadien bewegt, muss nicht die Erfahrungen anderer widerspiegeln; deshalb lässt sich der Krankheitsverlauf nicht vorhersagen. Allein das kann beängstigend sein. Im Durchschnitt lebt ein Alzheimer-Kranker nach der Diagnose vier bis acht Jahre, aber manche leben aufgrund anderer Faktoren noch 20 Jahre. Leider wird die Diagnose oft erst spät gestellt, wenn überhaupt. Das gilt vor allem für Alleinstehende, deren kognitive Störungen, Verhaltensänderungen und Gedächtnisprobleme niemandem auffallen. Und denken Sie daran, dass Alzheimer nicht die einzige Demenzform ist. Wie bereits erwähnt, können andere Demenzformen ihre eigenen Symptome haben und manche Menschen erkranken an Mischformen. Aber diese anderen Krankheiten haben ähnliche Stadien.

Schauen wir uns einmal die Stadien, wie die Alzheimer's Association sie definiert, genauer an.

Frühstadium: leichte Alzheimer-Krankheit

Im Frühstadium kann ein Betroffener vielleicht noch selbstständig leben, er kann Auto fahren, arbeiten und sich normal unter Leuten bewegen. Aber er bemerkt vielleicht schon ungewöhnliche Gedächtnisaussetzer: Er vergisst vertraute Wörter oder findet alltägliche Gegenstände nicht. Auch Freunden, Kollegen, Angehörigen oder anderen fallen allmählich Schwierigkeiten auf. Dieser Zustand wird auch leichte oder milde kognitive Störung genannt, vor allem wenn die Ursache der Demenz unbekannt ist. Ärzte sind bisweilen in der Lage, Gedächtnis- oder Konzentrationsprobleme zu erkennen, indem sie bestimmte Fragen stellen. Zu den häufigen Problemen gehören:

- Schwierigkeiten, das richtige Wort zu finden.
- Probleme, sich die Namen von Leuten zu merken, die einem vorgestellt werden.
- Schwierigkeiten, im sozialen Umfeld oder bei der Arbeit Aufgaben oder Pflichten zu erfüllen.
- Die Unfähigkeit, sich an etwas soeben Gelesenes zu erinnern.
- Verlegen oder Verlieren eines wertvollen Gegenstandes oder Dokuments.
- Zunehmende Schwierigkeiten, etwas zu planen und zu organisieren.

Die zehn häufigsten frühen Alzheimer-Anzeichen

1. Gedächtnisstörungen: Was sich eben erst ereignet hat, wird vergessen.
2. Stimmungsschwankungen, Persönlichkeitsveränderungen (sie können sehr subtil sein; zum Beispiel: Ein von Natur aus willensstarker Mensch wird immer sturer).
3. Sozialer Rückzug
4. Verlegen wichtiger Gegenstände
5. Schwierigkeiten beim Erledigen vertrauter Aufgaben
6. Zeiten und Orte werden verwechselt.
7. Schlechtes Urteilsvermögen, falsche Entscheidungen
8. Kommunikationsprobleme
9. Veränderungen des Sehvermögens
10. Die Unfähigkeit, zu planen und Probleme zu lösen

Mittleres Stadium: moderate Alzheimer-Krankheit

Das mittlere Stadium ist meist das längste und kann viele Jahre dauern. Während die Krankheit fortschreitet und die Symptome deutlicher werden, brauchen die Betroffenen mehr Fürsorge. Vielleicht können sie sich noch an wichtige Einzelheiten ihres Lebens erinnern, aber es fällt ihnen schwerer, Aufgaben zu erfüllen, zum Beispiel Rechnungen zu bezahlen und im Haushalt zu arbeiten.

Ein außenstehender Beobachter bemerkt vielleicht, dass der Kranke Worte verwechselt, ohne Anlass frustriert oder wütend reagiert oder unerwartet handelt, sich zum Beispiel weigert, zu baden oder sich angemessen zu kleiden. Geschädigte Neuronen können es schwer machen, Gedanken auszudrücken und alltägliche Routineaufgaben zu erfüllen. An diesem Punkt werden unter anderem folgende Symptome für andere sichtbar:

- Ereignisse oder die eigene Lebensgeschichte werden vergessen.
- Launenhaftigkeit oder Zurückgezogenheit, vor allem in sozial oder mental schwierigen Situationen
- Die Unfähigkeit, sich an die eigene Anschrift oder Telefonnummer oder an das einst besuchte Gymnasium zu erinnern
- Betroffene wissen nicht, wo sie sind oder welcher Tag heute ist.
- Betroffene brauchen Hilfe beim Anziehen für den Tag oder für ein Ereignis.
- Schwierigkeiten, die Blase und den Darm zu kontrollieren
- Veränderung des Schlafmusters, zum Beispiel Schlafen am Tag und Unruhe in der Nacht
- Umherirren und Verirren
- Persönlichkeits- und Verhaltensänderungen, zum Beispiel Misstrauen und Wahnvorstellungen oder Zwangsverhalten und Wiederholungszwang; zum Beispiel: ständiges Händeringen, Bemerkungen oder Gesten werden wiederholt.

Spätstadium: schwere Alzheimer-Krankheit

Im letzten Stadium sind die Demenzsymptome schwer. Betroffene reagieren nicht mehr auf ihre Umgebung und können kein Gespräch mehr führen und Bewegungen nicht mehr steuern. Vielleicht sprechen sie noch Worte oder Sätze, aber im Allgemeinen wird die Kommunikation schwierig. Auch Schmerzen können nicht mehr mitgeteilt werden. Während das Gedächtnis und die kognitiven Fähigkeiten weiter verfallen, kommt es zu sehr auffälligen Persönlichkeitsveränderungen, und die Betroffenen brauchen umfangreiche Hilfen im Alltag. Folgende Symptome sind möglich:

- Betroffene brauchen rund um die Uhr Hilfe bei täglichen Verrichtungen und bei der Körperpflege.
- Sie vergessen, was eben erst geschehen ist, und sind sich ihrer Umgebung nicht bewusst.
- Sie verlieren fundamentale körperliche Fähigkeiten, zum Beispiel Gehen, Sitzen und schließlich auch Schlucken.
- Die Kommunikation wird immer schwieriger.
- Die Anfälligkeit für Infektionen, vor allem für Lungenentzündung, nimmt zu.

Erstaunlicherweise kann kein einzelner diagnostischer Test bestimmen, ob ein Mensch an Alzheimer erkrankt ist. Selbst wenn sich per Gehirn-Scan Beta-Amyloid-Plaques feststellen lassen, ist unklar, was normal ist und ob eine Amyloid-Ablagerung im Gehirn wirklich die Ursache der Symptome ist. Pathologen sind sich uneinig darüber, wie viel Plaque an welchen Stellen »notwendig« ist, um die Diagnose »Alzheimer« zu rechtfertigen. Die unabhängige amerikanische Expertengruppe Preventive Services Task Force, die sich unter anderem mit Prävention befasst, empfiehlt anders als einige Neurologen keine Vorsorgeuntersuchungen. Mediziner stellen die Diagnose »Demenz« meist erst dann, wenn die Symptome schon so schwer sind, dass diese die Aktivitäten des täglichen Lebens stören. Hinzu kommt, dass einige Ärzte, vor allem Hausärzte, diese Diagnose nicht gerne stellen und oft nicht wissen, wie sie die schlimme Nachricht überbringen sollen. Manche haften noch an der traditionellen Denkweise, wonach man nichts mehr tun kann, wenn jemand ein erhöhtes Alzheimer-Risiko hat oder die Krankheit bereits diagnostiziert wurde. Diese Ärzte können vom vierstufigen KAER-Prozess der amerikanischen gerontologischen Gesellschaft profitieren, der entwickelt wurde, um Ärzten beim Aufspüren einer kognitiven Störung und bei einer frühen Diagnose zu helfen, was die Lebensqualität ihrer Patienten erheblich verbessern kann.

Um eine Diagnose zu stellen, ist meist die Hilfe mehrerer Fachärzte – Neurologen, Psychologen, Geriater und geriatrischer Psychiater – erforderlich. Außerdem benötigt man verschiedene Methoden und Geräte. Zum üblichen Diagnoseprozess bei Alzheimer gehört oft die Bildgebung der Hirnstruktur mit Magnetresonanztomografie (MRT) oder Computertomografie (CT). Diese Bildgebung kann andere Ursachen von Symptomen enthüllen, zum Beispiel Tumoren, leichte oder schwere Schlaganfälle, ein schweres Schädelhirntrauma oder eine Flüssigkeitsansammlung im Gehirn. Ein dritter Scan-Typ, die Positronen-Emissions-Tomografie (PET), kann Muster der Gehirnaktivität und Amyloid-Ablagerungen zeigen. Doch auch diese Scans haben ihre Grenzen. Am besten verwendet man sie zusammen mit anderen klinischen Befunden. Mit den meisten dieser Tests lässt sich zwar eine Alzheimer-Krankheit nicht diagnostizieren, wohl aber kann der Arzt andere Krankheiten ausschließen, die ähnliche Symptome auslösen, aber anders behandelt werden müssen.

Demenzähnliche Krankheiten

Schauen wir uns nun einige Krankheiten genauer an, die Demenz »imitieren«. Viele von ihnen lassen sich erfolgreich behandeln.

Normaldruckhydrozephalus

Für mich als Neurochirurg war es eine erstaunliche Erfahrung, einen Patienten mit einem sogenannten Normaldruckhydrozephalus (NPH) zu sehen, der mit Erfolg behandelt wurde. Wie die meisten anderen Patienten hatte der Mann, den ich behandelte, die Diagnose »Alzheimer« erhalten und war zwei Jahre lang behandelt worden. Man holte eine zweite und eine dritte Meinung ein und stellte dann endlich einen NPH fest, eine allmähliche Ansammlung von Rückenmarksflüssigkeit im Gehirn, die zu Schwellung und Druck auf das Hirngewebe führt und es mit der Zeit schädigen kann. Mein Patient hatte die klassischen NPH-Symptome, unter anderem Gleichgewichts- und Gehstörungen, Harninkontinenz und Gedächtnisstörungen. Als ich ihn traf und seinen CT-Scan beurteilte, war ich ziemlich sicher, dass er von einer Ableitung der Flüssigkeitsansammlung profitieren würde. Zuerst machte ich eine Liquorpunktion (Rückenmarkspunktion) und legte einen Lumbaldrain (Liquordrain), um herauszufinden, ob die Ableitung einer größeren Flüssigkeitsmenge die Symptome lindern würde. Nach einigen Tagen wollte ich ihn von Fachärzten untersuchen lassen und feststellen, ob es ihm besser ging.

Zu meiner Überraschung setzte er sich schon am nächsten Tag alleine auf, als ich sein Zimmer betrat. Er war so begeistert von der Besserung, dass er fast seinen Lumbaldrain versehentlich herausgezogen hätte, als er mir vorführte, wie gut er gehen konnte. Er sagte, er fühle sich jetzt »staufrei«, nachdem die Flüssigkeit abgeleitet worden sei. Es war dramatisch und emotional für ihn und seine Familie. Sie hatten sich schon damit abgefunden, dass er mit Alzheimer leben musste.

Anschließend legte ich einen Shunt (einen Drainagekatheter, der dauerhaft Rückenmarksflüssigkeit aus den Ventrikeln im Gehirn in den Bereich der Bauchorgane ableitet) und sein Zustand besserte sich weiter. Es war eine der erfolgreichsten Operationen, die ich je vorgenommen hatte, denn es kommt nicht oft vor, dass eine ansonsten schwere und nicht therapierbare Erkrankung des Gehirns so schnell auf einen Eingriff anspricht. Man schätzt, dass fast eine Million Menschen in den USA an einem NPH leiden, dass aber weniger als 20 Prozent von ihnen die korrekte Diagnose bekommen. Nicht jedem Patienten geht es besser, wenn Rückenmarksflüssigkeit abgeleitet wird, und nur wenige erleben eine so drastische Wende wie dieser Patient. NPH ist dennoch eine der demenzähnlichen Störungen, die abgeklärt werden müssen.

Medikamente

Mehr als die Hälfte der Amerikaner nimmt mindestens ein rezeptpflichtiges Medikament ein und mehr als die Hälfte nimmt durchschnittlich vier[5]. Je älter wir werden, desto eher schlucken wir Arzneien für unterschiedliche Krankheiten. 20 Prozent der Amerikaner nehmen fünf oder mehr verschreibungspflichtige Medikamente, zum Beispiel Antidepressiva, Antibiotika, Statine, Opioide, Benzodiazepine (bei Angst und Schlafstörungen) und Blutdrucksenker. Wir denken oft nicht an die Nebenwirkungen eines Medikaments oder an seine Wechselwirkungen mit anderen Arzneien, und wir ziehen selten Wirkungen in Betracht, die eine Krankheit wie Alzheimer vortäuschen können. Wir nehmen einfach das Medikament, das uns verordnet wird. Viele häufig verwendete Medikamente können jedoch kognitive Symptome auslösen. Wenn wir altern, fällt es dem Körper schwerer, Medikamente abzubauen und auszuscheiden. Deshalb kann sich das Medikament im Blut anreichern und Gedächtnisaussetzer verursachen. Am häufigsten sind einige der

Mittel schuld, die ich eben genannt habe: narkotisierende Schmerzmittel (Opiate), Benzodiazepine, Muskelrelaxanzien, die nach einer Verletzung eingesetzt werden, und Kortikosteroide (Kortison).

Darum ist es wichtig, dass Sie Ihren Arzt über jedes Medikament informieren, das Sie einnehmen, auch über Nahrungsergänzungsmittel und frei verkäufliche Arzneien. Vielleicht glauben Sie, Ihr Arzt wisse bereits Bescheid (und vielleicht hat er Ihnen alle Medikamente verordnet), aber es schadet nicht, wenn Sie ihn auch über Vitamine und Ergänzungsmittel unterrichten, für die kein Rezept notwendig ist.

Eine Wirkstoffklasse ist inzwischen in der Demenztherapie berüchtigt: Anticholinergika. Wie der Name andeutet, handelt es sich hierbei um Substanzen, die den Neurotransmitter Acetylcholin im zentralen und peripheren Nervensystem blockieren. Acetylcholin überträgt Signale zwischen bestimmten Zellen, die spezifische Körperfunktionen beeinflussen. Im Gehirn ist es für das Lernen und das Gedächtnis wichtig, ansonsten sorgt es dafür, dass die Muskeln kontrahiert werden. Dank ihrer Wirkungen werden Anticholinergika bei einer ganzen Reihe von Krankheiten eingesetzt, zum Beispiel bei Depression, Parkinson, Magen-Darm-Beschwerden, Harninkontinenz, Epilepsie und Allergien. Das Anticholinergikum und Antihistaminikum Diphenhydramin kann das Demenzrisiko um mehr als 50 Prozent erhöhen. Man schätzt, dass 20 bis 50 Prozent der Amerikaner ab 65 Jahren mindestens ein Anticholinergikum einnehmen. Wie eine Studie, die 2019 in *JAMA Internal Medicine* veröffentlicht wurde, ergab, ist das Demenzrisiko bei Männern und Frauen ab 65 Jahren, die drei Jahre lang oder länger ein Anticholinergikum einnehmen, um 54 Prozent größer als bei denjenigen, die es drei Monate lang oder für kürzere Zeit einnehmen[6]. Es ist also nicht ratsam, diese Medikamente längere Zeit einzunehmen, wenn Sie einen klaren Kopf behalten wollen.

Wenn Sie ein Anticholinergikum einnehmen, sollten Sie mit Ihrem Arzt über den Nutzen und die Risiken des Mittels sprechen. Wir kennen die langfristigen Nebenwirkungen dieser Medikamente noch nicht. Forscher haben herausgefunden, dass Patienten, denen Anticholinergika gegen Depression, Infektionen der Harnwege oder Parkinson verordnet wurden, häufiger an Demenz erkranken als Patienten, die diese Medikamente nicht einnehmen. Es ist noch nicht klar, ob die Arzneimittel das Risiko vergrößerten oder ob die Krankheit, die die Medikamente notwendig machte, schuld war; aber die Zahl der Demenzerkrankungen war selbst 20 Jahre nach der Einnahme der Präparate noch erhöht.

Medikamente, die das Demenzrisiko vergrößern können

- Anticholinerge Antidepressiva (z.B. Paroxetin)
- Antiparkinson-Medikamente und Antihistaminika (z. B. Diphenhydramin)
- Neuroleptika (z.B. Clozapin)
- Medikamente gegen eine überaktive Blase (z.B. Oxybutynin)
- Antiepileptika (z.B. Carbamazepin)

Depression

Das ist ein kompliziertes Gebiet. Eine schwere Depression verursacht häufig Demenzsymptome; bisweilen wird sie deshalb Pseudodemenz genannt. Wird die Depression erfolgreich behandelt, bessert sich die kognitive Störung. Aber es ist wichtig, zu wissen, dass ein Patient, der einmal eine Depression hatte, später im Leben immer noch ein höheres Demenzrisiko haben wird. Und es wird noch schwieriger: Bei Menschen, die an verschiedenen Formen von Demenz leiden, ist auch das Risiko für eine Depression erhöht, vor allem wegen der geschädigten emotionalen Schaltkreise im Gehirn. Wie Sie sehen, liegt hier ein tückischer Kreislauf vor. Deshalb muss ein Patient, bei dem der Verdacht auf Demenz besteht, auch auf Depression untersucht werden. Für einen Psychiater, Neurologen oder Geriater, der mit einer Klinik für Gedächtnisstörungen oder mit einem großen medizinischen Zentrum zusammenarbeitet, gehört diese Evaluation zur Routine.

In mehreren Studien wurde festgestellt, dass sich bei älteren Menschen mit einer schweren Depression und normalem Gedächtnis innerhalb weniger Jahre eine Demenz entwickelt. Da wir heute wissen, dass Alzheimer und verwandte Krankheiten bisweilen schon Jahrzehnte vor dem Auftreten von Gedächtnisstörungen beginnen, ist es unwahrscheinlich, dass eine Depression zu einer ganz plötzlich einsetzenden Alzheimer-Krankheit führt. Es kann also sein, dass eine Depression im Alter eines der frühen Anzeichen für Alzheimer ist. Manchmal ist es schwierig, zwischen bestimmten Merkmalen der Depression und einer leichten Gedächtnisstörung bei normaler Alterung zu unterscheiden. Wir verfügen heute über die technischen Mittel, um beispielsweise den Liquorproteinspiegel zu messen und mit PET-Scans nach Amyloid zu suchen, um herauszufinden, ob die beim Betroffenen beobachteten Veränderungen der Gefühle und Emotionen oder des Gedächtnisses im Alter ins Alzheimer-Krankheitsbild passen. Die meisten Ärzte sind sich darin einig, dass Depressionssymptome mit Medikamenten oder nichtpharmakologischen Methoden behandelt werden sollten, einerlei, ob eine Alzheimer-Krankheit vorliegt oder nicht.

Harnwegsinfektionen

Harnwegsinfektionen entstehen, wenn sich Bakterien in der Blase, in den Harnleitern, in der Harnröhre oder in den Nieren vermehren und Infektionen hervorrufen. Ältere Menschen haben selten die typischen Symptome, wie zum Beispiel hohes Fieber oder Schmerzen beim Harnlassen. Stattdessen leiden sie an plötzlichen Gedächtnisstörungen, Verwirrung, Delir, Schwindel, Unruhe oder gar Halluzinationen. Eine durch einen Harnwegsinfekt induzierte Verwirrung kommt am häufigsten bei älteren Menschen oder bei Demenzkranken vor. Wird die Infektion mit einer geeigneten Therapie beseitigt, lassen sich die Symptome lindern.

Vaskuläre Demenz

Diese Form der Demenz kann von unterschiedlichen Herz-Kreislauf-Krankheiten verursacht werden, ebenso von einem massiven Schlaganfall (der eine Extremität oder Körperhälfte lähmt oder Sprechstörungen auslöst) oder von mehreren Minischlaganfällen. Letztere führen zur sogenannten subkortikalen vaskulären Demenz mit kognitiven Störungen bei Betroffenen, die gar nicht wissen, dass sie Schlaganfälle hinter sich haben, weil diese zunächst keine Symptome auslösten. Die Behandlung besteht meist darin, das Risiko weiterer Schlaganfälle zu verringern. Hilfreich sind bessere Ernährung, Sport, Blutdrucksenkung und kognitive Rehabilitation. Manchmal helfen Medikamente, die für die Alzheimer-Therapie verwendet werden. Vaskuläre Demenz kann auch auf geschädigte Blutgefäße im Gehirn als Folge von Diabetes, Bluthochdruck oder Atherosklerose (Arterienverkalkung) zurückzuführen sein.

Nährstoffmangel

Eine Umfrage der AARP ergab, dass mehr als ein Viertel der Amerikaner ab 50 Jahren ein Nahrungsergänzungsmittel für die Gehirngesundheit einnimmt. Bei den meisten ist das Geldverschwendung. Der Global Council on Brain Health empfiehlt keine Supplemente für die Gesundheit des Gehirns, es sei denn, ein Arzt hat einen spezifischen Nährstoffmangel festgestellt. Wenn ein solcher Mangel vorliegt, kann dieser Demenzsymptome hervorrufen, weil der Stoffwechsel und weitere davon abhängige Prozesse gestört sind. Am häufigsten kommen Vitamin B_{12}- und Niacinmangel (Pellagra) und ein Nährstoffungleichgewicht namens Proteinenergie-Mangelernährung vor, weil die Betroffenen insgesamt zu wenig gesunde Nahrungsmittel essen. Zum Glück sind Mangelerscheinungen in der westlichen Welt selten und lassen sich oft durch gesunde Ernährung und Ergänzungsmittel heilen.

Infektionen als Grunderkrankungen

Wie bereits erwähnt, können Infektionen Demenzsymptome auslösen. Zum Beispiel wird Syphilis seit Langem mit einem erhöhten Demenzrisiko in Zusammenhang gebracht, weil sie das Nervensystem und das Gehirn schädigt. Laufende Studien untersuchen derzeit, welche anderen Infektionen Gehirnstörungen hervorrufen können. In Betracht kommen unter anderem Borreliose und andere durch Vektoren übertragene Krankheiten wie Bartonellose, deren Erreger Bartonella-Bakterien sind.

Gehirntumoren

Die Diagnose »Meningeom« (eine gutartige Hirngeschwulst) mag beängstigend klingen, aber sie kann besser sein als »Demenz«. Sogar mehrere Geschwulste dieser Art lassen sich chirurgisch entfernen, im Gegensatz zu den Plaques, die Alzheimer verursacht. Diese gutartigen Tumoren können auf bestimmte Regionen des Gehirns drücken und kognitive Störungen auslösen. Wichtig ist die frühe Untersuchung dieser Geschwulste, damit man sie früh entfernen kann. Das vergrößert die Chance, die kognitiven Störungen rückgängig zu machen. Andernfalls gilt: Je länger die Geschwulst im Gehirn verbleibt und wächst, desto schwerer ist sie zu entfernen und das Risiko für bleibende Schäden ist umso größer.

Subdurales Hämatom nach einer Kopfverletzung

Ein Subduralhämatom entsteht, wenn eine Blutung innerhalb des Schädels (meist von einer Verletzung ausgelöst) eine Blutansammlung zwischen der Dura (der äußeren Hirnhaut) und dem Gehirn verursacht. Zunehmender Druck als Folge des Hämatoms kann demenzähnliche Symptome verursachen. Der Druck lässt sich chirurgisch ziemlich leicht senken, vor allem wenn das Hämatom sich verflüssigt hat. Kleine Hämatome können mit der Zeit von selbst verschwinden. Da es einige Zeit dauert, bis sich das Blut ansammelt, vergessen manche Patienten die kleine Kopfverletzung, die oft die Ursache des Hämatoms ist. Schon ein scheinbar unbedeutendes Anstoßen des Kopfs beim Einstieg ins Auto kann Tage oder Wochen später ein subdurales Hämatom hervorrufen, vor allem bei älteren Menschen.

Traumatische Gehirnverletzungen können zu Gedächtnisstörungen führen, die Demenzsymptomen ähneln, besonders wenn

Regionen verletzt sind, die mit Lernen und Gefühlen zu tun haben. Im Jahr 2019 fanden Forscher der UCLA und der University of Washington heraus, dass MRT-Scans, die derzeit entwickelt werden, den Ärzten in Zukunft helfen können, zwischen Alzheimer und traumatischen Gehirnverletzungen zu unterscheiden[7]. Diese Unterscheidung ist wichtig, weil sie zur richtigen Therapie führen kann. Das Sturzrisiko wird mit zunehmendem Alter größer; daher trägt die Sturzprävention viel dazu bei, auch Knochenbrüchen und traumatischen Gehirnverletzungen vorzubeugen.

Alkoholmissbrauch

Die alkoholbedingte Demenz wird von jahrelangem exzessivem Alkoholkonsum verursacht und macht den Ärzten immer größere Sorgen, weil die konsumierten Mengen steigen, vor allem bei älteren Menschen. Alkoholmissbrauch zerstört Gehirnzellen in Regionen, die wichtig sind für das Gedächtnis, das Denkvermögen, die Entscheidungsfindung und den Gleichgewichtssinn. Zudem steigt das Risiko für andere Krankheiten (zum Beispiel der Leber), die ihrerseits den kognitiven Fähigkeiten schaden. Bestimmte Medikamente können zusammen mit Alkohol ebenfalls Gedächtnisstörungen auslösen und weitere Nebenwirkungen haben. Manchmal kann man die Folgen eines Alkoholmissbrauchs rückgängig machen, doch der erste Schritt ist der Verzicht auf Alkohol, was Gewohnheitstrinkern schwerfällt.

Anamnese und klinische Untersuchungen

Wer befürchtet, dement zu werden oder zu sein, sollte sich so bald wie möglich eingehend untersuchen lassen. Dabei sind folgende Befunde wichtig:

- Die Krankengeschichte und eine vollständige körperliche Untersuchung mit Labortests (Blut und Urin)
- Psychiatrische Krankengeschichte sowie kognitive und verhaltensbedingte Veränderungen im Laufe der Zeit
- Derzeitige und frühere Krankheiten
- Medikamente und Supplemente
- Krankheiten bei Familienangehörigen
- Lebensweise einschließlich Ernährung, Sport und Alkoholkonsum.

Anhand der körperlichen Untersuchung und Labortests kann der Arzt gesundheitliche Probleme aufspüren, die Demenzsymptome hervorrufen können, zum Beispiel Depression, Schlafapnoe, Nebenwirkungen von Medikamenten, Schilddrüsenkrankheiten, Vitaminmangel und Alkoholmissbrauch. Selbst ein nachlassendes Gehör kann ein Warnsignal sein. Wir verstehen zwar den Zusammenhang nicht ganz, aber neue Studien weisen darauf hin, dass ein schwerer Hörschaden das Demenzrisiko deutlich erhöht. Zum Glück kann eine Behandlung der Schwerhörigkeit bei manchen Menschen das Fortschreiten der Krankheit verhindern oder verzögern[8].

Der neurologische Teil der Untersuchung kann einen Gehirn-Scan und einen Test der kognitiven Fähigkeiten einschließen. Zum Beispiel: Ist sich die Patientin ihrer Symptome bewusst? Kennt sie das Datum und die Uhrzeit, und weiß sie, wo sie sich befindet? Kann sie sich eine kurze Liste von Worten merken, kann sie Anweisungen befolgen und einfache Rechenaufgaben lösen? Zu den häufig benutzten Tests, mit denen man potenzielle Probleme identifiziert, gehören:

- ***Der ADAS-Cog-Test (Alzheimer's Disease Assessment Scale – Cognitive Subscale)*** ist einer der umfassenden und häufig gebrauchten Tests. Wissenschaftler verwenden ihn oft in der Kognitionsforschung und bei klinischen Arzneimittelstudien für Antidemenzmittel. Er wurde in den 1980er-Jahren entwickelt und misst hauptsächlich das Gedächtnis, das Sprachvermögen und die Orientierung (zum Beispiel: Wie löst der Patient ein Problem?). Ein nicht-kognitiver Teil bewertet unter anderem die Stimmung, die Aufmerksamkeit und die motorische Aktivität; aber er wird nicht annähernd so oft benutzt wie der kognitive Teil, der auf Papier oder elektronisch abgelegt werden kann. Im Gegensatz zu einigen anderen Tests, die einige Minuten dauern, braucht man für den ADAS-Cog etwa 30 bis 35 Minuten. Er besteht aus einem Abschnitt, und es werden bei der Auswertung bei jeder Aufgabe Fehlerpunkte vergeben. Je höher die Gesamtpunktzahl ist (das Maximum sind 70 Punkte), desto schwerer sind die Störungen. Studien zeigen, dass Fünf eine normale Punktzahl für einen Menschen ist, der weder an Alzheimer noch an einer anderen Demenz erkrankt ist, und dass 31,2 die durchschnittliche Punktzahl für Patienten ist, die die Diagnose »wahrscheinlich Alzheimer« oder »leichte kognitive Störung« erhalten haben. Kritiker werfen dem ADAS-cog allerdings vor, dass er die Schwere der Störung und einer leichten Demenz nicht so gut einschätzen kann. Dennoch gilt der Test im Vergleich zu vielen anderen als besser.
- ***Der Mini-Mental-Status-Test (MMST),*** auch Folstein-Test genannt, ist ein einfacher Fragebogen, für den man etwa

zehn Minuten braucht. Er wurde 1975 entwickelt und ist einer der am häufigsten benutzten klinischen Basistests für Demenz. Der Proband kann maximal 30 Punkte erreichen. Geprüft werden die Aufmerksamkeit, das Rechnen, das Erinnerungsvermögen, die Sprache, die Fähigkeit, einfache Anweisungen zu befolgen, und die zeitliche und räumliche Orientierung. Benötigt wird nur ein Blatt Papier, keine weitere Ausrüstung und nicht einmal ein Computer. Ein Ergebnis zwischen 20 und 24 Punkten deutet auf leichte Demenz hin, 13 bis 20 Punkte auf moderate Demenz und weniger als zwölf Punkte auf schwere Demenz. Im Durchschnitt verliert ein Alzheimer-Patient pro Jahr etwa zwei bis vier Punkte.

- ***Der Mini-Cog-Test*** ist noch einfacher und kürzer als der MMST. Er nimmt nur drei Minuten in Anspruch und besteht aus zwei Teilen: einem Gedächtnistest mit drei Begriffen und einem Test, bei dem der Patient gebeten wird, das Zifferblatt einer Uhr mit allen zwölf Ziffern an der richtigen Stelle zu zeichnen. Die Zeiger sollen die Uhrzeit angeben, die der Prüfer genannt hat.
- ***Die Self-Administered Gerocognitive Examination (SAGE),*** ebenfalls ein einfacher Test auf Papier, wurde im Center for Cognitive and Memory Disorders der Ohio State University entwickelt. Wie die anderen Tests stellt diese Untersuchung grundlegende Fragen, die zeigen, wie gut das Gehirn arbeitet. Getestet werden die Sprache, das Gedächtnis und die Fähigkeit, Probleme zu lösen. Der Test dauert etwa 15 Minuten. Obwohl er laut Anleitung zu Hause oder in einer Arztpraxis vorgenommen werden kann, empfehle ich einen eher »offiziellen« Rahmen, wenn möglich unter der Anleitung eines qualifizierten Arztes.

Es sind viele andere kognitive Tests verfügbar. In Forscherkreisen werden oft mehrere Tests verwendet, weil kein einzelner Test eine vollständige Diagnose liefert. Mit anderen Worten: Anhand dieser Tests alleine lässt sich eine Demenz nicht diagnostizieren. Sie erlauben Einschätzungen der allgemeinen Kognition und messen das Ausmaß der Störung. Die Ergebnisse gehen in die medizinische Gesamtbeurteilung ein, mit der herausgefunden werden soll, ob die Diagnose »Demenz« gestellt werden muss.

Kognitive Tests im Internet werden bei Ärzten immer beliebter. Sie haben Vorteile gegenüber den älteren schriftlichen Tests. Mitunter sind sie präziser bei der Evaluierung des Denkens, des Lernens und des Gedächtnisses, und man kann sie später genau auf die gleiche Weise erneut verwenden, um Veränderungen zu dokumentieren. Wenn Ärzte sowohl klinische Tests als auch Onlinetests nutzen, verstehen sie die kognitiven Störungen ihrer Patienten besser. Die FDA in den USA hat mehreren solcher digitalen Tests die Zulassung erteilt, darunter Automated Neuropsychological Assessment Metrics (ANAM), CANTAB Mobile, COGNIGRAM, Cognision und Cognivue.

Wichtig ist, dass alle diese Tests – einerlei, ob sie auf Papier oder online abgelegt werden – ein Experte vornimmt, der sie korrekt interpretieren kann. Obwohl einige Tests einfach sind, sollten Sie nicht versuchen, sich mit einem Test, den Sie herunterladen oder online verwenden können, selbst zu bewerten. Außerdem rate ich Ihnen, nicht zu schwindeln, indem Sie sich im Internet über solche Tests genau informieren, bevor sie sich von einem Arzt testen lassen. Diese Tests sind nicht perfekt und man kann das Ergebnis manipulieren. Denken Sie daran, dass Sie eine ehrliche und unvoreingenommene Einschätzung haben möchten. Da die derzeit verfügbaren Tests zudem nicht immer und nicht zu jeder Zeit fehlerfrei sind, ist es ratsam, wenn möglich eine zweite oder sogar dritte Meinung einzuholen.

Müssen Sie sich in einer erstklassigen medizinischen Einrichtung testen lassen? Diese Frage wird mir oft gestellt. Die Antwort lautet: nicht unbedingt. Arbeiten Sie aber mit einem Arzt und einem Team zusammen, die regelmäßig Patienten mit allen Formen von Demenz untersuchen und diagnostizieren. Wenn Sie älter sind, ist ein guter Geriater eine sehr gute Wahl. Wenn Sie keinen finden, eignet sich auch ein Allgemeinarzt, der einige Erfahrung hat. Lassen Sie sich nicht von jemandem diagnostizieren, der selten mit Demenz zu tun hat und Ihnen keinen Rat erteilen kann. Denken Sie auch daran, dass die Leute, die zuerst Symptome bemerken, oft Angehörige, Mitarbeiter und Freunde sind und nicht der Arzt und erst recht nicht der Mensch, bei dem die ersten Anzeichen für einen kognitiven Abbau aufzutreten beginnen. Die Details, die Familienangehörige bemerken, können für die zeitliche Entwicklung einer Demenz, das Tempo ihres Fortschreitens und die Prüfung anderer möglicher Ursachen sehr wichtig sein. Danach wäre ein medizinisches Team – meist ein Neurologe, ein Psychiater und ein Psychologe – ideal, um diese Krankheit richtig einzuschätzen.

Landesweite Programme: Wo Sie Hilfe finden

Ein wichtiger Ansprechpartner für Informationen, Hilfsangebote und Ratschläge für Patienten mit Alzheimer und ihre Angehörigen ist die Deutsche Alzheimer Gesellschaft e.V. Selbsthilfe Demenz (DAlzG). Diese Selbsthilfeorganisation wurde 1989 gegründet und umfasst als Dachverband 130 Gesellschaften in verschiedenen deutschen Städten. Die DAlzG selbst ist Mitglied in übergeordneten Alzheimer-Organisationen europaweit und international. Hier finden Ärzte und Patienten sowie Angehörige Rat und Informationen zum Thema Demenz, die auf Expertenwissen basieren. Wie auf der

Homepage nachzulesen ist, engagiert sich die Deutsche Alzheimer-Gesellschaft für eine bessere Diagnose und Behandlung, mehr kompetente Beratung vor Ort, eine gute Betreuung und Pflege sowie eine demenzfreundliche Gesellschaft (https://www.deutsche-alzheimer.de/). Die Deutsche Alzheimer-Gesellschaft ist zudem der Dachverband für die meisten Alzheimer-Selbsthilfegruppen in Deutschland. Eine Selbsthilfegruppe kann für Betroffene und Angehörige wertvolle Unterstützung und den Austausch mit anderen Betroffenen ermöglichen. Adressen von Selbsthilfegruppen in Deutschland findet man unter http://hirnliga.de/selbsthilfegruppen/. Hirnliga e.V. bietet zudem weitere Informationen zu Alzheimer, unter anderem auch zu neuen Forschungsergebnissen.

In ihren Worten

Brian Van Buren ist ein Held in der Gemeinschaft der Demenzkranken und jemand der nicht aufgeben will. Seitdem 2015 bei ihm im Alter von 64 Jahren Alzheimer im Frühstadium diagnostiziert wurde, lebt er mit der Krankheit und setzt sich für die afroamerikanischen und LGBTQ-Gemeinschaften ein – Orte, an denen Demenz leider stigmatisiert und totgeschwiegen wird. Ich war begeistert von seiner Offenheit und seinem Humor, als ich mit ihm sprach. »Ich habe mich in den 1970er-Jahren geoutet, ohne zu wissen, dass ich mich wieder outen werden muss, wenn bei mir Demenz diagnostiziert wird«, erzählte er mir. Brian trägt jeden Tag einen Button mit der Aufschrift »Leben mit Demenz«, und das ist ein guter Gesprächsanlass. Er ist Mitglied im Vorstand der Dementia Action Alliance und häufiger Referent auf

Großveranstaltungen und in Radiosendungen. Das Leben endet nicht nach der Diagnose, sagte er mir. Es muss kein Todesurteil sein, und die Vorstellung, dass man »nach Hause gehen und seine Angelegenheiten regeln« sollte, ist nicht die Sichtweise, auf die man sich konzentrieren sollte – zumindest nicht am Anfang. Du wirst zuerst einen Trauerprozess durchlaufen und dann mit dem Wissen, was zu tun ist, weitermachen. Brian bleibt mithilfe eines auf Demenz spezialisierten Lebensberaters zentriert und macht beim sogenannten Couch-Surfing mit, einem Programm zur Aufnahme von Gastfamilien. Menschen aus der ganzen Welt besuchen ihn und haben einen Ort, an dem sie für ein paar Nächte umsonst bleiben können. Er hat die Gesellschaft von mehr als hundert Gästen genossen und wird weiterhin Gastgeber sein, solange er kann.

Die Zukunft

Man kann viel tun, um das Fortschreiten der Krankheit zu verlangsamen. Ich kann das nicht oft genug wiederholen: Eine frühe Diagnose ist äußerst wichtig. Vielleicht fragen Sie sich, warum, denn es gibt ja kein wirksames Medikament. Meiner Erfahrung nach ist es tröstlich für Angehörige, wenn ein geliebter Mensch eine Diagnose bekommt, selbst wenn sie »Alzheimer« lautet. Immerhin ist es endlich eine Antwort am Ende einer langen und verwirrenden Reise. Zudem gibt die Diagnose den Betroffenen die Möglichkeit, an ihrem Behandlungsplan mitzuwirken und zu erklären, welche Wünsche und Bedürfnisse sie haben, bevor es für sie zu schwierig wird, mit Ärzten, Betreuern und Angehörigen zu kommunizieren. Sie können für die Zukunft planen und sich um Logistik und Kosten der Betreuung kümmern. Außerdem führt eine frühe Diagnose dazu, dass ein Erkrankter an bestimmten klinischen Studien teilnehmen kann, was für künftige wirksame Therapien entscheidend ist. Das Ziel sollte darin bestehen, den Demenzkranken zu *aktivieren*, nicht darin, ihn zu *inaktivieren*. Demenzpatienten haben immer noch vieles zu bieten und können immer noch Neues lernen und manche leben nach dem ersten Auftraten von Symptomen noch 20 Jahre. Das Tempo des Fortschreitens ist sehr unterschiedlich, und in Zukunft werden wir die Symptome so gut in den Griff bekommen, dass Betroffene so lange wie möglich so gut wie möglich leben können. Demenzpatienten können eine Menge tun, um ihre Lebensqualität zu verbessern. Deshalb ist es unerlässlich, sie in den Behandlungsprozess einzubeziehen. Das ermöglicht den Betreuern eine individualisierte Therapie, die das Behandlungsergebnis und die Qualität der Betreuung enorm verbessern kann.

Vor einigen Jahrzehnten wollte niemand über Krebs reden. Heute sind Krebspatienten stolz darauf, über ihre Krankheit sprechen zu können und voller Hoffnung und Entschlossenheit gegen sie zu kämpfen. Wir haben den Krebs von seinem Stigma befreit und Methoden entwickelt, um jeden Krebspatienten individuell zu behandeln, abgestimmt auf die Art der Krankheit und die Wertvorstellungen, Ressourcen und familiären Verhältnisse des Patienten. Wir sind nicht mehr weit davon entfernt, unsere Ansichten über Demenz und unsere Therapien zu revolutionieren. Davon werden sowohl die Patienten als auch ihre Betreuer profitieren. Auch Demenzkranke können viel tun, um ihre Lebensqualität zu verbessern und das Fortschreiten der Krankheit zu verzögern. Wenn wir sie am Behandlungsplan beteiligen, können ihre Betreuer ihnen eine personenzentrierte Fürsorge anbieten, die das Behandlungsergebnis und die Qualität der Betreuung erheblich verbessert.

Man schätzt, dass ein um fünf Jahre verzögerter Beginn der Demenz die Inzidenzrate halbieren, das Leben und das Wohlbefinden der Betroffenen erheblich verbessern und die Gesundheitskosten für Familien und für die Gesellschaft verringern kann. Ich glaube, dass es in den kommenden paar Jahren erhebliche Fortschritte bei der Früherkennung der Demenz geben wird. Dazu beitragen werden künstliche Intelligenz und eine große Datensammlung zum Aufspüren von Biomarkern. Solche Marker sind beispielsweise bestimmte Labortests und neue Befunde, etwa der Verlust des Geruchssinns. Neue Studien lassen darauf schließen, dass ein eingeschränkter Geruchssinn ein frühes Anzeichen für den kognitiven Abbau sein könnte. Die Neurodegeneration, zu der es bei diesen Krankheiten kommt, schädigt nämlich Schaltkreise im Gehirn, die mit dem Geruchssystem zusammenhängen. Es kostet nicht viel, den Geruchssinn mit bekannten Düften wie Nelken, Leder, Flieder, Rauch, Seife, Weintrauben oder Zitrone zu prüfen. Man braucht dafür keine invasiven Tests und könnte dabei vielleicht Therapien finden.

Bluttests für Demenz kommen vielleicht früher, als wir bisher glaubten – möglicherweise innerhalb der nächsten paar Jahre. Wissenschaftler stehen dicht davor, solche Tests zu entwickeln, die uns helfen werden, Menschen auf verborgene Blutmarker zu testen, die äußere Symptome nicht enthüllen. Ein Bluttest ist viel wirtschaftlicher und einfacher auszuführen als andere Methoden, die einen Gehirn-Scan oder eine Liquorprobe erfordern. Wenn Sie bereits Jahre vor dem Auftreten von Symptomen einer Gehirnstörung eine wahrscheinliche Diagnose erfahren, können Sie womöglich mit Sofortmaßnahmen die Zukunft Ihres Gehirns ändern.

Frage: Soll ich heute einen Demenz-Früherkennungstest anwenden, den ich im Internet kaufen kann? Und lohnt sich ein Gehirn-Scan?

Antwort: Einige dieser Tests werden neuerdings Verbrauchern angeboten und setzen keine ärztliche Beratung und kein Rezept voraus. Aber keiner dieser Tests ist wissenschaftlich auf seine Zuverlässigkeit geprüft worden. Deshalb sollten Sie vorsichtig sein. Das Letzte, was Sie wollen, ist eine falsch-positive Diagnose, also eine, die darauf hinweist, sie seien dement, obwohl das nicht stimmt. Wenn Sie wegen einer Diagnose einen Arzt aufsuchen, ist eine falsch-positive Diagnose sehr unwahrscheinlich. Meiden Sie diese Tests, selbst wenn die Werbung verlockend klingt.
Auch für eine PET (Positronen-Emissions-Tomografie) sollten Sie kein Geld ausgeben. Sie ist nicht nur sehr teuer, sondern kann unbeabsichtigte Folgen haben. Ein positiver Scan, der Amyloid-Plaques aufspürt, bedeutet nicht, dass Sie dement werden; aber er kann teure und unnötige Therapien nach sich ziehen. Ein »negativer« Scan bedeutet nicht, dass Sie die Krankheit nicht bekommen. Biostatistiker der UCLA haben berechnet, dass das Lebenszeitrisiko eines 75 Jahre alten Mannes mit Amyloid-Plaques für die Entwicklung einer Alzheimer-Krankheit kaum mehr als 17 Prozent beträgt. Bei einer gleichaltrigen Frau beträgt das Risiko wegen der höheren Lebenserwartung etwa 24 Prozent[9]. Solange diese Tests nicht zuverlässiger und sinnvoller sind, sollten Sie sie den Forschern in den Laboren überlassen.

Therapien: medikamentös und personenbezogen

Eine Demenz ist derart komplex, dass sie enorm schwierig zu behandeln ist, viel schwieriger als alles andere in der Welt der Neurowissenschaften. Wir haben wenig in unserem Arsenal, um die Krankheit zu besiegen, wenn sie ausgebrochen ist und ihren Marsch nach vorne begonnen hat. Die zwei von der FDA zugelassenen Klassen von Medikamenten lindern Alzheimer-Symptome und sollen dafür sorgen, dass die Neuronen weiter miteinander kommunizieren, damit das Gehirn normal arbeitet; aber diese Arzneimittel sind bei Weitem keine vielversprechende Therapie und haben ihrerseits Nebenwirkungen. Sie können zeitweilig die Symptome einer Gedächtnisstörung und Probleme beim logischen Denken lindern, aber sie verlieren ihre Wirksamkeit, wenn die Krankheit fortschreitet. Mit anderen Worten: Diese Maßnahmen halten den Abbau und das Absterben von Neuronen nicht grundsätzlich auf; sie werfen nur ein paar Hindernisse in den Weg, um mehr Zeit zu gewinnen.

Die erste Klasse von Medikamenten schließt Cholinesterase-Hemmer ein, die den Abbau von Acetylcholin verhindern und dessen Konzentration im Gehirn hoch halten. Acetylcholin ist ein wichtiger Neurotransmitter im Gehirn, der Signale im Nervensystem übermittelt und unabdingbar für das Gedächtnis ist. (Im Gegensatz dazu blockieren Anticholinergika das Acetylcholin. Cholinesterase-Hemmer und Anticholinergika haben also im Körper gegensätzliche Wirkungen.) In klinischen Studien zeigen Cholinesterase-Hemmer eine moderate Wirkung gegen den funktionellen und kognitiven Abbau bei Alzheimer-Patienten. Acetylcholin wird in jedem Menschen von Natur aus abgebaut, aber bei Alzheimer-Kranken, die wenig Acetylcholin im Gehirn haben, ist dieser Abbau abnorm stark.

Die zweite Art der Behandlung ist ein NMDA-Rezeptor-Antagonist, dessen Hauptwirkung ebenfalls in der Aufrechterhaltung der Kommunikation zwischen Nervenzellen im Gehirn ist. Das Medikament namens Memantin reguliert die Aktivität des Glutamats, eines anderen chemischen Botenstoffs, der für Gehirnfunktionen wie Lernen und Erinnern benötigt wird. Glutamat ist wichtig, weil Neuronen, die eine Alzheimer-Krankheit geschädigt hat, zu viel davon ausschütten und dadurch noch mehr Gehirnzellen zerstören.

Diese beiden Arten von Medikamenten werden oft zusammen verordnet, vor allem im Spätstadium der Krankheit. Auch andere Arzneimittel werden verschrieben, um Symptome anderer Krankheiten zu behandeln, je nach der Diagnose des Patienten. Ein Demenzkranker mit affektiven Störungen und Schlafstörungen kann beispielsweise von weiteren Medikamenten profitieren. Das Problem ist natürlich, Medikamente zu finden, die man kombinieren kann, ohne dass die Nebenwirkungen schlimmer werden und ohne dass ihre Wirkungen einander aufheben. Bei Parkinsonkranken kann ein Anticholinergikum den Tremor lindern, aber dadurch beschleunigt sich bisweilen die Alzheimer-Krankheit. Wenn ein Patient beide Arten von Medikamenten einnimmt – Cholinesterase-Hemmer und Anticholinergika –, wirken sie antagonistisch (d.h. gegensätzlich), sodass keines der beiden Arzneimittel dem Patienten nützt.

Im Jahr 2018 gab die FDA revidierte Leitlinien für neurologische Störungen heraus, die klinische Studien zur präklinischen Alzheimer-Krankheit einfacher macht. Das ist eine wichtige Änderung, von der die FDA hofft, dass sie zu einer besseren Therapie in den frühesten Stadien der Krankheit führen wird, in denen medizinische Interventionen am wirksamsten sind. Dank solcher Studien sollten wir auch in der Lage sein, den Krankheitsverlauf zu verzögern.

Ein weiterer Grund zum Optimismus ist die Coalition Against Major Diseases, ein Bündnis von Pharmaunternehmen, gemeinnützigen Organisationen und Regierungsberatern, die eine Partnerschaft eingegangen sind, um die Daten klinischer Alzheimer-Studien auszutauschen. Diese Gruppe arbeitet zudem mit dem Clinical Data Interchange Standards Consortium zusammen, um Datenstandards zu erstellen. Datenaustausch kann die Forschung und die Entwicklung von Medikamenten beschleunigen. Während Sie dies lesen, arbeiten Wissenschaftler hart daran, effektive Therapien zu finden. Solange diese noch nicht vorhanden sind, dürfen Sie jedoch nicht aufgeben, wenn die Diagnose »Alzheimer« gestellt wird. Darin sind sich die besten Forscher einig. Wie Sandy Halperin können Sie eine Stimme, ein Aktivist und ein »Modellpatient« werden.

Eine »Therapie« muss nicht unbedingt ein Supermedikament sein. Sie kann auch in einer besseren Betreuung und in einem besseren Behandlungsplan bestehen. Wie ein Patient betreut wird – von einem Menschen, der ihn durch die Krankheit geleitet –, ist entscheidend für die Fortschritte, die er macht. Es gibt immer mehr wirksame Interventionen, die die Lebensqualität verbessern, aber wir müssen diese Entwicklung drastisch beschleunigen. »Hochwertige Demenzfürsorge« mag sich wie ein Widerspruch in sich anhören, aber das muss nicht sein, schon gar nicht mit Unterstützung des Internets, das Menschen auf der ganzen Welt miteinander verbinden und Gemeinschaften wie Dementia Friendly America, Dementia Action Alliance und andere Organisationen hervorbringen kann. Die Einstellung »Da kann man nichts machen« wird allmählich überwunden; sie hat diesen Bereich der Medizin viel zu lange ausgebremst. Katie Maslow ist zuversichtlich, was die Erfolgschancen dieser Programme anbelangt. Als ehemalige Gastwissenschaftlerin am Institute of Medicine, langjährige politisch orientierte Forscherin der Alzheimer's Association und Gastprofessorin bei der Gerontological Society of America weiß sie eine Menge darüber, wie man am besten mit Demenz umgeht. Sie bestätigt, was andere

Experten mir sagen: Wir müssen jeden Patienten individuell behandeln, weil jeder anders ist. Was bei einem Menschen wirkt, hilft einem anderen vielleicht nicht. Die lautstarke Forderung »Sucht ein Heilmittel« drängt andere Ansätze, um die wir uns kümmern sollten, in den Hintergrund – Maßnahmen, durch die die Menschen in den stabilen Frühstadien der Krankheit verbleiben und ihre Lebensqualität verbessert wird.

David Reuben ist ein hochqualifizierter Gerontologe an der UCLA. Er ist Chief of the Division of Geriatrics Medicine und Professor an der David Geffen School of Medicine der UCLA, führt eine allgemeine Ambulanz und leitet das Claude D. Pepper Older Americans Independence Center der UCLA und das Alzheimer's and Dementia Care Program der UCLA. Wie alle anderen Experten, mit denen ich gesprochen habe, ist Reuben überzeugt von der individualisierten Betreuung dementer Patienten und von der »Dyade«, dem Zweigespann aus Patient und Betreuer. Ansätze, die sich nach allgemeinen Regeln richten, sind für den Einzelnen nicht zielführend. Bessere Ergebnisse und eine höhere Lebensqualität erreichen wir nur mit Therapien, die auf die Krankheit des Patienten und seine persönlichen Ressourcen und Ziele zugeschnitten sind. Obwohl viele Pflegende ihre Aufgabe gerne übernehmen, ist sie nicht stressfrei. Wie wir im nächsten Kapitel sehen werden, ist die Gesundheit der Pflegeperson ebenso wichtig wie die des Patienten. Es wird eine Menge Drehungen und Wendungen geben und niemand ist auf alles vorbereitet. Wenn es nach Reuben geht, ist die wichtigste Person für den Patienten nicht der Arzt, sondern der oder die Pflegende.

Kapitel 11

Finanziell und emotional auf einem guten Weg; mit einem besonderen Rat für Pflegende

Während ich an diesem Buch arbeitete, wurde mir klar, wie anstrengend es für Familien ist, ihren Angehörigen, der gerade die Diagnose Demenz bekommen hat, optimal zu versorgen. Manche Familien hören auf, über Angehörige mit kognitiven Störungen zu reden, und geraten in einen Gewissenskonflikt, wenn sie daran denken, den Betroffenen in einer Pflegeeinrichtung unterzubringen. Zu den finanziellen Bedenken kommen Sorgen über die Qualität der Betreuung hinzu. Die durchschnittlichen Kosten für ein Zimmer oder eine kleine Wohnung in einem Pflegeheim betragen mehrere Tausend Euro im Monat. Für Menschen mit schweren Gedächtnisstörungen, die zusätzliche Betreuung benötigen, sind die Kosten noch höher. Einbettzimmer in Einrichtungen des betreuten Wohnens können preiswerter sein, aber sie haben manchmal weniger Mitarbeiter, die vielleicht auch qualifiziert sind. Das ist nicht ideal, vor allem nicht für Menschen, die an Alzheimer oder ähnlichen Demenzen erkrankt sind. Aber es gibt auch vorzügliche Einrichtungen und hervorragende Pflegekräfte, die Demenzkranken jeden Tag eine erstklassige Langzeitpflege bieten. Doch selbst wenn Sie die Kosten tragen können, gibt es in vielen dieser Einrichtungen erhebliche Probleme. In den letzten Jahren habe ich über schwarze Schafe unter den Pflegeheimen berichtet. Sie bieten den Bewohnern keine ausreichende Sicherheit und nur eine mangelhafte Versorgung. Darunter sind auch Einrichtungen, die nach eigenen Angaben auf Bewohner mit Gedächtnisstörungen und Demenz spezialisiert sind. Wohneinheiten für Gedächtniskranke in Einrichtungen des betreuten Wohnens sind das am schnellsten wachsende Segment der Altenpflege. Aus allen diesen Gründen ist der Ort, den ich Ihnen im folgenden Abschnitt vorstellen werde, wohl der außergewöhnlichste, den ich auf meinen Reisen kennengelernt habe.

Da ich in mehr als 100 Länder der Welt gereist bin, werde ich oft gefragt, welcher Ort der bemerkenswerteste ist und warum. Dann durchkämme ich im Geiste flink Kriegszonen, Naturkatastrophen, Epidemien und andere Szenen, wo ich schreckliches Leid gesehen habe, aber auch heldenhafte Menschen, die Unglaubliches geleistet haben. Für sie gilt: Not macht erfinderisch. Die Geschichten der Familien, in denen Demenzkranke leben, sind damit vergleichbar.

Ein Dorf ist die Lösung

Im Inneren der Stadt Weesp, wenige Minuten außerhalb der niederländischen Stadt Amsterdam, befindet sich eine geschlossene Wohnanlage: ein Dorf namens De Hogeweyk (ein *weyk* oder *wijk* ist ein Stadtviertel, aber auch eine Häusergruppe, die einem Dorf ähnelt). Es wurde mir als Ort beschrieben, wo seit mehr als einem Jahrzehnt ein großes Experiment stattfindet, das die Art und Weise, wie Menschen mit fortgeschrittener Demenz ihr restliches Leben verbringen, von Grund auf ändern könnte. Medienvertreter erhalten selten Zutritt. Ich hatte das Glück, vor einigen Jahren von den Gründern eingeladen zu werden, um mir selbst ein Bild zu machen.

Die Idee zu diesem Dorf kam zwei niederländischen Frauen, die beide in traditionellen Pflegeeinrichtungen gearbeitet hatten. Sie unterhielten sich freimütig über die Aussicht, dass ihre eigenen Eltern dement und in einem konventionellen Pflegeheim untergebracht werden könnten. Sie fanden es schrecklich, nicht nur das Gedächtnis zu verlieren, sondern auch das Heimatgefühl. Schließlich ist ein traditionelles Pflegeheim eine völlig fremde Umgebung, die den Bewohnern nicht hilft, neue Wurzeln zu schlagen. Diese Überlegungen brachten sie auf eine Idee. Sie hatten das ehrgeizige Ziel, Einrichtungen der Langzeitpflege zu normalisieren, damit deren Bewohner ein behagliches Leben führen können, das ihnen vertraut ist. Das Ergebnis war Hogeweyk, das hauptsächlich von der niederländischen Regierung finanziert wurde; sie stellte etwas mehr als 25 Millionen Dollar zur Verfügung. Diese etwa 12.000 Quadratmeter große Gemeinde, die 2009 eröffnet wurde, erhielt die Bezeichnung »Demenzdorf«; aber das hört sich viel schlimmer an als das, was ich beschreiben werde. Versuchen Sie, es sich vorzustellen, wenn Sie die folgenden Absätze lesen. Ich hoffe, es zieht Sie in Ihren Bann, so wie mich.

Das Erste, was mir auffiel, war, dass es nur einen Eingang und nur einen Ausgang gibt. Eine einzige Schiebetür aus Glas trennt Hogeweyk von der äußeren Welt und nur dort finden Sie Sicherheitspersonal. Wenn Sie in dieses schöne niederländische Dorf gehen, sehen Sie die berühmten Tulpen, die plätschernde Brunnen umgeben. Mit seinen Straßen, Plätzen, Wohnheimen, Cafés, Straßenmusikern und Theatern erinnert es ein wenig an einen hübschen College-Campus im Mittleren Westen der USA. Aber ein Campus ist für junge Studenten da, während Hogeweyk so gestaltet wurde, dass es die Bedürfnisse von Menschen erfüllt, die in ihren letzten

Lebensjahren an schweren Gedächtnisstörungen leiden. Das Dorf sieht ganz ähnlich aus wie die äußere Welt, einschließlich der Restaurants und Geschäfte.

Jedes der 23 zweistöckigen Wohnhäuser ist den unterschiedlichen Lebensweisen der Bewohner, ihren Interessen und ihrer Herkunft angepasst. Für diejenigen, die aus der Oberschicht *(Goois)* stammen, gibt es ein Haus mit niederländisch-aristokratischem Flair, was das Erscheinungsbild und die Ausstattung anbelangt. Die Bewohner besuchen gerne klassische Konzerte und genießen ihren Nachmittagstee. Andere Häuser beherbergen Menschen mit indonesischen Wurzeln oder sehr religiöse Bewohner, die regelmäßig Gottesdienste besuchen. Bewohner, die früher Ingenieure, Ärzte oder Juristen waren, leben zusammen in einem Haus, ebenso Menschen, die einst Künstler oder Schreiner oder Klempner waren. Auf diese Weise sollen die Bewohner in eine Umgebung versetzt werden, in der sie mit Menschen leben können, die wahrscheinlich ähnliche Lebenserfahrungen haben. Jeder Haushalt mit seinen sechs oder sieben Mitgliedern versorgt sich selbst und die Bewohner waschen und kochen auch selbst. Ein Betreuer oder eine Betreuerin steht ihnen aber zur Verfügung. Die Betreuer und sonstigen Mitarbeiter, die die Bewohner im Verhältnis zwei zu eins übertreffen, verwenden sogar eine hauseigene Währung, mit der man im voll funktionsfähigen Supermarkt Waren kaufen kann. (Echtes Geld gibt es nicht im Dorf; alles ist inklusive.)

Im Freien gibt es viele Gärten und Gemeinschaftsanlagen, wo die Menschen spazieren gehen, sich treffen und die Natur genießen können, anstatt in ihren Zimmern zu bleiben. Wichtig ist, was die Bewohner tun können, nicht, was sie nicht tun können. Dieses Dorf ist zu einem bahnbrechenden Modell für spezialisierte Altenbetreuung geworden. Experten für Altenpflege aus aller Welt besuchen die Gemeinde, um eine Vorstellung davon zu bekommen, wie ein Leben als alter Mensch mit erkranktem Gehirn in einer dynamischen Gemeinschaft – im Gegensatz zu einem Leben in einer deprimierenden, isolierenden und leblosen Einrichtung – aussehen kann. Die Clubs, Veranstaltungen, Bingo-Abende, Theatervorführungen und sogar ein Pub ermöglichen ein lebhaftes Beisammensein.

So normal das Dorf aussehen mag, überall wird man subtil an die äußerst komplexe Planung erinnert, die erforderlich war, um ein ganzes Dorf für Bewohner mit schwerem kognitivem Abbau zu errichten. Damit die Bewohner nicht umherirren – das ist ein echtes Problem –, ist das Dorf gut gesichert, und die Bewohner werden Tag und Nacht mit Kameras überwacht. Die Aufzüge werden von Bewegungssensoren gesteuert, und wer einsteigt, wird automatisch in die nächste Etage gebracht. Alle, die im Dorf arbeiten, auch Frisöre, Kellner und Verkäuferinnen in Geschäften oder im Postamt, sind ausgebildete medizinische Fachkräfte – Altenpflegerinnen und -pfleger sowie Fachärzte –, deren Hauptaufgabe es ist, für die Bewohner viel mehr zu tun, als es in klassischen medizinischen Einrichtungen üblich ist. Das unterscheidet diesen Ort vom durchschnittlichen Pflegeheim mit seinen schmucklosen Gebäuden, anonymen Abteilungen, vielen weißen Kitteln, ständig laufenden Fernsehern und vielen Beruhigungsmitteln. Hier gibt es keine Abteilungen und keine langen Korridore. Die Menschen haben ein Privatleben, obwohl sie nicht mehr wissen, was um sie herum oder auf der Welt vorgeht. Freunde und Angehörige werden zu Besuchen ermuntert, und auch Menschen, die in benachbarten Stadtvierteln leben, sind in manchen Einrichtungen willkommen, zum Beispiel im Café-Restaurant, in der Bar und im Theater. Das ist wichtig, weil Angehörige und Freunde allzu oft verschwinden, wenn jemand die Diagnose »Demenz« bekommt. Diese Krankheit kann einsam machen und die Einsamkeit kann die Prognose verschlimmern. Die Patienten sollten unbedingt aktiv und gesellig bleiben.

Die Bewohner wissen vielleicht nicht, wo sie sind, aber sie spüren, dass sie zu Hause sind – und genau darum geht es. Wenn jemand in Hogeweyk das einzige Tor zur Außenwelt erreicht, erklärt oft ein Betreuer, es sei kaputt. Ich habe beobachtet, wie Bewohner sich dann einfach umdrehten und in die andere Richtung zurückgingen. Niemand versuche wegzulaufen, erfuhr ich von den Betreuern; »sie sind nur verwirrt«. Nach und nach nehmen die Bewohner weniger Beruhigungsmittel ein; sie haben einen besseren Appetit, machen einen fröhlicheren Eindruck und leben länger als Bewohner in traditionellen Pflegeheimen.

Ich weiß, was Sie jetzt denken: Das ist direkt dem Film *Die Truman Show* entnommen, in dem ein Mann, gespielt von Jim Carrey, entdeckt, dass sein ganzes Leben ein Fernsehprogramm ist. Alles, was er für real hält, ist ein von Fernsehproduzenten geschaffenes Trugbild. Darum musste ich Yvonne van Amerongen, die Mitgründerin von Hogeweyk, fragen, ob diese Anlage ihre Bewohner nicht in gewisser Weise zum Narren halte oder hinters Licht führe. Sie antwortete schnell: »Warum sollten sie sich getäuscht fühlen? Wir haben hier eine Gesellschaft. Wir wollen, dass die Menschen Freude am Leben haben, und wissen, dass sie auf dieser Erde willkommen sind.« Das Dorf ist eine der menschlichsten Einrichtungen, die ich kenne; sie ermöglicht es den Menschen, selbst kurz von ihrem Ende noch ihre Würde zu bewahren. Yvonne erzählte mir von ihrem Vater: Er war vor einigen Jahren plötzlich an einem Herzanfall gestorben, und einer ihrer ersten Gedanken war gewesen: *Gott sei Dank, dass er nie in einem Pflegeheim leben musste.* Auch das hatte sie zu Hogeweyk inspiriert.

Wenn Menschen nach Hogeweyk ziehen, wissen ihre Familien, dass dies ihr letzter Aufenthalt sein wird. Die Bewohner werden bewacht und getröstet, bis sie sterben, durchschnittlich 3,5 Jahre nach ihrem Einzug. Erst dann nimmt das Dorf einen neuen Bewohner auf. Das niederländische Gesundheitssystem macht Hogeweyk möglich; das Dorf bekommt die gleiche finanzielle Unterstützung wie jedes andere Pflegeheim im Land. Die Pflegekosten betragen fast 8000 Dollar im Monat, aber der Staat gewährt den Bewohnern Zuschüsse in unterschiedlicher Höhe. Jeder bekommt ein privates Zimmer und der Kostenanteil der Familie hängt von ihrem Einkommen ab; er übersteigt aber nie 3600 Dollar. Seit seiner Eröffnung ist das Dorf voll ausgelastet.

Die Mitarbeiter in Hogeweyk setzen darauf, dass eine Demenz ein Gehirn auf unterschiedliche Weise beeinflusst, und bemühen sich, das Gehirn in Gang zu halten. Einem bestimmten Teil des Gehirns verdanken wir beispielsweise unsere musikalische Begabung und die Fähigkeit, uns an Worte zu erinnern und mit einer Melodie zu verknüpfen. Diese Region bleibt am längsten funktionsfähig. Ben und Ada, ein Paar, das ich einmal traf und mit dem ich viel Zeit verbrachte, waren rund 60 Jahre lang miteinander verheiratet und musizierten in ihrer Freizeit gerne miteinander. Ada spielte Klavier und Ben sang. Doch als Ben an Alzheimer erkrankte, geriet ihre Kommunikation unweigerlich ins Stocken. Nach einiger Zeit konnte Ben kein Gespräch mehr führen. Heute wohnt er in Hogeweyk und nutzt die Musik, um mit seiner Frau verbunden zu bleiben. Einmal schaute ich zu, wie Ada Klavier spielte und Ben, der ein unglaublich stiller Mann war, als ich ihn kennenlernte, plötzlich anfing, ein niederländisches Volkslied zu singen. Es war eine wunderschöne Szene und half Ada über die Trauer hinweg, die sie spürte, wenn sie Ben am Ende jedes Tages verließ. »Wir können uns nicht mehr über alles unterhalten«, sagte sie. »Aber wir können singen und zusammen ein gutes Konzert abliefern. Das ist mir sehr wichtig.«

Eine der nützlichsten Lektionen, die ich in Hogeweyk lernte, lautet: Versuche nicht, Demenzkranke zu korrigieren. Die schwerste Unterhaltung in diesem Dorf führte ich mit einer Frau namens Jo. Die Frau war fast 90 Jahre alt, charmant und lebhaft. Ihr Lächeln wärmte das ganze Zimmer. Aber sie glaubte immer noch, sie gehe täglich zur Arbeit, ohne sagen zu können, was für einen Job sie hatte. »Morgen werde ich es wissen«, sagte sie mir, »dann muss ich hingehen.« Sie dachte auch, ihre Eltern seien noch am Leben und sie habe sie am Tag zuvor gesehen. Als ich die zuständige Sozialarbeiterin nach ihr fragte, erklärte sie mir, es hänge von der Phase der Demenz ab, wie ein Mensch auf die Verwirrung reagiere. In der Frühphase kann man ihn mit der Frage, wie alt er sei, herausfordern. Wenn er antwortet »Ich bin 84.«, erwidert man: »Wie alt wären Ihre Eltern jetzt?« Vielleicht kann der Kranke das verstehen und sagt dann: »Ach, das ergibt keinen Sinn.« Aber man sollte Demenzkranke nie korrigieren. Wenn sie beispielsweise nach dem Abendessen fragen, obwohl sie eben erst gegessen haben, widerspricht man ihnen am besten nicht. Man kann sie stattdessen fragen, ob sie hungrig seien, und sollte sie nicht zwingen, sich an ein Ereignis zu erinnern, das ihr Gehirn nicht mehr wachrufen kann.

Mir fiel auf, dass Paare sich oft an den Händen hielten: Sie gleitet in die Demenz ab, er ist geistig noch klarer – oder umgekehrt. Corie und Theo, ein Paar, das ich traf, schien durch das Händehalten zu kommunizieren. Theo, der Gesündere der beiden, berichtete, Corrie drücke ihm die Hand, wann immer sie etwas Vertrautes sehe oder fühle. So verbrachten sie den ganzen Tag und Theo findet, ihre Ehe sei die beste seit fast 60 Jahren.

Als ich Hogeweyk verließ, fragte ich mich: Kann das auch in anderen Teilen der Welt funktionieren? Wie sähe so ein Dorf in den USA aus?

Seien Sie vorbereitet

Die meisten Demenzkranken in den USA leben zu Hause und etwa 75 Prozent dieser Menschen werden von Angehörigen und Freunden versorgt[1]. Der größte Teil dieser Betreuer sind Ehepartner, gefolgt von Kindern und Schwiegertöchtern; die meisten sind Frauen. Die typische Betreuerin eines Demenzkranken ist eine Tochter im mittleren Alter oder älter oder die Ehefrau. Etwa 60 Millionen Amerikaner versorgen einen dementen Menschen. Das sind doppelt so viele, wie Texas Einwohner hat.

Als ich mit Maria Shriver über die Zukunft eines ihrer Angehörigen sprach, der die Diagnose »Demenz« erhalten hat, antwortete sie: »Seien Sie vorbereitet. Passen Sie auf sich auf. Ich sehe viele Frauen, die Kinder haben und zusätzlich die Mutter oder den Vater versorgen. Sie sind erschöpft und verzweifelt; sie weinen. Sprechen Sie mit anderen Familienmitgliedern und suchen Sie Hilfe. Alzheimer ist eine emotionale, finanzielle und körperliche Reise. Niemand schafft das allein.« Maria ist diesen Weg selbst gegangen. Ihr Vater, Sargent Shriver, erhielt 2003 diese Diagnose, über die sie damals noch wenig wusste. Sie half ihm, die Krankheit durchzustehen, bis er acht Jahre später starb. Diese Erfahrung rüttelte sie wach, und sie wurde zu einer der entschiedensten Fürsprecherinnen nicht nur der Alzheimer-Forschung, sondern der Forschung über Gehirnkrankheiten, wobei Frauen für sie im Mittelpunkt standen. Sie gründete die Women's Alzheimer's Movement und engagierte sich für viele Initiativen, die der Gesundheit des Gehirns dienen, von preisgekrönten Dokumentarfilmen bis zu Gemeinschaftsprojekten mit führenden Wissenschaftlern. Maria möchte über die Herausforderungen der Krankheit aufklären und die Familien unterstützen. Sie rief mich sofort an, als ich ihr ausrichten ließ, dass ich an diesem Buch schrieb. »Jeder, der ein Hirn hat, muss daran denken, dass er möglicherweise an Alzheimer erkranken wird«, sagte sie und betonte dann, wie wichtig Vorbeugung und Verzögerung seien. Und wie so oft wies sie auf etwas hin, was ich noch nicht in Betracht gezogen hatte: auf einen krassen Widerspruch beim Umgang mit der Alzheimer-Krankheit in den USA. Frauen übernehmen nicht nur am häufigsten die Pflege, sondern sie erkranken auch viel häufiger an Alzheimer. Fast zwei Drittel der Alzheimerkranken sind Frauen und das Lebenszeitrisiko einer Frau für eine Alzheimer-Demenz beträgt eins zu sechs (verglichen mit eins zu elf bei Brustkrebs)[2]. Obendrein gibt es eine Geschlechterkluft in der Medizinforschung: Frauen werden seltener für klinische Studien rekrutiert, obwohl sie erheblich häufiger erkranken.

Lange Zeit glaubte man fälschlicherweise, Frauen erkrankten einfach deshalb öfter an Alzheimer als Männer, weil sie länger leben. Neue Studien belegen jedoch, dass ein komplexes Geflecht aus verschiedenen Faktoren diese Diskrepanz zwischen Männern und Frauen erklärt. Dazu gehören biologische Unterschiede, aber auch die Art und Weise der Diagnosestellung. Da beispielsweise zwischen frühen Demenzsymptomen und der Perimenopause (der Übergangsphase, die zur Menopause führt) ein Zusammenhang besteht, fragen sich Wissenschaftler, ob Östrogen und Progesteron eine schützende oder schädliche Wirkung haben. Vor Kurzem haben Studien gezeigt, dass sich das verräterische Tau-Protein im Gehirn einer Frau im Frühstadium der Alzheimer-Krankheit bereits weiter ausgebreitet hat als im Gehirn eines gleichaltrigen Mannes. Aus einem diagnostischen Blickwinkel schneiden Frauen im frühen und mittleren Stadium der Krankheit meist besser ab, wenn das verbale Gedächtnis getestet wird; deshalb bekommen sie die Diagnose häufiger im späteren Stadium. Wahrscheinlich sind in diesen Geschlechtsunterschieden Hinweise auf die Diagnose und die künftige Therapie der Alzheimer-Krankheit verborgen, und wir haben sie noch längst nicht ausreichend erforscht, wie Maria mir erklärte. Ich sprach mit ihr auch ausführlich über die Schwierigkeit, Eltern und Kinder gleichzeitig zu versorgen, was für viele Betreuerinnen alltäglich ist. Eines wurde mir dank meiner Gespräche mit Experten und Betreuerinnen klar: Jeder Tag ist ein verzweifelter Versuch, alles im Griff zu behalten.

Es fehlt an einem einheitlichen Vorgehen, was Behandlungspläne, Kosten und Unterstützung anbelangt. Leider gibt es in den USA für Demenzpatienten nur wenige Gemeinden wie Hogeweyk, aber es könnte sie bald geben. Am nächsten kommt der niederländischen Einrichtung der Glenner Town Square in Südkalifornien, eine Gemeinschaft für Alzheimer-Patienten, die an die 1950er-Jahre erinnert, aber nur ein Tageszentrum ist. Ich rechne damit, dass bald weitere Einrichtungen entstehen, die sich am Dorfmodell orientieren und auf Patienten mit Gedächtnisproblemen spezialisiert sind. Die meisten Familien in den USA haben es schwer, die richtige Betreuung zu finden und zu bezahlen. Schätzungsweise haben mehr als 15 Millionen Menschen einen Alzheimer-Kranken in der Familie und diese Zahl wird weiter wachsen. Die Menschen, die diese Patienten pflegen, leisten ungefähr 18 Milliarden unbezahlte Arbeitsstunden im Jahr. Die Ausgaben für Menschen mit Alzheimer oder einer anderen Demenz sind viel höher als für jene, die nicht an Demenz leiden. Die Betreuer der Demenzpatienten zahlen im Durchschnitt 10.697 Dollar im Jahr aus eigener Tasche, mehr als doppelt so viel wie die Betreuer von Menschen ohne Demenz[3]. Fortgeschrittene Demenz dürfte eine der schlimmsten Bedrohungen für das emotionale und finanzielle Wohlbefinden einer Familie sein.

Ich weiß nicht, was schlimmer ist: der finanzielle oder der emotionale Tribut, den die Betreuer von Demenzkranken zahlen müssen. Wenn ich die Diagnose bekäme, würde ich mir sofort Sorgen um meine Familie machen, die versuchen würde, mich durch die

Krankheit zu begleiten. Die Diagnose verändert das Leben und wirft viele Fragen auf: Was bedeutet sie für mich und meine Angehörigen? Wie plane ich für die Zukunft? Wo bekomme ich die Hilfe, die ich brauche? Wie kann ich das alles bezahlen? Wer regelt alles? Was geschieht, wenn ich keine Entscheidungen mehr treffen kann? Wird für meine Kinder etwas von meinem Vermögen übrig bleiben?

Die Alzheimer's Association (www.alz.org) in den USA oder auch die Deutsche Alzheimer Gesellschaft (https://www.deutsche-alzheimer.de) stellt Alzheimer-Patienten und ihren Betreuern eine Menge Informationsmaterial kostenlos zur Verfügung. Auch die AARP (www.aarp.org/disruptdementia) und der Global Council on Brain Health (www.aarp.org/gcbh) beantwortet wichtige Fragen zur Demenz und zur Gehirngesundheit ausführlich und kostenlos.

Was würde ich sofort nach einer Diagnose unternehmen? Hier sind einige Anregungen:

Wo finde ich Unterstützung und Informationen in meiner Region? Ein gutes Unterstützungsnetz, das berät, ermutigt und Wissen vermittelt, ist äußerst wichtig. Sie müssen wissen, was Sie erwartet und wie Sie sich auf die künftigen Herausforderungen vorbereiten.

Wo finde ich Unterstützung für Demenzkranke im Frühstadium? Es gibt Programme, die Menschen im Frühstadium der Krankheit helfen, sozial engagiert und aktiv zu bleiben. Eine Diagnose bedeutet nicht, dass ein Betroffener vom Leben abgekoppelt ist und seine Tage von nun an auf dem Sofa im Wohnzimmer oder in einem Heim verbringen muss. Kognitive Rehabilitationstherapie ist ebenfalls nützlich, um bestimmte Fertigkeiten neu zu lernen. Studien zeigen, dass die kognitive Reha den Kranken im Frühstadium helfen kann, Gedächtnis- und Denkstörungen zu kompensieren.

Denken Sie daran, dass alles, was Sie in dieser Anfangsphase tun, erhebliche Auswirkungen auf das Fortschreiten der Krankheit haben kann. Die Diagnose bedeutet nicht, dass Sie aufhören müssen, Neues zu lernen. Manche Menschen kommen noch lange Zeit gut zurecht und können vielleicht sogar weiter selbstständig leben, wenn sie die richtige Unterstützung bekommen.

Wo finde ich klinische Studien, die meinen Bedürfnissen entgegenkommen? Diese Studien helfen Ihnen, an wichtigen Forschungen teilzunehmen, und sie können möglicherweise auch das Fortschreiten der Krankheit verlangsamen. Es gibt zwar keine Garantie dafür, dass eine klinische Studie Ihnen eine hilfreiche Behandlung vermittelt, ganz zu schweigen von Heilung, aber eine Teilnahme hat selten Nachteile.

Wie bleibt mein Zuhause sicher? Menschen im Frühstadium führen oft ein unabhängiges Leben; aber sie müssen sich vorbereiten und schwere Entscheidungen treffen, zum Beispiel nicht mehr Auto zu fahren und nicht mehr allein aus dem Haus zu gehen. Irgendwann braucht ein Mensch mit fortgeschrittener Demenz Hilfe bei den täglichen Verrichtungen, zum Beispiel beim Umgang mit Geld und Rechnungen, beim Einkaufen und Kochen, bei der Hausarbeit und bei der Körperpflege, beim Anziehen und Baden, beim Gang zur Toilette und bei der Einnahme der Medikamente. Einerlei, wie sicher Sie Ihr Haus gemacht haben, eines Tages ist es möglicherweise keine ideale Bleibe mehr für Sie. Für diesen Fall müssen Sie ebenfalls Vorkehrungen treffen.

Wie regle ich rechtliche Angelegenheiten? Dazu gehören wichtige Dokumente, das Testament und andere rechtliche Vereinbarungen. Ein Fachanwalt für Erbrecht kann wichtige Dokumente für Sie entwerfen, zum Beispiel Vollmachten (wer darf finanzielle und andere Entscheidungen treffen, wenn Sie nicht mehr dazu in der Lage sind? Wer darf über medizinische Maßnahmen entscheiden?). Solche Dokumente sind meist lang und detailliert und enthalten einige der schwierigsten Entscheidungen, vor denen Sie irgendwann stehen werden: Heimunterbringung, Arten der Behandlung, Verfügungen, die das Lebensende betreffen (zum Beispiel: Wollen Sie Sondenernährung und wollen Sie wiederbelebt werden?). Das sind wichtige Vorkehrungen, ohne die häufig teure medizinische Eingriffe vorgenommen werden, selbst wenn sie das Leben nicht verlängern. Eine junge Frau berichtete mir über die Erfahrungen ihrer Mutter: »Das Leben wurde rasch zu einer körperlichen und finanziellen Todesspirale ohne Gefühle.« Sehen Sie es so: Sie haben ein Leben lang hart gearbeitet, um ein wenig Wohlstand zu erwerben und Ihren Erben etwas zu hinterlassen. Aber wenn Sie nicht vorausplanen, kann Ihr gesamtes Vermögen sich in Luft auflösen, weil die Kosten in der letzten Phase Ihres Lebens überhandnehmen.

Wie erstelle ich einen Finanzplan? Diese Vorkehrungen können beängstigend sein und überschneiden sich teilweise mit den rechtlichen Erwägungen. Sie müssen sich um Guthaben, Schulden, Versicherungen, Sozialhilfe, Rente und vieles andere kümmern. Berücksichtigen Sie alle finanziellen Aspekte von der Therapie und den Medikamenten bis zur ambulanten Pflege und den Kosten eines Pflegeheims. Denken Sie auch daran, dass Sie eines Tages vielleicht in ein Pflegeheim ziehen müssen, das auf Alzheimer im Endstadium spezialisiert ist. Es sind also viele Möglichkeiten in Betracht zu ziehen. Wenn Sie sich von diesem Teil der Planung überfordert fühlen oder wenn Ihre Vermögensverhältnisse sehr komplex sind, sollten Sie einen qualifizierten Finanzberater konsultieren. Suchen Sie diese Person sorgfältig aus. Es sollte jemand sein, der oder die diesen Weg schon mit vielen Familien gegangen ist und sich mit Altenpflege und Langzeitpflege auskennt.

Wie stelle ich ein Betreuungsteam zusammen? Niemand kann diesen Weg allein gehen. Neben den Angehörigen sind auch Freunde, Nachbarn, Ärzte und Pflegekräfte Teil dieses Teams. Je schneller Sie dieses Team nach der Diagnose aufbauen, desto besser. Die Gespräche können schwierig sein, vor allem wenn Sie Ihre Diagnose noch weitgehend vertraulich behandeln wollen. Alle Experten empfehlen jedoch, diese Menschen früh in Ihren inneren Kreis aufzunehmen, damit Sie so lange wie möglich ein erfülltes Leben führen können. Auch hier gilt: Suchen Sie sich diese Leute sorgfältig aus.

Frage: Mir wurde eine Patientenverfügung empfohlen. Was ist das?

Antwort: Das ist ein Dokument, in dem Sie Ihre Wünsche für die Therapie und die Pflege festlegen, auch in Bezug auf Ihr Lebensende. Wie wollen Sie am Ende Ihres Lebens versorgt werden und wer soll Entscheidungen treffen? Sie können auch eine Vorsorgevollmacht erteilen. Weniger als 30 Prozent der Amerikaner haben eine Patientenverfügung unterschrieben. Eine solche ist aber wichtig, denn die Folgen einer fehlenden Verfügung können unangenehm sein und Familien ruinieren; die Kosten können explodieren[4]. Mit einer Patientenverfügung können Sie unerwünschte oder unnötige medizinische Maßnahmen ausschließen, die für Ihre Angehörigen ein Albtraum wären. Die Daten sind beängstigend: Die Wahrscheinlichkeit, dass Ehepartner nach dem Tod des

Partners oder der Partnerin vorzeitig sterben, *verdoppelt* sich, wenn die Pflege am Lebensende nicht geplant wird[5]. Warum ist das so? Ich bin davon überzeugt, dass der Stress schuld ist. Wenn wir über die Kosten einer Demenz reden, vergessen wir oft die Kosten, die nichts mit Geld zu tun haben: Fast 60 Prozent der Menschen, die Angehörige mit Demenz pflegen, berichten von starkem oder sehr starkem psychischem Stress.

Frage: Ich habe kein großes Vermögen. Brauche ich trotzdem einen Vermögensverwalter? Oder sind Vermögensverwalter nur etwas für Reiche?
Antwort: Jeder, der Eigentum und Geldvermögen hat – ein Haus, Bankkonten und so weiter –, sollte ein Testament aufsetzen und für den Ernstfall einen Vermögensverwalter einsetzen. Das ist nicht nur für Superreiche sinnvoll. Auch hierbei sollten Sie sich von einem Fachanwalt beraten lassen, damit nicht eines Tages ein Gericht Ihr Vermögen mühsam verteilen muss. Wenn Sie ein Testament beziehungsweise eine solche Verfügung aufsetzen, legen Sie damit fest, wie mit Ihrem Besitz umgegangen werden soll, falls Sie irgendwann nicht mehr in der Lage sind, Ihre finanziellen Angelegenheiten selbst zu ordnen. Sie benennen einen Fachmann, der dies dann gemäß den Vorgaben in der Verfügung für Sie übernimmt, oder möglicherweise auch einen zusätzlichen Vertreter. Solche Verfügungen, die schon zu Lebzeiten gelten, werden oft zusammen mit einem Testament festgelegt. Die Kosten, die dadurch entstehen, dass Sie solche

Verfügungen nicht bereits vor Ihrem Tod festgelegt haben, sind von Land zu Land unterschiedlich. Es ist aber möglich, dass es für Ihre Familie und Erben von großem Nachteil ist, wenn Sie keine Verfügung oder kein Testament hinterlegt haben. Dann kann ein einst großes Vermögen durch die gesetzlichen Hürden der Vererbung, Anwälte und sich streitende Verwandte, die sich nicht einigen können, einfach ausgelöscht werden.

Sprechen Sie miteinander

Damit wir uns nicht falsch verstehen: Jeder sollte die genannten Dokumente erstellen, nicht nur Menschen, die sich Sorgen wegen einer Demenz machen. Als Nancys Vater ohne Testament und Vermögensverwalter starb, mussten sie und ihre Geschwister sich mühsam darüber einigen, wie ihre Mutter versorgt werden sollte, die sich in einem mittleren Alzheimer-Stadium befand und weder unabhängig leben noch Entscheidungen für sich selbst treffen konnte (ihr fehlte die Geschäftsfähigkeit, wie die Juristen sagen). Es gab keine Pläne, und die Geschwister waren sich nicht einig darüber, wie sie ihre Mutter am besten versorgen konnten. Eine Schwester wollte die Mutter im betreuten Wohnen für Demenzkranke unterbringen. Die zweite Schwester war entschieden dafür, dass die Mutter so lange wie möglich zu Hause bleiben sollte, einerlei, was es kostete. Wenn nötig, solle man eine Ganztagspflege organisieren. Der dritten Schwester gefielen beide Optionen nicht, aber sie konnte sich auch nicht entscheiden. Es kam zum Streit, unter dem auch die Mutter litt. Jede Schwester beantragte beim Gericht, einen Betreuer einzusetzen, der die Entscheidungen treffen sollte. Das kommt eher selten vor, doch wenn

Angehörige sich nicht drüber einigen können, wie die juristischen, finanziellen oder medizinischen Angelegenheiten eines Familienmitglieds geregelt werden sollen, muss ein Gericht entscheiden.

Gerichtlich bestellte Betreuer sind nicht unbedingt die beste Lösung. Es entstehen Kosten für das Gericht und Anwälte, und Sie oder Ihre Familie verlieren möglicherweise jedes Mitspracherecht, auch darüber, wer Betreuer werden soll und welche Entscheidungen in Zukunft getroffen werden sollen.

Der beste Weg, eine Gerichtsentscheidung zu vermeiden, ist offene Kommunikation, frühzeitig und häufig, mit der Familie. Kümmern Sie sich darum, sobald Sie dieses Buch gelesen haben. Berufen Sie ein Familientreffen ein, und beteiligen Sie, wenn es sinnvoll erscheint, einen Freund der Familie, dem alle vertrauen. Wahrscheinlich sind mehrere Familientreffen notwendig. Wenn jemand nicht persönlich teilnehmen kann, können Sie ihn oder sie mithilfe von Internettelefonie oder Skype einbeziehen.

Der unsichtbare zweite Patient

Zunächst fiel es mir schwer, zu glauben, dass das Risiko, an Demenz zu erkranken, bei Menschen, die einen dementen Ehepartner pflegen, bis zu sechsmal größer ist als in der allgemeinen Bevölkerung[6]. Jeder, der einen Angehörigen mit Demenz pflegt, hat ein erhöhtes Risiko, selbst dement zu werden. Man nennt diese Menschen »unsichtbare zweite Patienten«. Es scheint ironisch und grausam zu sein, aber bei näherer Betrachtung ergibt es Sinn. Der pflegende Ehepartner ist durchschnittlich seit 30 Jahren verheiratet und das gemeinsame Leben des Paares macht eine schwere Krise durch. Hinzu kommen Stress, Einsamkeit, Depression und Bewegungsmangel. Wenn man sich mit ganzer Energie für die Pflege des

Partners einsetzt, geht das oft mit einer niedrigeren Lebensqualität einher. Ich höre oft, dass die emotionalen Folgen schwerwiegend sind und dass man sich hilflos fühlt, wenn man miterleben muss, wie die Krankheit trotz aller Pflege und Unterstützung fortschreitet.

In den Medien ist täglich von schädlichem Stress und seinen Folgen im Körper die Rede, vom zerstörerischen Köcheln einer chronischen Entzündung bis zur vermehrten Ausschüttung von Stresshormonen wie Cortisol, die mit der Zeit dem ganzen Organismus schadet. Ich habe über die Gefahren des toxischen Stresses berichtet, meist in Regionen, die von einer großen sozialen Kluft geprägt sind, von Einkommensungleichheit und von düsteren Zukunftserwartungen. Ständige Angst kann zu Medikamenten- oder Drogenabhängigkeit, Suizid und einem höheren Risiko für Herz-Kreislauf-Erkrankungen, Schlaganfälle und andere Krankheiten führen. Aber wir denken oft nicht daran, dass Pflegende dem gleichen Stress mit allen psychischen und körperlichen Folgen ausgesetzt sind. Die biologischen Gründe für das höhere Demenzrisiko sind zum Teil die gleichen: Eine chronische Entzündung schädigt den Körper und erreicht auch das Gehirn. Pflegende haben aber nicht nur ein höheres Demenzrisiko, sondern auch ein erhöhtes Risiko für alle Krankheiten, die mit chronischer Entzündung zusammenhängen. Das ist jede degenerative Krankheit, die wir kennen, von Herzkrankheiten bis zum Krebs.

Wenn wir an Demenz denken, stellen wir uns meist eine Art »Vergesslichkeit« vor und berücksichtigen nicht die anderen Symptome, die extrem schwer zu bewältigen sind, vor allem für Pflegende. Dazu gehören Wut, Unruhe, Stimmungsschwankungen, Halluzinationen, Apathie, Schlafstörungen, Inkontinenz und Weglaufen. Diese Demenzsymptome sind eine große Herausforderung und gehören zu den Hauptgründen dafür, dass Patienten im betreuten Wohnen oder in Pflegeheimen untergebracht werden. Es wird zu schwer und belastend, sie weiter zu versorgen. Eltern werden die schlaflosen Nächte nie vergessen, die ihnen ein Neugeborenes bereitet hat, dem ein regelmäßiger Schlafrhythmus noch fehlt. Aber wir wissen, dass diese Zeit nicht lange dauert und dass Babys bald zu Kleinkindern mit stabilem Schlafmuster werden. Stellen Sie sich nun vor, was es bedeutet, einen Erwachsenen zu pflegen, der nie wieder einen konstanten, zuverlässigen Schlafrhythmus haben wird. Der Demenzkranke schläft Tag und Nacht immer wieder und wacht vielleicht alle paar Stunden auf, wenn alle anderen im Haus schlafen. Hinzu kommen Probleme mit dem Essen, dem Benutzen des Bades und dem Gehen. Die Inkontinenz ist ein weiterer häufiger Grund dafür, Demenzkranke in ein Pflegeheim zu bringen. Zudem kann sich die Persönlichkeit des Kranken mit der Krankheit verändern. Ein Mensch, der unleidlich war, wird als Demenzkranker bisweilen freundlich und nett. Wer einst liebevoll, locker und angenehm im Umgang war, wird möglicherweise immer mürrischer, streitlustiger, ungeselliger und unberechenbarer. Pflegende haben mitunter das Gefühl, dass sie wie auf Eiern gehen müssen und nie wissen, was sie erwartet, wenn sie das Zimmer des Kranken betreten. Dieser Zustand kann sich nach und nach verschlimmern, und wenn der Patient nachts herumirrt oder Halluzinationen auslebt, kann die Situation unerträglich und unhaltbar werden. Leider lässt sich nie vorhersagen, bei wem solche Veränderungen und Symptome auftreten. Es kommt auf die Stadien des Krankheitsprozesses, die äußeren Umstände und die am stärksten betroffene Gehirnregion an.

Im Frühstadium, in dem die kognitiven Fähigkeiten nur leicht beeinträchtigt sind und der Kranke noch weiß, was mit ihm geschieht, können Angst, Wut, Aggressivität und leichte Depressionen auftreten. Bis zu 20 Prozent der Alzheimer-Kranken erleben zunehmende Verwirrtheit, Angst und Unruhe, die spät am Tag beginnen, eine abendliche Verwirrtheit. In einem späteren Krankheitsstadium, wenn der Kranke sich seiner Stimmungsschwankungen weniger bewusst ist, kann es zu Wahnvorstellungen und Halluzinationen kommen. Es gibt keine wirksame Therapie dagegen und Antipsychotika können das Sterberisiko bei Dementen erhöhen. Aber das Interesse an einer effektiven Alzheimer-Therapie ist groß, und deshalb dürfen wir hoffen, dass die Forschung bessere Methoden findet, diese niederschmetternden Symptome mit weniger gefährlichen Medikamenten oder gar ohne Medikamente zu lindern. Es gibt beispielsweise vielversprechende Ansätze, die Lichttherapie zu nutzen, um den Schlaf-Wach-Zyklus zu stabilisieren. Die Forscher vermuten, dass ein besseres Schlafmuster die Stimmung und das Verhalten von Demenzpatienten deutlich verbessern kann.

Frage: Meine Mutter hat Wahnstörungen und Halluzinationen. Sie macht mir alle möglichen Vorwürfe, vom Diebstahl bis zum Mord. Ist das normal? Was soll ich tun?

Antwort: Im mittleren Stadium der Alzheimer-Krankheit kann es zu Wahnvorstellungen und Halluzinationen kommen. Beide sind nicht identisch. Als Wahn bezeichnet man eine irreale Überzeugung, zum Beispiel den festen Glauben, dass man bestohlen wird. Manchmal spricht man hier von Paranoia. Halluzinationen sind falsche Sinneswahrnehmungen von Ereignissen oder Dingen. Beispiel: Ein Alzheimer-Patient sieht, riecht, schmeckt, hört oder fühlt etwas, was nicht vorhanden ist. Pflegende, die mit Wahnvorstellungen oder Halluzinationen konfrontiert sind, sollten sie notieren und mit einem Arzt besprechen. Das alles kann sehr verstörend sein. Manchmal fügt ein Patient sich auch eine Verletzung zu, die nach Misshandlung aussieht. Je nach der Symptomatik und dem Krankheitsstadium kann es Behandlungsmöglichkeiten geben.

Denken Sie auch an sich: ein Rat für Pflegende

Die Pflege eines dementen Angehörigen sollte Teamarbeit sein, bei der Angehörige und Freunde mitwirken. Für die Person, die die Hauptlast der Pflege trägt (es gibt immer eine), ist es sehr wichtig, sich nicht nur um den Patienten zu kümmern, sondern auch um sich selbst. Achten Sie auf gesunde Ernährung und ausreichende Bewegung; behalten Sie Aktivitäten bei, die Ihr Wohlbefinden stärken; verbringen Sie Zeit mit Ihrem Freundeskreis und Ihrer Familie; legen Sie täglich immer wieder Pausen ein (und wenn es nur fünf Minuten sind) und wöchentlich und monatlich freie Tage und Wochenenden. Das Programm, das ich in Teil 1 umrissen habe, ist für uns alle gedacht – einerlei, ob wir bereits jemanden pflegen, auf eine Diagnose für einen Angehörigen warten oder selbst vor einem schweren kognitiven Abbau stehen. Setzen Sie sich selbst auf Ihre To-do-Liste!

Wenn Sie jemanden pflegen und gleichzeitig ganz- oder halbtags arbeiten, müssen Sie besonders auf Ihre Zeit, Ihre Energie, Ihre Gefühle und Ihre persönlichen Bedürfnisse achten. Ihr Burn-out-Risiko ist groß, aber aus anderen Gründen, als Sie denken mögen. Das Burn-out der Pflegenden ist weniger auf die anstrengende Betreuung und auf die Verantwortung zurückzuführen als auf die Vernachlässigung der eigenen psychischen, körperlichen und spirituellen Gesundheit. Lassen Sie mich wiederholen: Setzen Sie sich selbst auf Ihre To-do-Liste! Achten Sie auf Symptome, die bei Ihnen auftreten. Zu Beginn Ihrer Doppelbelastung mag noch alles in Ordnung sein; aber Sie wissen nicht, wie lange Sie beide Aufgaben bewältigen müssen. Es kann ein langer, beschwerlicher Weg werden, der die Selbstvernachlässigung verschlimmert. Erschöpfte Pflegende sind meist selbst krank.

Es ist keine Schande, andere um Hilfe für sich und Ihren Schützling zu bitten. Sprechen Sie mit Geschwistern und zu jedem in Ihrem inneren Kreis, der helfen kann. Ich habe zu viele Menschen getroffen, die viel zu spät um Hilfe gebeten haben und selbst bereits an Krankheiten leiden, die ebenso verheerend oder schlimmer sind als die Demenz des Partners. Eine Frau, die ich kannte, starb an einem Herzanfall, während sie ihren Mann pflegte, der an einer schweren Demenz litt. Sie hatte versucht, alles selbst zu bewältigen, weil sie niemanden sonst damit »belasten« oder »belästigen« wollte. Vielleicht wäre sie heute noch am Leben, wenn sie mehr Hilfe bekommen und sich mehr um sich selbst gekümmert hätte.

Pflegende Angehörige haben verschiedene Gründe für ihren Einsatz. Manche handeln aus Liebe, Dankbarkeit oder Pflichtgefühl, andere wollen ihr schlechtes Gewissen beruhigen. Außerdem müssen sie dem gesellschaftlichen Druck und den kulturellen Normen nachgeben. In seltenen Fällen kann Gier das Motiv sein. Viele Leute berichten mir, die Pflege eines Angehörigen könne auf einer spirituellen Ebene unglaublich erfüllend sein. Andererseits überrascht es nicht, dass Pflegende mit negativen Motiven – Pflichtgefühl, Schuldgefühle oder sozialer Druck – ihre Rolle häufiger aufgeben und unter größerem psychischem Druck stehen als diejenigen, die positive Beweggründe haben. Zudem fühlen sich Pflegende mit positiver Motivation weniger belastet; sie sind gesünder, haben bessere Beziehungen, sind zufriedener und bekommen mehr Unterstützung von anderen.

Zumindest am Anfang neigen manche Pflegenden dazu, die Situation zu leugnen. Das ist normal. Es ist nicht leicht, zu akzeptieren, dass ein Elternteil, ein Ehepartner oder ein anderes Familienmitglied eine beängstigende und verhängnisvolle Krankheit wie Alzheimer hat. In der Schule werden wir darauf nicht vorbereitet. Selbst als Medizinstudent wurde mir nicht beigebracht, wie ich mit dieser düsteren Diagnose umgehen soll. Während meiner Jahre als praktischer Arzt und durch meine Gespräche mit Familien, die sich mit der Krankheit herumschlagen mussten, habe ich eine Menge gelernt, und ich musste mitansehen, wie meine Eltern und ein Großvater Opfer der Krankheit wurden. Es ist immer hart. Die Diagnose kann scheinbar unerträglich sein, nicht akzeptabel. Ihr Leben ist wahrscheinlich schon mit Verantwortung überfrachtet; dennoch müssen Sie plötzlich etwas hinzufügen, was Ihnen wie ein zusätzlicher Ganztagsberuf vorkommt. Es ist kein Wunder, dass Sie in dieser Situation zunächst die Tatsachen leugnen. Das kann sogar ein gesundes Bewältigungsverhalten sein, weil es Ihnen Zeit verschafft, sich an die neue Realität zu gewöhnen. Aber Sie können nicht ewig leugnen, weil Sie Entscheidungen treffen und Pläne erstellen müssen. Wenn Sie mit der Diagnose nicht zurechtkommen, sollten Sie mit jemandem sprechen und die Hilfe eines Therapeuten suchen. Solche Diagnosen können auch das Selbstvertrauen untergraben, und ein Therapeut kann Ihnen helfen, Ihre Denkweise zu ändern und das Selbstvertrauen wiederzufinden, das Sie brauchen, um weiterzumachen.

Viele haben am Anfang auch Schuldgefühle, und diese gehen mit dem Leugnen einher. Sie fragen sich, warum Sie die Anzeichen nicht früher erkannt haben, oder werfen sich vor, sie verdrängt zu haben. Ginge es Ihrem Angehörigen besser, wenn Sie die Diagnose früher hätten stellen lassen? Hätte man dann mit der Behandlung früher beginnen können? Schuldgefühle und Leugnen sind weit verbreitet. Achten Sie auch hier auf Ihre Gefühle und auf psychische und körperliche Erschöpfung. Wappnen Sie sich mit Wissen und Ressourcen. Suchen Sie den Kontakt mit anderen Pflegenden, die sich in einer vergleichbaren Situation befinden.

Ich kann es nicht genug betonen: Bauen Sie Ihr eigenes Netz aus Unterstützern auf, bitten Sie um Hilfe und nehmen Sie Hilfe an. Planen Sie weiter Ihre Zukunft und passen Sie die Pläne bei Bedarf an. Finden Sie sich mit Ungewissheiten ab. Die Alzheimer-Krankheit ist launisch und unberechenbar; sie löst viele gemischte Gefühle aus: Angst, Trauer, Depression, Wut, Enttäuschung und Kummer. Achten Sie auf Ihre Gefühle und gehen Sie auf Ihre eigenen Bedürfnisse ein. Denken Sie daran, dass die Krankheit viele Gesichter hat und dass der Krankheitsverlauf sehr unterschiedlich sein kann. Machen Sie sich also keine Vorwürfe, wenn Sie Symptome vergleichen und feststellen, dass Sie mit Ihrem Schützling »schlimmer dran« sind. Akzeptieren Sie, dass Sie eine der schwierigsten Aufgaben übernommen haben, die es im Leben gibt. Experten können Ihnen helfen, mit komplizierten Situationen fertig zu werden, für die Sie nicht ausgebildet wurden. Sie können lernen, richtig zu reagieren, wenn jemand sich untypisch verhält oder extrem unberechenbar ist. Es ist schwierig, ständig das Wohl eines anderen Menschen im Auge zu haben und seine Bedürfnisse vorauszuahnen, wenn alles sich so schnell ändert. Der Umgang mit ungewöhnlichen Situationen kann ebenfalls unerträglich schwer sein. Was sollen Sie beispielsweise tun, wenn der Patient ständig ein Wort, einen Satz oder eine Handlung wiederholt, immer und immer wieder? Wiederholungszwang kommt im Spätstadium der Krankheit häufig vor. Der Patient sehnt sich nach Vertrautheit und Trost, während das Gehirn seine heimtückische Talfahrt fortsetzt. Eine Möglichkeit, darauf zu reagieren – außer ruhig und geduldig zu sein –, besteht darin, dem Patienten eine Beschäftigung zu geben, die das Wiederholungsmuster durchbricht. Es hilft auch, wenn Sie Ihre Erfahrungen mit anderen teilen; das erleichtert den Aufbau des Teams, das Sie brauchen.

Das Ziel eines Pflegenden besteht letztlich darin, dem Demenzkranken ein gutes Leben zu ermöglichen. Das ist ein anspruchsvoller Job, der wenig Dankbarkeit und Anerkennung verspricht. Ich weiß nicht, ob es etwas wie echte Balance gibt; aber ich halte diese Aufgabe für einen Balanceakt.

Vielleicht stellen Sie eines Tages fest, dass Sie die Hauptlast der Pflege nicht mehr tragen können. Seien Sie offen für die Möglichkeit, die Rahmenbedingungen zu ändern und die Alleinverantwortung abzugeben. Es gibt viele Einrichtungen, die eine vorzügliche Pflege anbieten und deren Personal speziell für die Pflege Demenzkranker ausgebildet wurde. Dort werden die Bewohner respektvoll behandelt und behalten ihre Würde. Suchen Sie keine Einrichtung aus, die ein ungutes Gefühl in Ihnen auslöst. Wenn Sie tun, was Sie tun können, hat niemand das Recht, mehr von Ihnen zu verlangen. Es kann hilfreich sein, die eigenen Gedanken und Erfahrungen in einem Tagebuch festzuhalten. Dokumentieren Sie Ihre Reise.

Schluss

Die glänzende Zukunft

Ich habe versprochen, dieses Buch mit einem optimistischen Ausblick abzuschließen. In der Zeit, die vergangen ist, seit ich diese Worte geschrieben habe, wurden Tausende von Schlagzeilen gedruckt, die das Wort *Alzheimer* enthalten. Es mangelt nicht an der Begeisterung und am Ehrgeiz, bessere Therapien zu finden, vielleicht sogar ein Heilmittel. Im Jahr 2019 war plötzlich wieder von einem Impfstoff die Rede, nachdem Wissenschaftler der University of New Mexico über ihre Experimente mit geimpften Mäusen berichtet hatten. Sie hatten den Tieren virusähnliche Partikel verabreicht, die das Tau-Protein angriffen. Die Mäuse bildeten Antikörper, die das abnorme Tau-Protein aus dem Teil des Gehirns entfernten, das für das Lernen und das Gedächtnis zuständig ist. Wird die Impfung auch bei Menschen wirken und gegen Demenz helfen? Das muss noch bewiesen werden.

Ein anderes Forscherteam arbeitet intensiv mit sogenannten *Endobody*-Vakzinen. Diese Impfstoffe regen das Immunsystem an, sich um Teile des Körpers zu kümmern, die schlecht arbeiten und die es normalerweise ignorieren würde. Diese Impfstoffe sind anders als das typische Vakzin, das unser Immunsystem auf die Abwehr von Krankheitserregern vorbereitet, die von außen kommen, zum Beispiel auf Masern- oder Grippeviren. Die neuen Impfstoffe lösen zwar eine Antikörperreaktion im Körper aus, aber keine schädliche Entzündung. Zurzeit sind klinische Studien im Gange, die untersuchen, ob diese Vakzine Einfluss auf die kognitiven Fähigkeiten und das Gedächtnis haben; aber es wird wahrscheinlich Jahre dauern, bis die Ergebnisse vorliegen. Eine Forschergruppe der Yale University hofft, mit einem »trinkbaren Cocktail aus Designer-Molekülen« Erinnerungen in Mäusen wiederherzustellen, die genetisch so verändert wurden, dass sie an Störungen leiden, die der Alzheimer-Krankheit ähneln. Science-Fiction oder eine potenzielle Therapie? Künftige Studien werden diese Frage beantworten und dazu beitragen, dass wir die vielen Krankheiten heilen können, die mit dem Gehirn zu tun haben, von Depression, Angst, bipolarer Störung und Schizophrenie bis zu neurodegenerativen Krankheiten wie Parkinson und amyotropher Lateralsklerose. Zwar ist jede dieser Krankheiten einzigartig, aber ich vermute, dass Durchbrüche bei einer von ihnen auch andere Bereiche der Gehirnforschung voranbringen werden. Was wir beispielsweise von der Erforschung der Depression lernen, könnte uns helfen, die Alzheimer-Krankheit besser zu verstehen. Es gibt viele überraschende Schnittstellen in der Medizin. Wir müssen sie nur finden.

Ich bin gespannt darauf, was die Zukunft uns bringen wird. Wir werden komplexe Krankheiten wie Alzheimer und andere Arten der Demenz besser verstehen und behandeln können, und vielleicht werden wir eines Tages sogar das Wort *Demenz* vergessen. Angesichts der neuen Therapien am Horizont halte ich es nicht für gerechtfertigt, einen Menschen mit dem Etikett »Demenz« zu versehen, wenn er eine Krankheit in Schach halten und mit ihr weiterleben kann. Dank vielversprechender neuer Präventivmaßnahmen und symptomatischer Therapien wird sich unser gesamtes Vokabular rund um degenerative Gehirnkrankheiten ändern. Die Prävention und die Behandlung von Gehirnkrankheiten wird dann keine einzelne Maßnahme mehr sein, sondern ein ganzes Maßnahmenbündel von gesunder Lebensweise und täglichen Gewohnheiten bis zur Gentherapie.

Ich hoffe, ich habe Ihnen bei Ihrem Streben nach einem dynamischen Gehirn reichlich Stoff zum Nachdenken gegeben. Meine Kinder im Teenageralter werden wohl zur ersten von vielen Generationen gehören, die die Grenzen unserer Lebenserwartung hinausschieben und bis in ihre Neunzigerjahre oder länger ihren scharfen Verstand behalten. Mit der Morgendämmerung einer personalisierten Medizin und der Einführung zahlreicher neuer Medikamente und Therapien, die die Medizin revolutionieren und demokratisieren werden, treten wir in eine neue Ära in unserer Evolution als Spezies ein. Das Tempo des Wandels wird weiter zunehmen. Stellen Sie sich eine Iriserkennung durch das Smartphone oder iPad vor, die Ihnen sagt, welcher Mix aus Molekülen oder Biologika Ihr Gehirn von verdächtigen Proteinen befreien, Synapsen wiederherstellen und die Kognition verbessern wird. Oder stellen Sie sich eine Drohne vor, die Ihnen zur richtigen Zeit das richtige Medikament liefert, das die Verarbeitungsgeschwindigkeit Ihres Gehirns ohne Nebenwirkungen steigert. Wir werden bald in der Lage sein, einen Blick ins Gehirn zu werfen und nachzuschauen, wo sich ein Problem zu entwickeln beginnt. Dann werden wir das Problem mithilfe von kleinen Molekülen oder Pflanzen beseitigen. Ich bin davon überzeugt, dass wir viele Probleme, die uns plagen, selbst geschaffen haben. Das ist für uns eine Chance. Es wird immer Platz für gute, altmodische Gewohnheiten wie Gemüseverzehr und regelmäßige Bewegung geben. Aber diese erprobten Methoden werden zusammen mit den Verfahren von morgen unser Leben optimieren. An dieses Leben werden wir uns gerne erinnern, und wir werden in der Lage sein, uns daran zu erinnern. Bleiben Sie jung im Kopf!

Danksagungen

Die Wissenschaftler, die jeden Morgen mit der Überzeugung aufwachen, dass Krankheiten nicht vorherbestimmt sind, dass das Alter nicht mit Gedächtnisschwund einhergehen muss und dass jeder sein Gehirn verbessern kann, haben mich inspiriert, dieses Buch zu schreiben. Im Laufe von fast zwei Jahrzehnten habe ich immer wieder mit diesen Forschern gesprochen, auf großen Tagungen, in ihren Labors und bei ihnen zu Hause. Sie informierten mich über ihre wissenschaftlichen Befunde und verrieten mir, warum sie sich für das Studium des Gehirns entschieden hatten. Und sie überzeugten mich nicht nur davon, dass wir eines Tages Krankheiten wie Demenz zu einem Relikt der Vergangenheit machen werden, sondern auch davon, dass selbst ein gesundes Gehirn noch besser und widerstandsfähiger werden kann. Ich danke euch für eure Offenheit und eure Bereitschaft, die erstaunlichsten neuen Erkenntnisse über das Gehirn jedem zugänglich zu machen, überall auf der Welt.

Priscilla Painton, du bist Chefredakteurin, aber dein Titel beschreibt nicht einmal annähernd deinen Beitrag zu diesem Buch. Von Anfang an war deine Vision klar und die Zusammenarbeit mit dir übertraf meine Erwartungen bei Weitem. Deine Anmerkungen und Anregungen trafen immer ins Schwarze und waren immer wertvoll. Du kannst um Ecken schauen und die Richtung des Buchs voraussehen. Für mich war es ein Glücksfall mit einem so engagierten und professionellen Team an *Im Kopf jung bleiben* zu arbeiten. Wir sind unterwegs zu einer Familie geworden: Richard Rhorer, Julia Prosser, Elizabeth Gay, Elise Ringo, Yvette Grant, Carly Loman, Jackie Seow, Lisa Erwin, Marie Florio, Hana Park und zum Schluss Megan Hogan, die heute einen nationalen Geschwindigkeitsrekord im Beantworten von E-Mails hält, und das immer mit einem Lächeln. Dank an euch alle.

Jonathan Karp, du bist die Definition eines Gentlemans und eines Gelehrten. Schon nach unserer ersten Begegnung in deinem Büro – als wir uns über alles Mögliche, von Stammzellen bis Springsteen, unterhielten – wusste ich, dass ich es mit einem Mann zu tun hatte, der sich wirklich mit der Welt auseinandersetzt. Danke, dass du an mich und an dieses Buch geglaubt hast.

Bob Barnett ist ein weltberühmter Rechtsanwalt. Er hat Präsidenten und den Papst vertreten. Aber Sie erfahren nichts davon, denn er ist unglaublich bescheiden und fleißig. Als er sich bereit erklärte, meine Karriere zu fördern, war das einer der besten Tage meines Lebens. Seine Ratschläge sind außergewöhnlich vorausschauend und einfühlsam.

Die Zusammenarbeit mit meiner Partnerin und Freundin Kristin Loberg ist ohne Zweifel etwas Besonderes. Wir alle sollten das Glück haben, mit einem Menschen wie Kristin zu arbeiten. Sie verstand sofort, was ich ihr mitteilen wollte, und half mir immer, mein Ziel zu erreichen. Kristin ist die Beste auf ihrem Gebiet und dieses Buch wäre ohne sie nicht möglich gewesen.

Anmerkungen

Per Fußnote habe ich an vielen Stellen des Buchs wissenschaftliche Artikel und andere Quellen genannt, in denen Sie mehr über einige Ideen erfahren, die ich in diesem Buch vorstelle. Ich habe die Studien aufgeführt, die ich im Buch erwähnt habe. Wenn ich könnte, würde ich jede publizierte wissenschaftliche Arbeit zitieren, die ich über dieses Thema gelesen habe; aber diese Liste würde Tausende von Einträgen enthalten. Immerhin kann dieses Material Türen für weitere Studien und Recherchen öffnen.

Einführung

1 Rivka Green MA, Lanphear B, Hornung R et al. (2019) Association between Maternal Fluoride Exposure during Pregnancy and IQ Scores in Offspring in Canada, JAMA Pediatrics; 19. August. DOI:10.1001/jamapediatrics.2019.1729 (Online-Vorabveröffentlichung)

2 Burke MJ, Fralick M, Nejatbakhsh N et al. (2015) In Search of Evidence-Based Treatment for Concussion: Characteristics of Current Clinical Trials, Brain Injury 29(3): 300–305

3 Brookmeyer R, Abdalla N, Kawas CH, Corrada MM (2018) Forecasting the Prevalence of Preclinical and Clinical Alzheimer's Disease in the United States, Alzheimer's & Dementia 14(2): 121–129

4 Aktualisierte Zahlen und Abbildungen zur Prävalenz der Alzheimer-Krankheit und anderer Gehirnkrankheiten siehe unter www.alz.org oder www.cdc.gov

5 Cummings JL, Morstorf T, Zhong K (2014) Alzheimer's Disease. Drug-Development Pipeline: Few Candidates,

Frequent Failures, Alzheimer's Research and Therapy 6(4): 37

6 Gamo NJ, Briknow MR, Sullivan D et al. (2017) Valley of Death: A Proposal to Build a Translational Bridge for the Next Generation. Neuroscience Research 115: 1–4

7 Ruby JG, Wright KM, Rand KA et al. (2018) Estimates of the Heritability of Human Longevity Are Substantially Inflated due to Assortative Mating. Genetics 210(3): 1109–1124

Teil 1: Das Gehirn

1 Wir hören oft, es gebe so viele Neuronen im menschlichen Gehirn wie Sterne in der Milchstraße, wenn nicht mehr. Das ist eine sehr allgemeine Analogie, die das Gefühl einer gigantischen Zahl und Größe vermitteln soll. Aber wir kennen weder die Zahl der Neuronen noch die der Sterne in der Galaxis genau. Der neuesten Schätzung zufolge gibt es 86 Milliarden Neuronen im menschlichen Gehirn und 200 bis 400 Milliarden Sterne in der Milchstraße. Vielleicht sind die Sterne also gegenüber den Neuronen in der Mehrzahl. Allerdings ist die Analogie nicht wörtlich gemeint und die Methoden für die Ermittlung dieser Zahlen haben ihre eigenen Schwächen. Eine interessante Erklärung dieser Behauptungen enthält Bradley Voyteks Artikel in der Fachzeitschrift Nature: »Are There Really as Many Neurons in the Human Brain as Stars in the Milky Way?«, 20. Mai 2013

2 Dieses Zitat wird James D. Watson zugeschrieben und steht im Vorwort zu Sandra Ackermans »Discovering the Brain« (Washington: National Academies Press, 1992)

Kapitel 1: Was macht Sie so, wie Sie sind?

1 Die durchschnittliche Fläche des menschlichen Kortex wird oft mit 0,14 bis 0,19 m^2 angegeben. Eine Übersichtsarbeit zu diesem Thema ist Michel A. Hofmans »Evolution of the Human Brain: When Bigger Is Better«, Frontiers in Neuroanatomy 8 (März 2014): 15

2 Bisher gibt es keinen überprüften Fachartikel, der die 100 Milliarden Neuronen bestätigt. Diese Schätzung basiert auf informellen Interpolationen verschiedener Messungen. Interessant ist, dass Suzana Herculano-Houzel und ihre Kollegen 2009 einen Artikel veröffentlichten, der eine Berechnung mit dem Ergebnis 86 Milliarden enthält und eine neue Zählweise verwendet (s. »Equal Numbers of Neuronal and Nonneuronal Cells Make the Human Brain an Isometrically Scaled-up Primate Brain«, Journal of Comparative Neurology 2009; 513(5): 532–41 und TED-Talk www.ted.com/speakers/suzana herculano_houzel).

3 Harlow JM, (1868) Recovery from the Passage of an Iron Bar through the Head, Publications of the Massachusetts Medical Society 2(3): 327–47. Nachgedruckt von David Clapp & Son (1869)

4 Für Literatur mit Daten und Informationen über das Gehirn siehe www.BrainFacts.org

Kapitel 2: Kognitiver Abbau – neu definiert

1 Cortez M. Merck Stops Alzheimer's Study After No Chance of Benefit. Bloomberg Business, 14. Februar 2017

2 Bloom GS. (2014) Amyloid-β and Tau: The Trigger and Bullet in Alzheimer Disease Pathogenesis, JAMA Neurology 71(4): 505–508

3 Über Dr. Sterns Forschungen informiert seine akademische Webseite www.bu.edu/cte/about/leadership/robert-a-stern-ph-d
4 Price L, Wilson C, Grant G. (2016) Blood-Brain Barrier Pathophysiology following Traumatic Brain Injury. Translational Research in Traumatic Brain Injury (Boca Raton: CRC Press/Taylor and Francis Group): 85–96
5 Montagne A, Barnes SR, Sweeney MD, Halliday MR. (2015) Blood-Brain Barrier Breakdown in the Aging Human Hippocampus, Neuron 85(2): 296–302
6 Aguilar M, Bhuket T, Torres S et al. (2015) Prevalence of the Metabolic Syndrome in the United States, 2003–2012, JAMA 313(19): 1973
7 Dyer O. (2005) Is Alzheimer's Really Just Type III Diabetes? National Review of Medicine 2(21); www.nationalreviewofmedicine.com/issue/2005/1215/2advances medicine01 21.html
8 Lee HJ, Seo HI, Cha HY et al. (2018) Diabetes and Alzheimer's Disease: Mechanisms and Nutritional Aspects, Clinical Nutrition Research 7(4): 229–240
9 Zheng F, Yan L, Yang Z et al. (2018) HbA1c, Diabetes and Cognitive Decline: The English Longitudinal Study of Ageing. Diabetologia 61(4): 839–848
10 Zhao N, Liu CC, Van Ingelgom AJ, Martens YA. (2017) Apolipoprotein E4 Impairs Neuronal Insulin Signaling by Trapping Insulin Receptor in the Endosomes, Neuron 96(1): 115–129.e5
11 Whitmer RA, Gunderson EP, Barrett-Conner E et al. (2005) Obesity in Middle Age and Future Risk of Dementia: A 27 Year Longitudinal Population Based Study. British Medical Journal 330(7504): 1360
12 John CC, Carabin H, Montano SM et al. (2015) Global Research Priorities for Infections That Affect the Nervous System. Nature 527(7578): S178–186

13 Stetka B (2018) Infectious Theory of Alzheimer's Disease Draws Fresh Interest, Fotos: Health News bei NPR, 9. September 2018. Siehe www.npr.org/sections/health-shots/2018/09/09/645629133/infectious-theory-of-alzheimers-disease-draws-fresh-interest

14 Eimer WA, Vijaya Kumar DK, Navalpur Shanmugam NK et al. (2018) Alzheimer's Disease-Associated β-Amyloid Is Rapidly Seeded by Herpesviridae to Protect against Brain Infection. Neuron 99(1): 56–63

15 Walker KA, Gottesman RF, Wu A et al. (2019) Systemic Inflammation during Midlife and Cognitive Change over 20 Years: The ARIC Study, Neurology 92(11): e1256–e1267

16 Zhang C, Wang Y, Wang D et al. (2018) NSAID Exposure and Risk of Alzheimer's Disease: An Updated Meta-Analysis from Cohort Studies. Frontiers in Aging Neuroscience 10: 83

17 www.alz.org

18 Boldrini M, Fulmore CA, Tartt AN et al. (2018) Human Hippocampal Neurogenesis Persists throughout Aging, Cell Stem Cell 22(4): 589–599

19 Diese Zahlen stammen von der Alzheimer's Association und basieren auf Langzeitstudien.

20 Siehe »Disease Facts and Figures« auf www.alz.org

21 Siehe »Disease Facts and Figures« auf www.alz.org

22 Siehe »Disease Facts and Figures« auf www.alz.org

23 Fischer MA. 6 Types of Normal Memory Lapses and Why You Needn't Worry About Them, AARP, stayingsharp.aarp.org/about/brain-health/normal-memory/

24 Lorayne H, Lucas J (1996) The Memory Book: The Classic Guide to Improving Your Memory at Work, at School and Play, Neuaufl. New York: Ballantine Books

25 Siehe Grady C (2012) Trends in Neurocognitive Aging, Nature Reviews Neuroscience 13(7): 491–505

26 Fotuhi M (2009) Changing Perspectives Regarding Late-Life Dementia, Nature Reviews Neurology 5: 649–658

Kapitel 3: Zwölf destruktive Mythen und die fünf Pfeiler, auf die Sie bauen können

1 Rena L, Singh M (2014) Sex Differences in Cognitive Impairment and Alzheimer's Disease, Frontiers in Neuroendocrinology 35(3): 385–403

2 Colucci M, Cammarata S, Assini A et al. (2006) The Number of Pregnancies Is a Risk Factor for Alzheimer's Disease, European Journal of Neurology 113(12): 1374–1377

3 Sundermann EE, Bigon A, Rubin LH et al. (2017) Does the Female Advantage in Verbal Memory Contribute to Underestimating Alzheimer's Disease Pathology in Women versus Men? Journal of Alzheimer's Disease 56(3): 947–957

4 Wesnes KA, Brooker H, Ballard C at al. (2018) An Online Investigation of the Relationship between the Frequency of Word Puzzle Use and Cognitive Function in a Large Sample of Older Adults, International Journal of Geriatric Psychiatry 34/7): 921–931. Brooker H, Wesnes KA, Ballard C et al. (2019) The Relationship between the Frequency of Number Puzzle Use and Baseline Cognitive Function in a Large Online Sample of Adults Aged 50 and Over, International Journal of Geriatric Psychiatry 34(7): 932–940

5 Eriksson PS, Perfilieva E, Björk-Eriksson TT et al. (1998) Neurogenesis in the Adult Human Hippocampus. Nature Medicine 4(11): 1313–1317

6 Begley S (2007) Train Your Mind, Change Your Brain: How a New Science Reveals Our Extraordinary Potential to Transform Ourselves. New York: Ballantine

7 Siehe www.johnratey.com

8 Merzenich M (2013) Soft-Wired: How the New Science of Brain Plasticity Can Change Your Life, 2. Aufl. San Francisco: Parnassus Publishing

9 Dieses Zitat schrieben Michael Merzenich und ein Kollege 1996, aber es erschien nie in einer extern begutachteten Fachzeitschrift. Am besten verewigt ist es in Sharon Begleys Train Your Mind, Change Your Brain: How a New Science Reveals Our Extraordinary Potential to Transform Ourselves. New York: Ballantine, 2007: 159

10 Huentelman MJ, Piras IS, Siniard AL et al. (2018) Associations of MAP2K3 Gene Variants with Superior Memory in Super-Agers, Frontiers in Aging Neuroscience 10: 155

11 Park DC, Lodi-Smith J, Drew L et al. (2014) The Impact of Sustained Engagement on Cognitive Function in Older Adults: The Synapse Project. Psychological Science 25(1): 103–112

12 Siehe die Arbeiten von Earl Keith Miller und dem Miller Lab: http://millerlab.mit.edu

13 Molesworth T, Sheu LK, Cohen S et al. (2015) Social Network Diversity and White Matter Microstructural Integrity in Humans, Social Cognitive and Affective Neuroscience 10(9): 1169–1176

Teil 2: Der Brain-Trust: Wie Sie Ihren Verstand nicht verlieren

1 Alzheimer's Association, www.alz.org

2 Alzheimer's Association, www.alz.org

Kapitel 4: Das Wunder der Bewegung

1 Petersen RC, Lopez O, Armstrong MJ et al. (2018) Practice Guideline Update Summary: Mild Cognitive Impairment: Report of the Guideline Development, Dissemination and Implementation Subcommittee of the American Academy of Neurology, Neurology 90(3): 126–135

2 Barnes DE, Yaffe K (2011) The Projected Effect of Risk Factor Reduction on Alzheimer's Disease Prevalence, Lancet Neurology 10(9): 819–828

3 Saint-Maurice PF, Coughlan D, Kelly SP et al. (2019) Association of Leisure-Time Physical Activity across the Adult Life Course with All-Cause and Cause-Specific Mortality, JAMA Network Open 2(3): e190355

4 Beddhu S, Wie G, Marcus RL et al. (2015) Light-Intensity Physical Activities and Mortality in the United States General Population and CKD Subpopulation, Clinical Journal of the American Society of Nephrology 10(7): 1145–1153

5 Bramble DM, Lieberman DE (2004) Endurance Running and the Evolution of Homo. Nature 432(7015): 345–352

6 Lieberman DE (2013) The Story of the Human Body: Evolution, Health and Disease. New York: Pantheon

7 Lieberman DE (2015) Is Exercise Really Medicine? An Evolutionary Perspective. Current Sports Medicine Reports 15(4): 313–319

8 Lieberman, The Story of the Human Body: S. 6

9 Tipton CM (2014) The History of ›Exercise Is Medicine‹ in Ancient Civilizations, Advances in Physiology Education 38(2): 109–117

10 Susruta S, Bhishagratna KL (2018) An English Translation of the Sushruta Samhita, Based on Original Sanskrit Text; Bd. 1–3; Franklin Classics

11 Eine Übersicht mit vielen Zitaten über den Nutzen der Bewegung finden Sie online in der National Library of Medicine der National Institutes of Health U.S. und unter »Benefits of Exercise« auf medlineplus.gov/benefitsofexercise.html.

12 Segaert K, Lucas SJE, Burley CV et al (2018) Higher Physical Fitness Levels Are Associated with Less Language Decline in Healthy Ageing. Scientific Reports 8(1): 6715

13 Chetty S, Friedman AR, Taravosh-Lahn K et al. (2014) Stress and Glucocorticoids Promote Oligodendrogenesis in the Adult Hippocampus, Molecular Psychiatry 19(12): 1275–1283

14 Silva RB, Aldoradin-Cabeza H, Eslick GD et al. (2017) The Effect of Physical Exercise on Frail Older Persons: A Systematic Review, Journal of Frailty Aging 6(2): 91–96

15 Pollock RD, Carter S, Velloso CP et al. (2015) An Investigation into the Relationship between Age and Physiological Function in Highly Active Older Adults, Journal of Physiology 593(3): 657–680; Diskussion S. 680

16 Gottesman RF, Schneider AL, Albert M et al. (2014) Midlife Hypertension and 20-Year Cognitive Change: The Atherosclerosis Risk in Communities Neurocognitive Study, JAMA Neurology 71(10): 1218–1227

17 Walker KA, Power MC, Gottesman RF (2017) Defining the Relationship between Hypertension, Cognitive Decline und Dementia: A Review, Current Hypertension Reports 19(3): 24

18 Gottesman RF, Schneider AL, Zhou Y et al. (2017) Association between Midlife Vascular Risk Factors and Estimated Brain Amyloid Deposition«, JAMA 317(14): 1443–1450

19 Ding K, Tarumi T, Zhu DC et al. (2018) Cardiorespiratory Fitness and White Matter Neuronal Fiber Integrity in Mild Cognitive Impairment. Journal of Alzheimer's Disease 61(2): 729–739

20 Arem H, Moore SC, Patel A et al. (2015) Leisure Time Physical Activity and Mortality: A Detailed Pooled Analysis of the Dose-Response Relationship, JAMA Internal Medicine 175(6): 959–967

Kapitel 5: Die Macht der Zielstrebigkeit, des Lernens und des Entdeckens

1 Dufouil C, Pereira E, Chêne G et al. (2014) Older Age at Retirement Is Associated with Decreased Risk of Dementia«, European Journal of Epidemiology 29(5): 353–361

2 Katzman R, Terry R, DeTeresa R et al. (1988) Clinical, Pathological und Neurochemical Changes in Dementia: A Subgroup with Preserved Mental Status and Numerous Neocortical Plaques, Annals of Neurology 23: 138–144

3 van Loenhoud AC, van der Flier WM, Wink AM et al. (2019) Cognitive Reserve and Clinical Progression in Alzheimer Disease: A Paradoxical Relationship, Neurology 93(4): e334–e346

4 Wilson RS, Yu L, Lamar M et al. (2019) Education and Cognitive Reserve in Old Age, Neurology 92(10): e1041–e1050

5 Education May Not Protect against Dementia As Previously Thought, Pressemitteilung, 6. Februar 2019, American Academy of Neurology.

6 Fifield K (2019) College Education Doesn't Protect against Alzheimer's, AARP, 6. Februar 2019: www.aarp.org/health/dementia/info-2019/college-degree-dementia-prevention.html

7 Skufca L (2015) 2015 Survey on Brain Health. AARP Research, www.aarp.org/content/dam/aarp/research/surveys_statistics/health/2015/2015-brain-health.DOI.10.26419%252Fres.00114.001.pdf

8 Bak TH, Nissan JJ, Allerhand MM et al. (2014) Does Bilingualism Influence Cognitive Aging? Annals of Neurology 75(6): 959–963

9 Bialystok E (2011) Reshaping the Mind: The Benefits of Bilingualism, Canadian Journal of Experimental Psychology 65(4): 229–235

10 Edwards JD, Xu H, Clark DO et al. (2017) Speed of Processing Training Results in Lower Risk of Dementia, Alzheimer's & Dementia 3(4): 603–611. Online veröffentlicht am 7. November 2017

11 Appelbaum LG, Cain MS, Darling EF et al. (2013) Action Video Game Playing Is Associated with Improved Visual Sensitivity, But Not Alterations in Visual Sensory Memory, Attention, Perception and Psychophysics 75(6): 1161–1167

12 Anguera JA, Boccanfuso J, Rintoul JL et al. (2013) Video Game Training Enhances Cognitive Control in Older Adults. Nature 501(7465): 97–101. Siehe auch https://neuroscape.ucsf.edu

13 Kim ES, Kawachi I, Chen Y et al. (2017) Association between Purpose in Life and Objective Measures of Physical Function in Older Adults, JAMA Psychiatry 74(10): 1039–1045

14 Yu L, Boyle PA, Wilson RS et al. (2015) Purpose in Life and Cerebral Infarcts in Community-Dwelling Older People, Stroke 46(4): 1071–1076

15 Global Council on Brain Health. Brain Health and Mental Well-Being: GCBH Recommendations on Feeling Good and Functioning Well. (2018), www.GlobalCouncilOnBrainHealth.org

16 Csikszentmihalyi M (1990) Flow: The Psychology of Optimal Experience. New York: Harper & Row

Kapitel 6: Schlaf und Entspannung

1 Sehr wenige Menschen haben ein »Kurzschlaf-Gen«, eine seltene Mutation in einem Gen, die das Schlafbedürfnis verringert. Diese Menschen schlafen nur vier bis sechs Stunden und sind dennoch voll leistungsfähig. Aber wir haben keine langfristigen Daten zu diesem Phänomen, und die weitaus meisten Menschen sind genetisch nicht auf eine derart kurze Schlafdauer eingerichtet, nicht einmal dann, wenn sie sich ein frühes Aufwachen »antrainieren«

2 Eine Übersicht zu Ressourcen und Daten über den Schlaf finden Sie auf der Webseite der National Sleep Foundation: SleepFoundation.org

3 Walker M (2017) Why We Sleep: Unlocking the Power of Sleep and Dreams. New York: Scribner

4 Siehe: https://aasm.org/resources/factsheets/sleepapnea.pdf

5 Taheri S, Lin L, Austin D, Young T et al. (2004) Short Sleep Duration Is Associated with Reduced Leptin, Elevated Ghrelin and Increased Body Mass Index, PLoS Medicine 1(3): e62

6 Jenkins JG, Dallenbach KM, (1924) Oblivescence During Sleep and Waking, American Journal of Physchology 35(4): 605–12

7 Purcell SM, Manoach DS, Demanuele C et al. (2017) Characterizing Sleep Spindles in 11,630 Individuals from the National Sleep Research Resource, Nature Communications 26(8): 15930

8 Lim AS, Kowgier M, Yu L et al. (2013) Sleep Fragmentation and the Risk of Incident Alzheimer's Disease and Cognitive Decline in Older Persons, Sleep 36(7): 1027–1032

9 Barger LK, Rajaratnam SMW, Cannon CP et al. (2017) Short Sleep Duration, Obstructive Sleep Apnea, Shiftwork and the Risk of Adverse Cardiovascular Events in Patients after an Acute Coronary Syndrome«, Journal of the American Heart Association 6(10): e006959

10 Kim CW, Chang Y, Sung E, Ryu S (2017) Sleep Duration and Progression to Diabetes in People with Prediabetes Defined by HbA1c Concentration, Diabetes Medicine 34(11): 1591–1598

11 Irwin MR, Wang M, Ribeiro D et al. (2008) Sleep Loss Activates Cellular Inflammatory Signaling, Biological Psychiatry 64(6): 538–540

12 Walker KA, Hoogeveen RC, Folsom AR et al. (2017) Midlife Systemic Inflammatory Markers Are Associated with Late-Life Brain Volume: The ARIC Study, Neurology 89(22): 2262–2270

13 Iliff JJ, Wang M, Liao Y et al. (2012) A Paravascular Pathway Facilitates CSF Flow through the Brain Parenchyma and the Clearance of Interstitial Solutes, Including Amyloid β. Science Translational Medicine 4(147): 147ra111

14 Xie L, Kang H, Xu Q et al. (2013) Sleep Drives Metabolite Clearance from the Adult Brain, Science 342(6156): 373–377

15 Shokri-Kojori E, Wang GJ, Wiers CE et al. (2018) β-Amyloid Accumulation in the Human Brain after One Night of Sleep Deprivation, Proceedings of the National Academy of Sciences USA 115(17): 4483–4488

16 Li P, Hsiao I-T, Liu C-Y et al. (2017) Beta-Amyloid Deposition in Patients with Major Depressive Disorder with Differing Levels of Treatment Resistance: A Pilot Study. EJNMMI Res. 7(1): 24; siehe auch Perin S, Harrington KD, Lim YY et al. (2018) Amyloid Burden and Incident Depressive Symptoms in Preclinical Alzheimer's Disease, Journal of Affective Disorders 229: 269–274

17 Xie L, Kang H, Xu Q et al. (2013) Sleep Drives Metabolite Clearance from the Adult Brain. Science 342(6156): 373–377

18 Holth JK, Fritschi SK, Wang C et al. (2019) The Sleep-Wake Cycle Regulates Brain Interstitial Fluid Tau in Mice and CSF Tau in Humans, Science 363(6429): 880–884

19 Kress BT, Iliff JJ, Xia M et al. (2014) Impairment of Paravascular Clearance Pathways in the Aging Brain, Annals of Neurology 76(6): 845–861

20 Spira AP, Chen-Edinboro LP, Wu MN et al. (2014) Impact of Sleep on the Risk of Cognitive Decline and Dementia, Current Opinion Psychiatry 27(6): 478–483

21 Oh J, Eser RA, Ehrenberg AJ et al. (2019) Profound Degeneration of Wake-Promoting Neurons in Alzheimer's Disease, Alzheimer's & Dementia 15(10): 1253–1263

22 Chang M, Aeschbach D, Duffy JF, Czeisler CA. (2015) Evening Use of Light-Emitting eReaders Negatively Affects Sleep, Circadian Timing and Next-Morning Alertness, Proceedings of the National Academy of Sciences USA 112(4): 1232–1237

23 Dr. Sanjay Gupta, CNN.com, 2017

24 Use of Yoga and Meditation Becoming More Popular in U.S. Pressemitteilung, 8. November 2018, www.cdc.gov/nchs/pressroom/nchs-_press_releases /2018/201811_Yoga_Meditation.htm

25 Johnson DC, Thom NJ, Stanley EA et al. (2014) Modifying Resilience Mechanisms in At-Risk Individuals: A Controlled Study of Mindfulness Training in Marines Preparing for Deployment, American Journal of Psychiatry 171(8): 844–853

26 Goyal M, Singh S, Sibinga EM et al. (2014) Meditation Programs for Psychological Stress and Well-Being: A Systematic Review and Meta-Analysis. JAMA Internal Medicine 174(3): 357–368

27 Orme-Johnson DW, Barnes VA. (2014) Effects of the Transcendental Meditation Technique on Trait Anxiety: A Meta-Analysis of Randomized Controlled Trials, Journal of Alternative and Complementary Medicine 20(5): 330–341

28 Lazar SW, Kerr CE, Wasserman RH et al. (2005) Meditation Experience Is Associated with Increased Cortical Thickness, Neuroreport 16(17): 1893–1897

29 Li Q (2010) Effect of Forest Bathing Trips on Human Immune Function, Environmental Health and Preventive Medicine 15(1): 9–17

30 Hansen MM, Jones R, Tocchini K. (2017) Shinrin-Yoku (Forest Bathing) and Nature Therapy: A State-of-the-Art Review, International Journal of Environmental Research and Public Health 14(8): 851

31 Barton J, Rogerson M. (2017) The Importance of Greenspace for Mental Health, The British Journal of Psychiatry 14(4): 79–81

32 Fifield K, (2018) New Report Finds Links between Mental Well-Being and Brain Health, AARP, 10. Oktober 2018, www.aarp.org/health/brain-health/info-2018/mental-well-being-connection-report.html

33 Wong J, Brown J. (2017) How Gratitude Changes You and Your Brain. Greater Good Magazine, 6. Juni 2017, greatergood.

berkeley.edu/article/item/how_gratitude_changes-_you_and_your_brain

34 Weir K. (2017) Forgiveness Can Improve Mental and Physical Health. Monitor on Psychology 48(1): 30

35 Blanchflower DG, Oswald AJ. (2008) Is Well-Being U-Shaped over the Life Cycle? Social Science and Medicine 66(8): 1733–1749

36 Reed AE, Carstensen L. (2012) The Theory behind the Age-Related Positivity Effect, Frontiers in Psychology 3: 339

37 Diniz BS, Butters MA, Albert SM et al. (2013) Late-Life Depression and Risk of Vascular Dementia and Alzheimer's Disease: Systematic Review and Meta-Analysis of Community-Based Cohort Studies, The British Journal of Psychiatry 202(5): 329–335

Kapitel 7: Gedankenfutter

1 Kahan S, Manson JE. (2017) Nutrition Counseling in Clinical Practice: How Clinicians Can Do Better. JAMA 318(12): 1101–1102

2 Casavale K (2017) Promoting Nutrition Counseling as a Priority for Clinicians. Office of Disease Prevention and Health Promotion. 29. November 2017, www.health.gov

3 Seidelmann SB, Claggett B, Cheng S et al. (2018) Dietary Carbohydrate Intake and Mortality: A Prospective Cohort Study and Meta-Analysis. Lancet 3(9): e419–e428

4 Estruch R, Ros E, Salas-Salvadó J et al. (2013) Primary Prevention of Cardiovascular Disease with a Mediterranean Diet, New England Journal of Medicine 368(14): 1279–1290

5 Estruch R, Ros E, Salas-Salvadó J et al. (2018) Primary Prevention of Cardiovascular Disease with a Mediterranean Diet, New England Journal of Medicine 378(25): e34

6 Morris MC, Tangney CC, Wang Y et al. (2015) MIND Diet Associated with Reduced Incidence of Alzheimer's Disease, Alzheimer's & Dementia 11(9): 1007–1014

7 Morris MC (2017) Diet for the MIND: The Latest Science on What to Eat to Prevent Alzheimer's and Cognitive Decline. New York: Little, Brown

8 AARP Releases Consumer Insights Survey on Nutrition and Brain Health. AARP, 30. Januar 2018, press.aarp.org/2018-1-30-AARP-Releases-Consumer-Insights-Survey-Nutrition-Brain-Health

9 Isaacson R, Ochner C (2016) The Alzheimer's Prevention and Treatment Diet. Garden City Park: Square One

10 Isaacson RS, Ganzer CA, Hristov H et al. (2018) The Clinical Practice of Risk Reduction for Alzheimer's Disease: A Precision Medicine Approach, Alzheimer's & Dementia 14(12): 1663–1673

11 Isaacson R, Hristov H, Saif N et al. (2019) Individualized Clinical Management of Patients at Risk for Alzheimer's Dementia. Alzheimer's & Dementia, 30. Oktober 2019, www.alzheimersanddementia.com/articleS1552-5260(19)35368-3/fulltext

12 Mehr über Dean Ornishs Forschung unter www.ornish.com

13 Kahan S, Manson JE (2017) Nutrition Counseling in Clinical Practice: How Clinicians Can Do Better. JAMA 318(12): 1101–1102

14 Fryar CD, Hughes JP, Herrick KA, Ahluwalia N. (2018) Fast Food Consumption among Adults in the United States, 2013–2016, National Center for Health Statistics data brief 322

15 AARP Releases Consumer Insights Survey on Nutrition and Brain Health, AARP, 30. Januar 2018, press.aarp.org/2018-1-30-

AARP-Releases-Consumer-Insights-Survey-Nutrition-Brain-Health

16 U.S. Department of Agriculture, Economic Research Service, Food Availability and Consumption, aufgerufen am 29. Oktober 2019, www.ers.usda.gov/data-products/ag-and-food-statistics-charting-the-essentials/food-availability-and-consumption/

17 Suez J, Korem T, Zeevi D et al. (2014) Artificial Sweeteners Induce Glucose Intolerance by Altering the Gut Microbiota. Nature 514: 181–186

18 *Es gibt eine lautstarke Debatte über gesättigtes Fett. Führt es eher zu Herzkrankheiten als Zucker? Gesättigtes Fett, vor allem in tierischen Produkten, ist nicht harmlos. Wenn Sie viel fettes Fleisch, Butter, Schmalz und Käse essen, kann Ihr hoher Fettkonsum das Demenz- und das Sterberisiko erhöhen. Studien zeigen jedoch, dass diese Risiken nicht sinken, wenn Sie das gesättigte Fett durch raffinierte Kohlenhydrate wie Weißmehl und weißen Reis ersetzen. Es ist besser, wenn Sie eine kunstvoll arrangierte Käseplatte mit Vollkornbrot oder Kräckern genießen als in Blaukäsesoße getunkte Hühnerflügel oder Käsefritten mit Chili.

19 Wittbrodt MT, Millard-Stafford M (2018) Dehydration Impairs Cognitive Performance: A Meta-Analysis«, Medicine and Science in Sports and Exercise 50(11): 2360–2368

20 Larsson SC, Orsini N. (2018) Coffee Consumption and Risk of Dementia and Alzheimer's Disease: A Dose-Response Meta-Analysis of Prospective Studies. Nutrients 10(10): 1501

21 Grant BF, Patricia Chou S, Saha TD et al. (2017) Prevalence of 12-Month Alcohol Use, High-Risk Drinking and DSM-IV Alcohol Use Disorder in the United States, 2001–2002 to 2012–2013: Results from the National Epidemiologic Survey

on Alcohol and Related Conditions, JAMA Psychiatry 74(9): 911–923

22 Manson JE, Cook NR, Lee IM et al. (2019) Marine n-3 Fatty Acids and Prevention of Cardiovascular Disease and Cancer. New England Journal of Medicine 380(1): 23–32

23 Fenton JI, Hord NG, Ghoshund S, Gurzell EA (2013) Immunomodulation by Dietary Long Chain Omega-3 Fatty Acids and the Potential for Adverse Health Outcomes, Prostaglandins, Leukotrienes and Essential Fatty Acids 89(6): 379–390

24 Sherzai D, Sherzai A. (2017) The Alzheimer's Solution: A Breakthrough Program to Prevent and Reverse the Symptoms of Cognitive Decline at Every Age. San Francisco: HarperOne

25 Sugarman J (2016) Are There Any Proven Benefits to Fasting? Johns Hopkins Health Review 3(1): 9–10

26 Mattson MP, Longound VD, Harvie M (2017) Impact of Intermittent Fasting on Health and Disease Processes, Ageing Research Reviews 39: 46–58

27 Mattson MP, Moehl K, Ghena N et al. (2018) Intermittent Metabolic Switching, Neuroplasticity and Brain Health«, Nature Reviews Neuroscience 19(2): 6–80

28 Mayo Clinic Staff, Dietary Fiber: Essential for a Healthy Diet, Aufgerufen am 28. Oktober 2019, www.mayoclinic.org

29 Small GW, Siddarth P, Li Z et al. (2018) Memory and Brain Amyloid and Tau Effects of a Bioavailable Form of Curcumin in Non-Demented Adults: A Double-Blind, Placebo-Controlled 18-Month Trial. American Journal of Geriatric Psychiatry 26(3): 266–277

30 Lebwohl B, Cao Y, Zong G et al. (2017) Long Term Gluten Consumption in Adults without Celiac Disease and Risk of Coronary Heart Disease: Prospective Cohort Study, British Medical Journal 2(357): j1892

Kapitel 8: Gemeinsam sind wir stark

1 Holt-Lunstad J, Robles TF, Sbarra DA (2017) Advancing Social Connection as a Public Health Priority in the United States, American Journal of Psychology 72(6): 517–530

2 Liu H, Zhang Z, Choi SW, Langa KM (2019) Marital Status and Dementia: Evidence from the Health and Retirement Study, Journals of Gerontology, Series B: Psychological Sciences and Social Sciences: gbz087

3 Lee SM, Edmonston B (2019) Living Alone Among Older Adults in Canada and the U.S. Healthcare (Basel) 7(2): 68. Siehe auch: Khullar D (2016) How Social Isolation Is Killing Us. The New York Times The Upshot section 22

4 AARP Survey Reveals Being Social Promotes Brain Health, AARP press room, 28. März 2017, press.aarp .org /2017-03-28-AARP-Survey-Reveals-Being-Social-Promotes-Brain-Health

5 Valtorta NK, Kanaan M, Gilbody S et al. (2016) Loneliness and Social Isolation as Risk Factors for Coronary Heart Disease and Stroke: Systematic Review and Meta-Analysis of Longitudinal Observational Studies, Heart 102(13): 1009–1016

6 Holt-Lunstad J, Smith TB, Baker M et al. (2015) Loneliness and Social Isolation as Risk Factors for Mortality: A Meta-Analytic Review, Perspectives on Psychological Science 10(2): 227–237

7 Alcaraz KI, Eddens KS, Blase JL et al. (2018) Social Isolation and Mortality in U.S. Black and White Men and Women, American Journal of Epidemiology 188(1): 102–109

8 Carlson MC, Erickson KI, Kramer AF et al. (2009) Evidence for Neurocognitive Plasticity in At-Risk Older Adults: The Experience Corps Program, Journal of Gerontology: Medical Sciences 64(12): 1275–1282

9 McDonough I, Haber S, Bischof GN, Park DC. (2015) The Synapse Project: Engagement in Mentally Challenging Activities Enhances Neural Efficiency, Restorative Neurology and Neuroscience 33(6): 865–882

10 Bennett DA, Schneider JA, Buchman AS et al. (2012) Overview and Findings from the Rush Memory and Aging Project, Current Alzheimer Research 9(6): 646–663

11 Gupta S. Just Say Hello: The Powerful New Way to Combat Loneliness. www.Oprah.com, 18. Februar 2014; http://www.oprah.com/health/just-say-hello-fight-loneliness/all#ixzz6BsFWtzlq

12 Cigna U.S. Loneliness Index, 2018. www.multivu.com/players/English/8294451-cigna-us-loneliness-survey/docs/IndexReport1524069371598-173525450.pdf

13 Eisenberger NI, Lieberman MD, Williams KD (2003) Does Rejection Hurt? An FMRI Study of Social Exclusion. Science 302(5643): 290–292

14 Siehe AdultDevelopmentStudy.org

15 Siehe Waldingers TED-Talk (2015): www.ted.com/speakers/robert_waldinger

16 Siehe Waldingers TED-Talk (2015): www.ted.com/speakers/robert_waldinger

17 Almeida OP, Yeap BB, Alfonso H et al. (2012) Older Men Who Use Computers Have Lower Risk of Dementia. PLoS One 7(8): e44239

18 Janelle Wohltmann von der University of Arizona leitet diese Studie. Sie stellte die Ergebnisse auf der Jahreskonferenz 2013 der International Neuropsychological Society vor. www.tucsonsentinel.com/local/report/022013_facebook_for_seniors/ua-study-facebook-use-gives-seniors-cognitive-boost/

Kapitel 10: Wie man ein kränkelndes Gehirn diagnostiziert und behandelt

1 Self-Reported Increased Confusion or Memory Loss and Associated Functional Difficulties Among Adults Aged ≥60 Year—21 States, 2011. Morbidity and Mortality Weekly Report, 10. Mai 2013, www.cdc.gov/mmwr/preview/mmwrhtml/mm6218a1.htm

2 LaMotte S, Smith S. Sandy's Story: Fighting Alzheimer's. CNN Health, www.cnn.com/2015/10/12/health/Alzheimers=sandys-story?

3 Siehe www.alzdiscovery.org

4 Siehe www.alz.org

5 Carr T (2017) Too Many Meds? America's Love Affair With Prescription Medication. Consumer Reports, 3. August 2017. Die Zahlen basieren auf einer Umfrage unter fast 2000 Amerikanern.

6 Coupland CAC, Hill T, Dening T et al. (2019) Anticholinergic Drug Exposure and the Risk of Dementia: A Nested Case-Control Study, JAMA Internal Medicine 179(8): 1084–1093

7 Meysami S, Raji CA, Merrill DA et al. (2019) MRI Volumetric Quantification in Persons with a History of Traumatic Brain Injury and Cognitive Impairment, Journal of Alzheimer's Disease: 1–8

8 Mahmoudi E, Basu T, Langa K et al., (2019) Can Hearing Aids Delay Time to Diagnosis of Dementia, Depression, or Falls in Older Adults, Journal of the American Geriatric Society 67(11): 2362–2369

9 Brookmeyer R, Abdalla N (2018) Estimation of Lifetime Risks of Alzheimer's Disease Dementia Using Biomarkers for Preclinical Disease, Alzheimer's & Dementia 14(8): 981–988

Kapitel 11: Der Weg zu finanziellem und emotionalem Erfolg mit einem besonderen Rat für Pflegende

1 Fakten und Zahlen zu Menschen, die mit Demenz leben, und ihren Pflegenden in den USA finden Sie auf der Webseite der Alzheimer's Association: www.alz.org/media/documents/alzheimers-facts-and-figures-2019-r.pdf.

2 alz.org; mybrain.alz.org/alzheimers-facts.asp?_ga=2.131831943.961943911.1572215697-1067122304.1571678924

3 Rainville et al. (2016) Family Caregiving and Out-of-Pocket Costs: 2016 Report. Washington: AARP Research, DOI.org/10.26419/res.00138.001

4 Ensocare. The High Cost of Forgoing Advance Directives. 15. Juni 2017, www.ensocare.com/knowledge-center/the-high-cost-of-forgoing-advance-directives

5 Ensocare. The High Cost of Forgoing Advance Directives. 15. Juni 2017, www.ensocare.com/knowledge-center/the-high-cost-of-forgoing-advance-directives

6 Norton MC, Smith KR, Ostbye T et al. (2010) Greater Risk of Dementia When Spouse Has Dementia? The Cache County Study, Journal of the American Geriatric Society 58(5): 895–900

Register

Über den Autor

Sanjay Gupta verliebte sich als Schüler der Mittelstufe in das Gehirn. Später studierte er vier Jahre lang Medizin und widmete die nächsten sieben Jahre seiner Facharztausbildung, um Neurochirurg zu werden. Diesen Beruf übt er inzwischen seit über zwanzig Jahren mit großer Freude aus. Das Gehirn ist seine erste und wahrste Liebe.

Dr. Gupta hat drei *New-York-Times*-Bestseller geschrieben und ist Chefkorrespondent für Medizin bei CNN. Seit 2001 hat er über die wichtigsten Ereignisse unserer Zeit berichtet. Oft erzählt er die erschütternden und berührenden Geschichten der tapferen Ersthelfer und berichtet aus nächster Nähe über fast alle Konflikte, Naturkatastrophen und Epidemien auf der ganzen Welt. Er moderierte mehrere lange Dokumentarfilme, die sich auf gründliche Recherchen stützten, darunter die Serien *Weed* und *One Nation Under Stress* für HBO. Für seine Arbeit erhielt er mehrere Emmy und Peabody Awards sowie den duPont Award, der mit dem Pulitzerpreis vergleichbar ist und für herausragende journalistische Leistungen beim Rundfunk und Fernsehen verliehen wird. Um seine Sachbücher *Chasing Life* und *Cheating Death* zu schreiben, reiste er durch die Welt und sammelte Informationen in langlebigen Kulturen und Gesellschaften, die den Tod erfolgreich hinausschieben.

Gupta gilt in den Medien weithin als einer der vertrauenswürdigsten Reporter. Neben seinen Auszeichnungen als Journalist hat er mehrere Ehrendoktorate erhalten und wurde für die Versorgung von Verwundeten in Kriegen und Naturkatastrophen mit vielen humanitären Preisen geehrt. *Forbes* nannte ihn einen der zehn einflussreichsten Prominenten. Im Jahr 2019 wurde Gupta in die National Academy of Medicine gewählt, eine der höchsten Auszeichnungen in der Medizin.

Gupta lebt in Atlanta, wo er auch Assistenzprofessor für Neurochirurgie in der Klinik der Emory University und Leiter der Abteilung Neurochirurgie im Grady Memorial Hospital ist. Zudem dient er dem American Board of Neurosurgery als Diplomat. Er ist mit Rebecca verheiratet, die ihn nach der Lektüre dieser Zeilen daran erinnerte, dass *sie* seine wahrste Liebe sei. Er war so klug, das zu bestätigen. Die beiden haben drei Töchter im Teenageralter, die es umwerfend komisch finden, dass ihr Vater ein Buch über das Gedächtnis schreibt. Die Mädchen behaupten, ihr Vater könne »sich buchstäblich an gar nichts erinnern«.